植物科普馆

功效奇特的药

U1059484

谢宇 主编

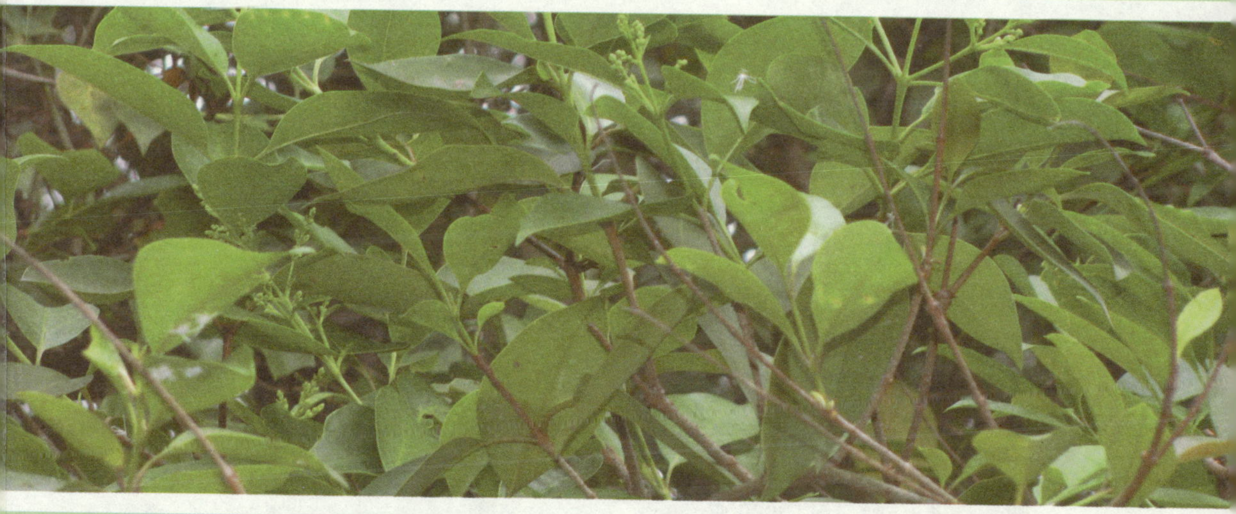

天津出版传媒集团
天津科技翻译出版有限公司

图书在版编目（CIP）数据

功效奇特的药用植物/谢宇主编. —天津：天津科技翻译出版有限公司，2012.1（2021.6重印）

（植物科普馆）

ISBN 978-7-5433-2975-1

Ⅰ. ①功… Ⅱ. ①谢… Ⅲ. ①药用植物学—普及读物 Ⅳ. ①Q949.95-49

中国版本图书馆CIP数据核字(2011)第280650号

植物科普馆：功效奇特的药用植物

出　　版：天津科技翻译出版有限公司
出 版 人：刘子媛
地　　址：天津市南开区白堤路244号
邮　　编：300192
电　　话：（022）87894896
传　　真：（022）87895650
网　　址：www.tsttpc.com
印　　刷：永清县晔盛亚胶印有限公司
发　　行：全国新华书店
版本记录：710×1000mm　16开本　12印张　220千字
2012年1月第1版　　2021年6月第3次印刷
定价：42.00元

版权所有·侵权必究
（如发现印装问题，可与出版社调换）

编委会名单

主　　编　谢　宇

副 主 编　裴　华　刘亚飞　方　颖

编　　委　李　翠　朱　进　章　华　郑富英　冷艳燕
吕凤涛　魏献波　王　俊　王丽梅　徐　伟
许仁倩　晏　丽　于承良　于亚南　张　娇
张　淼　郑立山　邹德剑　邹锦江　陈　宏
汪建林　刘鸿涛　卢立东　黄静华　刘超英
刘亚辉　袁　玫　张　军　董　萍　鞠玲霞
吕秀芳　何国松　刘迎春　杨　涛　段洪刚
张廷廷　刘瑞祥　李世杰　郑小玲　马　楠

美术设计　天宇工作室（xywenhua@yahoo.cn）

图文制作　张　淼　郭景丽　李斯瑶

法律顾问　北京中银律师事务所　李永兰律师

前 言

植物是生命的主要形态之一，已经在地球上存在了25亿年。现今地球上已知的植物种类约有40万种。植物每天都在旺盛地生长着，从发芽、开花到结果，它们都在装点着五彩缤纷的世界。而花园、森林、草原都是它们手拉手、齐心协力画出的美景。不管是冰天雪地的南极，干旱少雨的沙漠，还是浩渺无边的海洋，炽热无比的火山口，它们都能奇迹般地生长、繁育，把世界塑造得多姿多彩。

但是，你知道吗？植物也会“思考”，植物也有属于自己王国的“语言”，它们也有自己的“族谱”。它们有的是人类的朋友，有的却会给人类的健康甚至生命造成威胁。《植物科普馆》丛书分为《赏心悦目的观赏植物》、《令人称奇的奇异植物》、《绚丽多姿的花花世界》、《硕果累累的瓜果世界》、《净化空气的环境植物》、《变幻莫测的植物之谜》、《错落有致的树木风采》、《急待保护的珍稀植物》、《分布广泛的药用植物》、《功效奇特的药用植物》10本。书中介绍不同植物的不同特点及其对人类的作用，比如，为什么花朵的颜色、结构都各不相同？观赏植物对人类的生活环境都有哪些影响？不同的瓜果各自都富含哪些营养成分以及对人体分别都有哪些作用？……还有关于植物世界的神奇现象与植物自身的神奇本领，比如，植物是怎样来捕食动物的？为什么小草会跳舞？植物也长有眼睛吗？真的有食人花吗？……这些问题，我们都将一一为您解答。为了让青少年朋友们对植物王国的相关知识有进一步的了解，我们对书中的文字以及图片都做了精心的筛选，对选取的每一种植物的形态、特征、功效以及作用都做了详细的介绍。这样，我们不仅能更加近距离地感受植物的美丽、智慧，还能更加深刻地感受植物的神奇与魔力。打开书本，你将会看到一个奇妙的植物世界。

本丛书融科学性、知识性和趣味性于一体，不仅可以使读者学到更多知识，而且还可以使他们更加热爱科学，从而激励他们在科学的道路上不断前进，不断探索。同时，书中还设置了许多内容新颖的小栏目，不仅能培养青少年的学习兴趣，还能开阔他们的视野，对知识量的扩充也是极为有益的。

本书编委会

2011年7月

目 录

目录

目录

目录

目录

目录

目录

目录

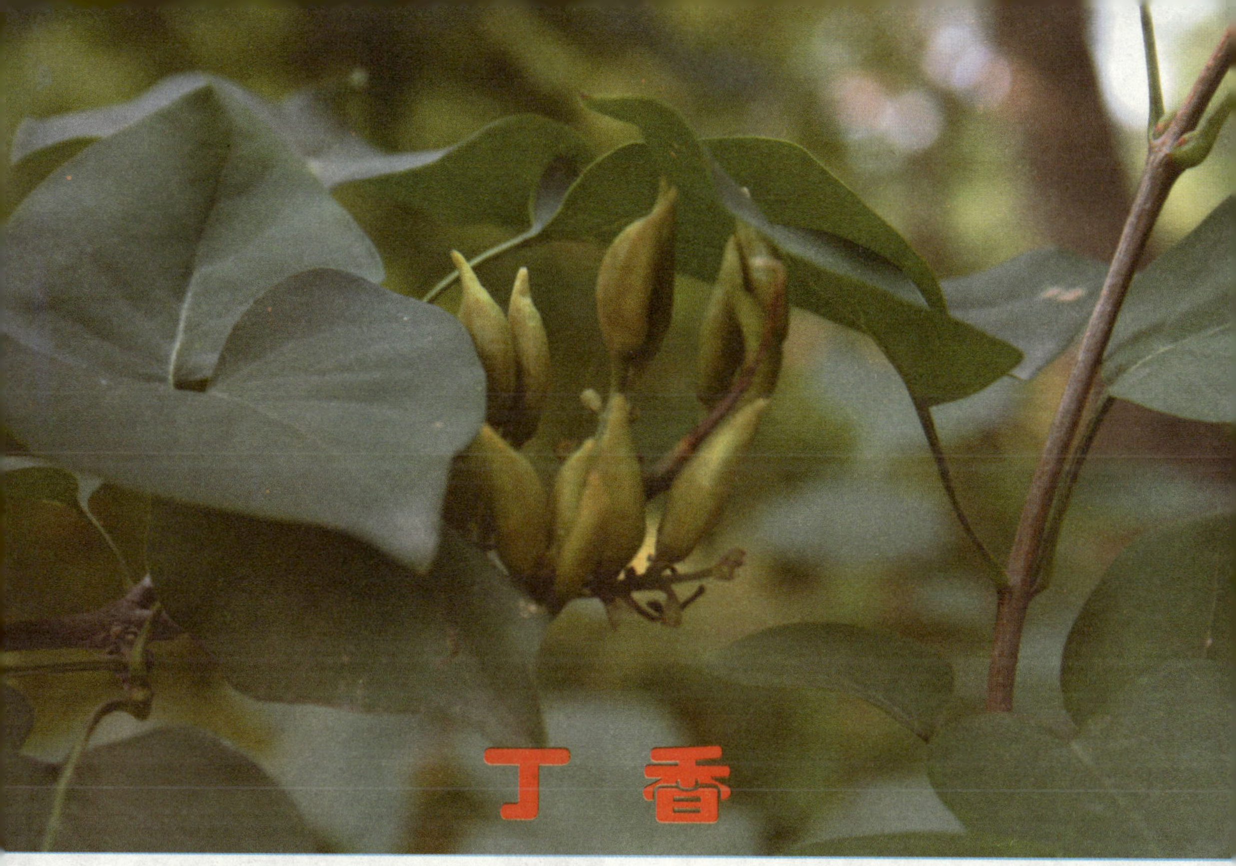

丁 香

又名支解香、丁子香、母丁香、公丁香、鸡舌香、雄丁香等。为桃金娘科植物，丁香树的干燥花蕾。常绿乔木，高达12米。单叶对生，革质，卵状长椭圆形至披针形，长5~12厘米，宽2.5~5厘米，先端尖，全缘，基部狭窄，侧脉平行状，具多数透明小油点。花顶生，复聚伞花序；萼筒先端4裂，齿状，肉质。花瓣紫红色，短管状，具4裂片，雄蕊多数，成4束与萼片互生，花丝丝状；雄蕊1枚，子房下位，2室，具多数胚珠，花柱锥状，细长。浆果为椭圆形，长2.5厘米，红棕色。顶端有宿萼。稍似鼓槌状，长1~2厘米，上端蕾近似球形，下端萼部类圆柱形而略扁，向下渐狭。表面呈红棕色或暗棕色，有颗粒状突起，用指甲刻划时有油渗出。萼片4，三角形，肥厚，花瓣4，膜质，黄棕色，覆瓦状抱合成球形，花瓣内有多数向内弯曲的雄蕊。主产于坦桑尼亚、马来西亚、印度尼西亚，以及我国广东、海南等地。野生与栽培均有，但我国主要为栽培品种。辛，温。归脾、胃、肾经。有温中降逆，温肾助阳的功效。用于胃寒呕吐、呃逆、腹泻、肾虚阳痿等症。1~3克，内服：煎汤，外用：适量，研末敷。

十大功劳

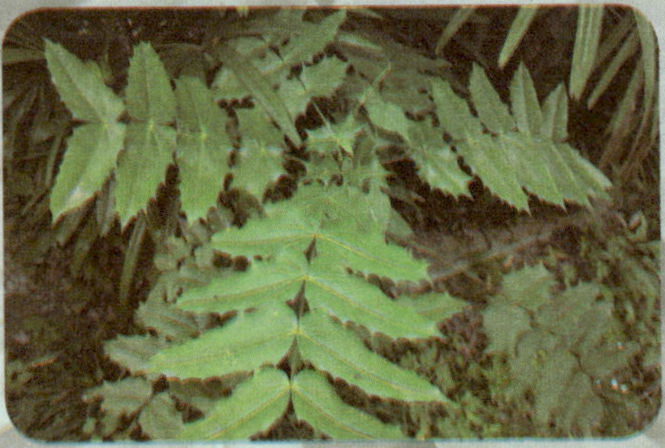

又名水黄连、土黄柏、木黄连、刺黄柏、黄天竹、刺黄芩。为小蘖科十大功劳属三种植物的干燥叶。阔叶十大功劳：呈阔卵形或卵状长椭圆形，长4~11厘米，宽2.5~5厘米，先端渐尖而有锐刺，基部圆形或近截形而偏斜，边缘有刺。叶片革质而具光泽，上面黄绿色，下面淡黄绿色，有明显的纵脉5条。质硬脆，气微，味苦。细叶十大功劳：叶呈狭披针形，长8~12厘米，先端长渐尖，基部楔形，边缘各有刺锯齿6~13个，下面灰黄绿色，但无蜡状白霜。华南十大功劳：为羽状复叶，小叶9~17枚，卵状椭圆形或长椭圆状披针形，长5~12厘米，先端尖刺状，基部歪斜，广楔形或截齐，边缘各具2~6个大齿。阔叶十大功劳产于我国南部、中部及华东地区。细叶十大功劳产于浙江、安徽及江西，湖北及四川也有分布。华南十大功劳产于广东及浙江。具有清热解毒，消肿痛、止血，健胃止泻的功效。用于目赤肿痛、牙痛、肺结核、肝炎、肠炎、痢疾、湿疹、疮毒、烫火伤、风湿骨痛、跌打损伤等症。10~15克。外用适量。

大青叶

又名板蓝根叶、蓝叶、靛青叶、大青、菘蓝叶。为十字花科植物菘蓝的干燥叶。二年生草本，茎高40~90厘米，稍带粉霜。基生叶较大，具柄，叶片长椭圆形，茎生叶披针形，互生，无柄，先端钝尖，基部箭形，半抱茎。花序复总状；花小，黄色短角果长圆形，扁平有翅，下垂，紫色；种子一枚，椭圆形，褐色。干燥的叶片极皱缩，呈不规则团块状，有的已破碎，外表暗灰绿色。完整的叶片呈长圆形或长圆状倒披针形，长5~12厘米，宽1~4厘米，全缘或微波状，先端钝圆；基部渐狭窄与叶柄合生成翼状，叶脉于背面较明显；叶柄长5~7厘米，腹面略呈槽状，基部略膨大。主产于河北、陕西、河南、江苏、安徽等省，多为栽培。苦，寒。归心、胃经。清热解毒，凉血消斑。10~15克，生用。内服：煎汤，鲜品加倍；或捣汁服。外用：适量，捣敷。脾胃虚寒、大便溏泄者禁服。

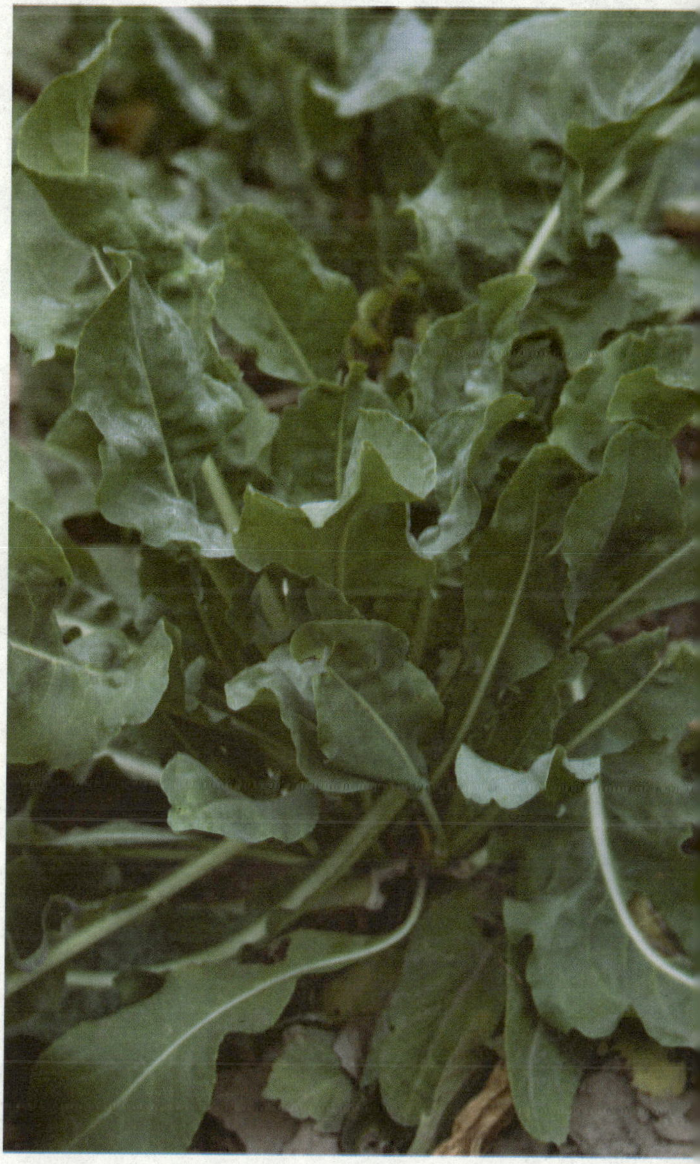

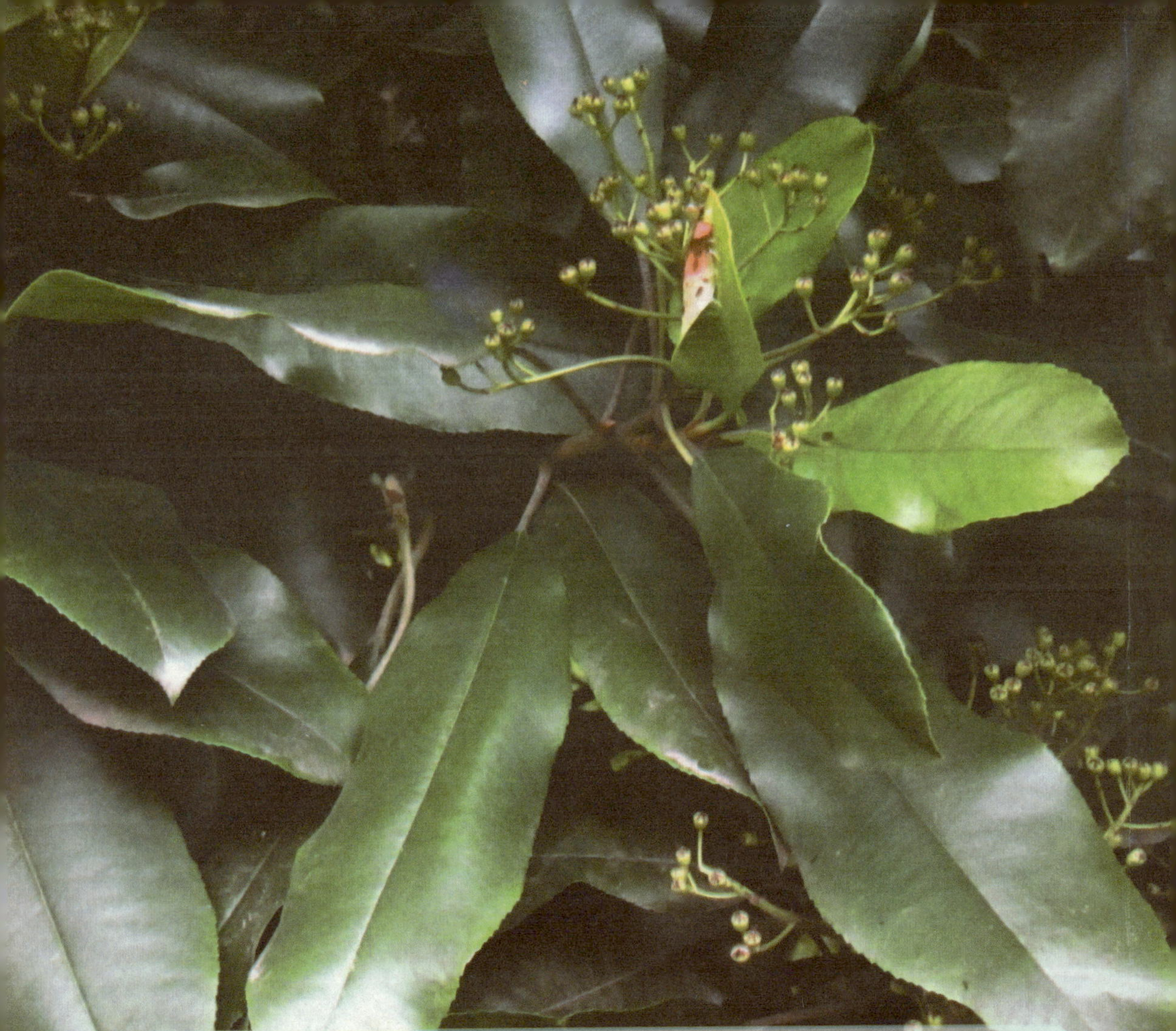

石楠叶

又名石岩树叶、石南叶、红树叶、风药、石楠藤、栾茶。石南科，石南属。生于深山中，常绿灌木。春生新叶，长椭圆形而厚，下面有褐色绒毛。夏间枝梢开鲜艳的淡色花，形似喇叭，至秋则结细小红果。其叶供药用。主产于江苏、浙江等地。辛、苦，平；有小毒。归肝、肾经。有祛风湿，通经络，益肾气的功效。10~15克。煎服。

艾 叶

又名家艾、医草、灸草、黄草、艾蒿、蕲艾、甜艾。为菊科植物艾的干燥叶。多年生草本，高0.5~1.2米。茎直立，具明显棱条，上部分枝被白色短棉毛。单叶互生，叶片为卵状三角形或椭圆形，羽状深裂，两侧2对裂片椭圆形至椭圆状披针形，中裂片常3裂，裂片边缘均具锯齿，上面深绿色，密布小腺点，稀被绵白毛，下面灰绿色，密被灰白色绒毛；茎顶部叶全缘或3裂。头状花序长约3毫米，直径2~3毫米，排成复总状，总苞片4~5层，密被灰白色丝状毛。小花筒状，带红色，外层为雌性花，内层为两性花。瘦果长圆形，无冠毛。我国大部分地区，如华东、华北、东北等地都有生产。苦、辛，温。归肝、脾、肾经。温经止血，散寒止痛。用于吐血衄血、崩漏下血、腹中冷痛、经行腹痛等症。3~10克。内服：入汤剂。艾叶油(胶囊装)口服，每次服0.1毫升，每日3次。外用：适量。煎水熏洗或炒热温熨，及捣绒供温灸用。

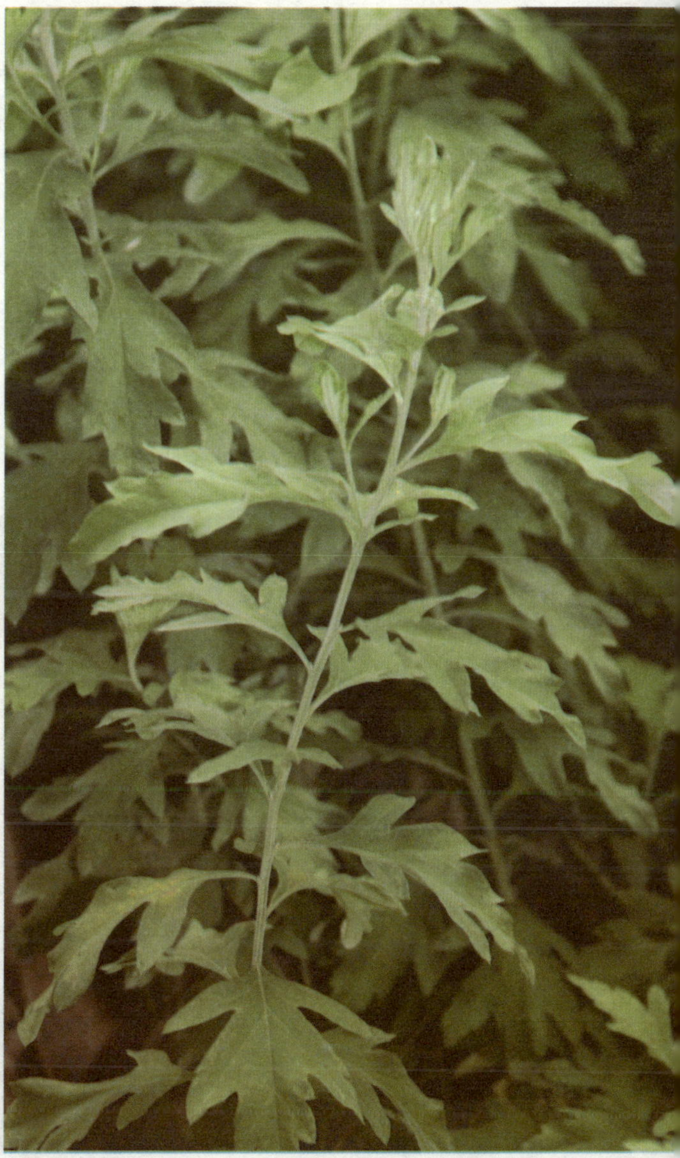

红 花

又名南红花、红蓝花、红兰花、刺红花、草红花。为菊科植物红花的干燥筒状花。一年生或二年生草本。叶互生；近于无柄，叶片为卵状披针形，边缘具不规则锯齿。裂片先端有尖刺。头状花序顶生，总苞数轮，苞片叶状边缘具不等长的锐刺。花全部为筒状花，橘红色。瘦果白卵色，具4条棱线。为不带子房的管状花，红橙色细筒状，花冠5裂。雄蕊花药联合成筒，黄色。柱头露于花药之外，顶端微分叉，气香而特异，味微苦。花浸水中，水染成金黄色。以花细、色红、无杂质、质软者为佳。四川、河南、云南、浙江、东北均有栽培。味辛、性温。归心、肝经。具有活血，祛瘀，通经的功效。用于血滞经闭、产后瘀阻、癥瘕积聚、跌打伤痛、麻疹不透等症。3~9克。用量大可破血祛瘀，用量小能和血生新。生用。内服：煎汤，或入丸、散。有出血倾向者不宜多服，孕妇忌服。

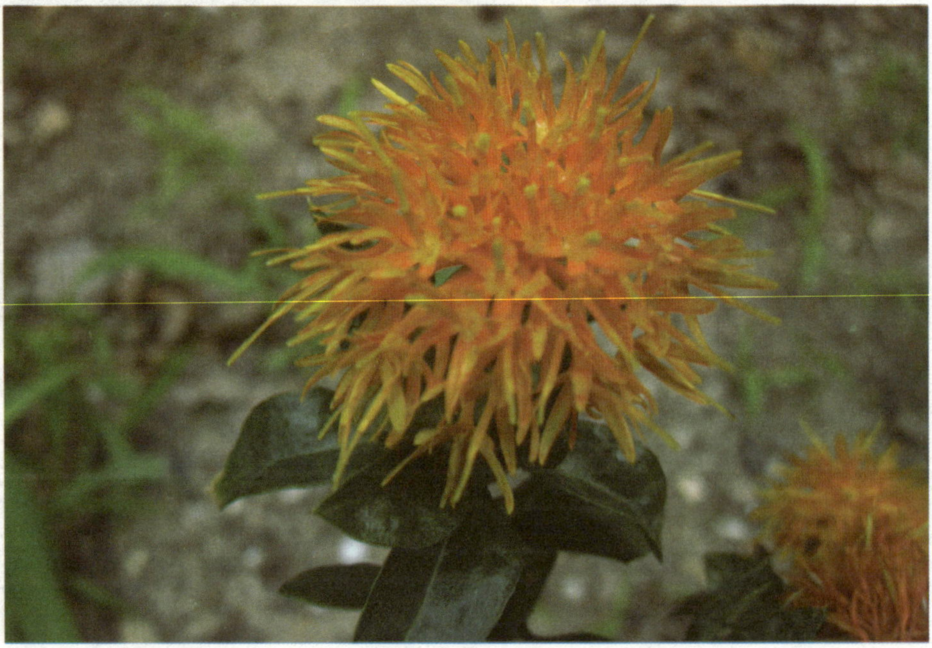

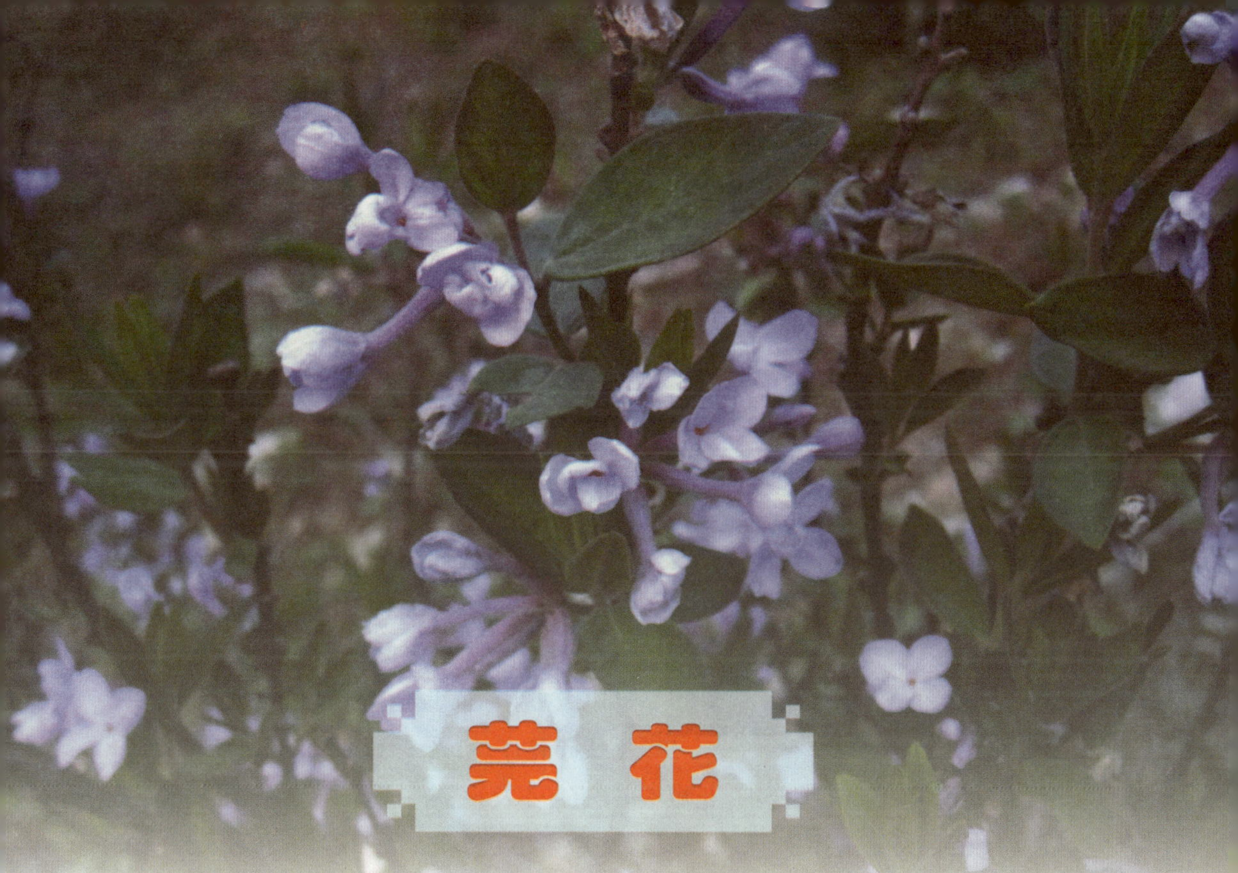

芫花

又名闹鱼花、芫、败花、杜芫、赤芫、毒鱼、头痛花、去水、儿草、棉花条。为瑞香科植物芫花的干燥花蕾。落叶灌木，幼枝密被淡黄色绢毛，柔韧。单叶对生，稀互生，具短柄或近无柄。叶片长椭圆形或卵状披针形，长2.5~5厘米，宽0.5~2厘米，先端急尖，基部楔形，幼叶下面密被淡黄色绢状毛。花先叶开放，淡紫色或淡紫红色，3~7朵排成聚伞花丛，顶生及腋生，通常集于枝顶；花被筒状，长1.5厘米，外被绢毛，裂片4，卵形，约为花全长的1/3；雄蕊8枚，2轮，分别着生于花被筒中部及上部；子房密被淡黄色柔毛。核果长圆形，白色。花3~7朵簇生于短花轴上，基部有小苞片1~2枚。单个花蕾略呈棒槌状，花被筒稍弯曲，长1~1.7厘米，表面淡紫色或灰绿色，密被短柔毛，先端4裂，裂片淡紫色或淡黄棕色；剖开后，可见雄蕊8枚，分二轮着生于花被筒中部和上部，花丝极短；雄蕊花柱极短，柱头头状，子房被柔毛。主产于河南、山东、江苏、安徽、四川等省。辛、苦，温，有毒。归肺、肾、大肠经。泻水逐饮，祛痰止咳，解毒杀虫。用于水肿胀满、二便不利、痰饮喘咳、秃疮顽癣等症。1.5~3克；研末，0.5~1克。内服宜醋制或与大枣同用，以减轻对胃肠道的刺激。内服：煎汤。外用：适量，煎汤洗或研末调敷。凡孕妇、体质虚弱或有严重心脏病、溃疡病及消化道出血者均禁服。内服不宜与甘草同用。

谷精草

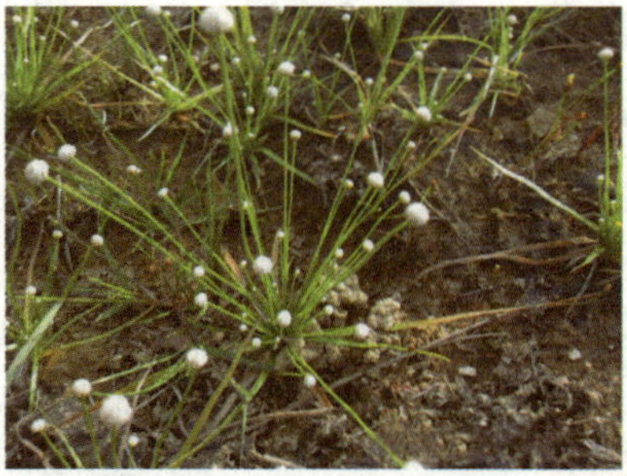

又名珍珠草、鱼眼草、天星草、戴星草、移星草、文星草、流星草、佛顶珠。为谷精草科植物谷精草的干燥带花茎的头状花序。头状花序呈半球形，直径4～5毫米；底部有苞片层层紧密排列，苞片为淡黄绿色，有光泽，上部边缘密生白色短毛；花序顶部为灰白色。用手揉碎花序，可见多数黑色花药及细小黄绿色未成熟的果实。花茎纤细，长短不一，直径不及1毫米，淡黄绿色，有光泽，稍扭曲，有棱线数条。质柔软，无臭，味淡。主产于江苏苏州、宜兴、溧阳，浙江吴兴、湖州、相乡，湖北黄冈、咸宁、孝感等地。辛、甘，平。归肝、肺经。疏散风热，明目退翳。用于肝经风热、目赤肿痛等症。5～15克。煎服。阴虚血亏目疾者不宜用。

知识全接触

气虚

人体由于劳倦内伤或重病、久病后元气不足，导致脏腑组织功能低下、抗病力减弱的病理变化。气虚还包括脾气虚、肾气虚、肺气虚、心气虚诸症。气虚的病理反映可涉及全身各方面，如卫外无力，肌表不固而易汗出；四肢肌肉失养，周身倦怠乏力；清阳不升、清窍失养而精神萎顿、头昏耳鸣；脉象虚弱无力或微细；水液代谢失调，水液不化，输布障碍，可凝痰成饮，甚至水邪泛滥而成水肿；导致脏腑功能减退，表现为一系列脏腑虚弱征象等。

辛 夷

又名辛矧、白花树花、侯桃、毛辛夷、新雉、辛夷桃、迎春、姜朴花、木笔花、春花、房木、会春花。为木兰科植物望春花、湖北木兰、玉兰的干燥花蕾。望春花：落叶乔木，秆直立，小枝除枝梢外均无毛；芽卵形，密被淡黄色柔毛。单叶互生，具短柄；叶片长圆状披针形或卵状披针形，长10~18厘米，宽3.5~6.5厘米，先端渐尖，基部圆形或楔形，全缘，两面均无毛，幼时下面脉上有毛。花先叶开放，单生枝顶，直径6~8厘米，花萼线形，3枚；花瓣匙形，白色，6片，每3片排成1轮；雄蕊多数；心皮多数，分离。聚合果圆柱形，淡褐色；种子深红色。湖北木兰：与望春花相似，但叶倒卵形或倒卵状长圆形，长7~15厘米，宽5~9厘米，先端钝或突尖，叶背面中脉两侧和脉腋密被白色长毛。花大，直径12~22厘米，萼片与花瓣共12片，二者无明显区别，外面粉红色，内面白色。玉兰：叶片为倒卵形或倒卵状矩圆形，长10~18厘米，宽6~10厘米，先端宽而突尖，基部宽楔形，叶背面及脉上有细柔毛。春季开大型白色花，直径10~15厘米，萼片与花瓣共9片，大小近相等，且无显著区别，矩圆状倒卵形。主产于河南、安徽、湖北、四川、陕西等省。辛，温。归肺、胃经。散风寒，通鼻窍。用于感冒鼻塞、鼻渊头痛等症。3~10克。生用。内服：煎汤，或入丸、散。本品因有细毛，入汤剂宜包煎。外用：适量，研末或水浸、蒸馏滴鼻。鼻病见有气虚或阴虚火旺者慎用，因为本品辛温，易耗伤气阴。

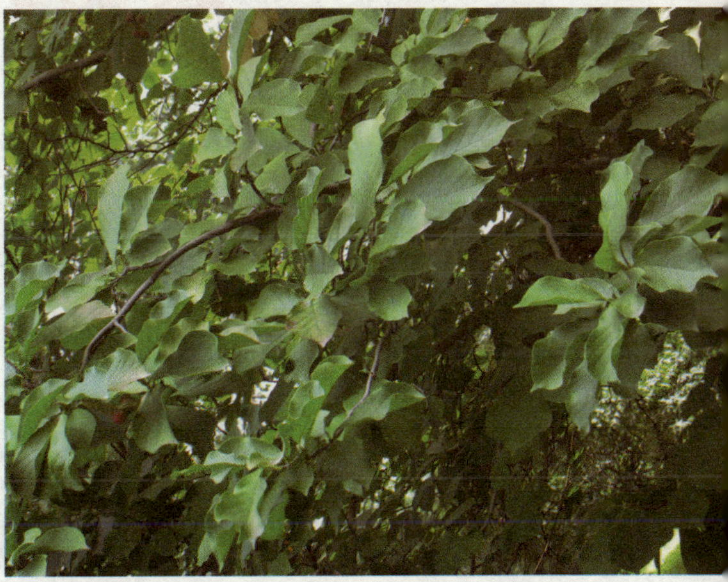

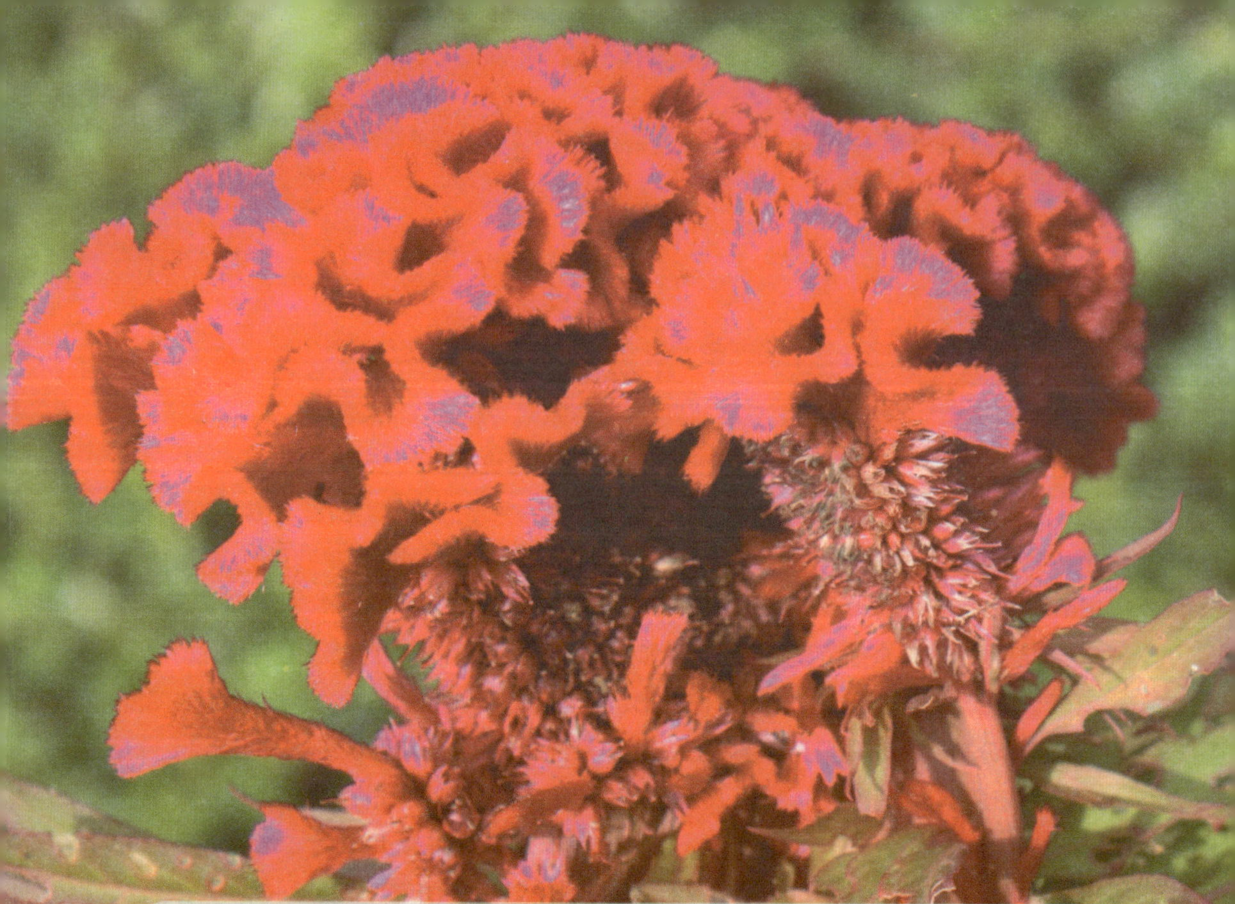

鸡冠花

又名鸡公花、鸡冠、鸡角枪、鸡髻花。为苋科植物鸡冠花的花序。商品均系带有短段扁平茎部的花序，形似鸡冠，或为穗状、卷冠状，上缘呈鸡冠状的部分，密生线状的绒毛，即未开放的小花，一般颜色较深，有红、浅红、白等色；中部以下密生许多小花，各小花有膜质灰白色的苞片及花被片。蒴果盖裂，种子黑色，有光泽。主产于天津郊区，北京郊区，河北保定、安国，山东济南、青岛郊区，江苏苏州、南京、镇江，上海郊区，湖北孝感，河南郑州、禹县，辽宁绥中、锦西、凤城、桓仁等地。甘、涩，凉。归肝、大肠经。收敛，凉血，止血。6～15克。煎服。淤血阻滞的崩漏下血及湿热下痢初起兼有寒热表症者不宜使用。

侧柏叶

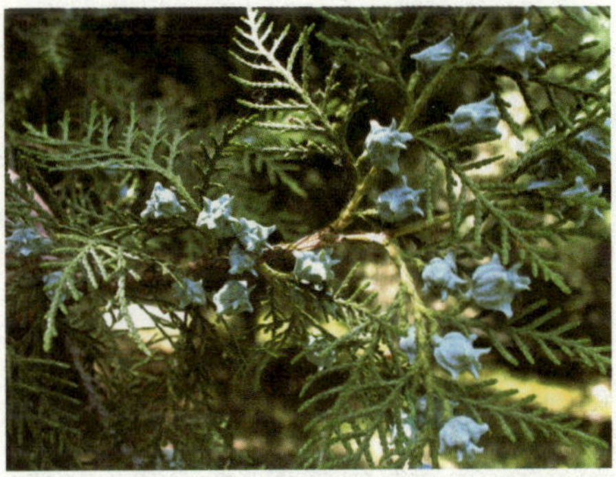

又名柏叶、扁柏、丛柏叶。为柏科常绿乔木植物侧柏的嫩枝及叶。药品为带叶枝梢，长短不一，分枝稠密，扁平，叶为鳞片状，贴伏在扁平的枝上交互对生，青绿色或黄绿色，质脆，易折断，断面黄白色，气清香，味辛辣而苦涩。我国大部分地区有产。苦、涩，微寒。归肺、肝、大肠经。凉血止血，收敛止血，能降肺气、祛痰止咳。6~15克；生用，治血热妄行之出血；炭药止血力强，用于各种出血。内服：煎汤，或入丸、散。外用：适量，煎水洗或捣敷。本品多服有胃部不适及食欲减退等副作用，长期使用宜佐以健运脾胃药物。

知识全接触

阳虚

阳气虚衰的病理现象。阳气有温暖肢体和脏腑的作用，阳虚则导致机体功能减退，易出现虚寒的征象。常见的有胃阳虚、肾阳虚、脾阳虚等，亦可见于心阳虚或脾阳虚。症状表现为手足不温、怕冷、食欲不振、大便稀、小便清长、舌质淡、苔白而润、脉虚弱等。阳虚的人宜多吃些温肾壮阳的食物，如羊肉、猪肚、鸡肉、狗肉、鹿肉、带鱼、黄鳝、虾、核桃、栗子、茴香、韭菜等。同时注意在饮食习惯上，即便在盛夏也不要过食寒凉之品。

枇杷叶

又名无忧扇、杷叶、巴叶、芦桔叶。为蔷薇科植物枇杷的干燥叶。常绿小乔木，小枝密生锈色绒毛。叶互生。革质，具短柄或近无柄；叶片长倒卵形至长椭圆形，长12~28厘米，宽3.5~10厘米，边缘上部有疏锯齿；表面多皱，深绿色，背面及叶柄密被锈色绒毛。圆锥花序顶生，长7~16厘米，具淡黄色绒毛；花芳香，萼片5，花瓣5，白色；雄蕊20；子房下位，柱头5，离生。梨果卵圆形、长圆形或扁圆形，黄色至橙黄色，果肉甜。种子棕褐色，有光泽，圆形或扁圆形。叶柄短，被棕黄色茸毛。叶片革质，呈长椭圆形或倒卵形，长12~28厘米，宽3~9厘米。先端尖，基部楔形，边缘基部全缘，上部有疏锯齿。上表面灰绿色、黄棕色或红棕色，有光泽；下表面色稍浅，淡灰色或棕绿色，密被黄色茸毛。主脉显著隆起，侧脉羽状。华东、中南、西南及陕西、甘肃均产。主产广东、广西、江苏。苦，微寒。归肺、胃经。本品味苦能降，性寒能清。能清肺热、降肺气而化痰止咳。用于肺热咳喘、咳痰黄稠、口苦咽干，常与桑白皮、黄连、甘草等同用。5~10克；化痰止咳须蜜炙，降逆止呕宜姜汁炙。内服：煎汤或熬膏。外用：适量，水煎洗。入药须去毛。风寒咳嗽或胃寒呕吐者慎服。

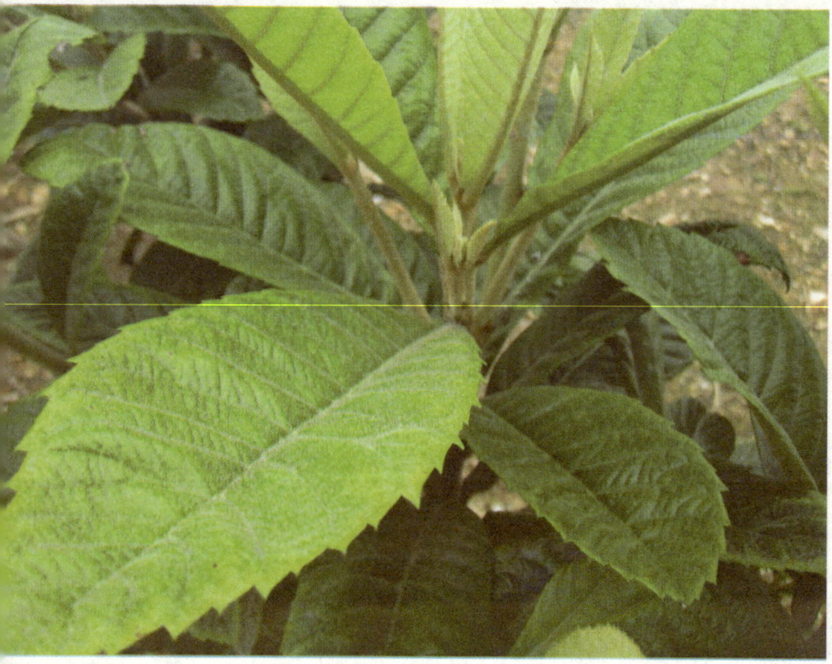

泽兰

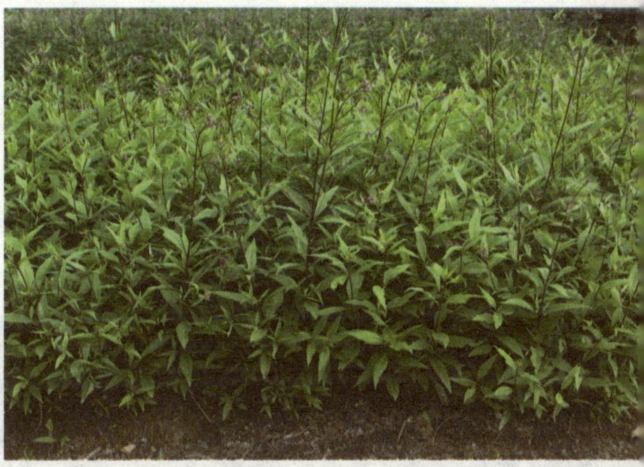

又名红梗草、都梁香、虎蒲、地瓜儿苗、小泽兰、龙枣、虎兰、水香、风药。为唇形科植物地瓜儿苗及毛叶地瓜儿苗的干燥茎叶。地瓜儿苗：多年生草本，高60~170厘米。根茎横走，先端肥大呈圆柱形，节上密生须根；茎通常单一，少分枝，无毛或在节上疏生小硬毛。叶交互对生，长圆状披针形，长4~10厘米，宽1.2~3厘米，先端渐尖，基部渐狭，边缘具锐尖粗牙齿状锯齿，亮绿色，两面无毛，下面密生腺点；无叶柄或有极短柄。轮伞花序腋生，花小；花萼钟形，萼齿5，具刺尖头；花冠白色，稍露出于花萼，内面在喉部具白色短柔毛；能育雄蕊2个；柱头2浅裂。小坚果为倒卵圆状四边形，褐色。毛叶地瓜儿苗：其不同于地瓜儿苗的主要特征为茎棱上被向上小硬毛，节上有密集的硬毛；叶披针形，暗绿色，两面脉上被刚毛状硬毛，边缘具锐齿，并有缘毛。地瓜儿苗：茎方形，四面有浅纵沟，长30~100厘米，直径2~6毫米。表面黄褐色或微带紫色、节处紫色，有白色毛茸，节间长2~11厘米。质脆，易折断，折断面为黄白色；中央髓部大多呈空洞状，占直径的1/2或更多。叶对生，暗绿色或微带黄色，叶片多皱缩，水润后完整的叶呈长椭圆状披针形，基部狭窄，顶端尖，边缘有锯齿，具短柄。质脆，易破碎。花簇生于叶腋呈轮状，大多脱落或仅有苞片与萼片。无臭，味淡。毛叶地瓜儿苗：其与地瓜儿苗的不同点为茎有白色毛茸，节处较密集。叶两面的脉上均有刚毛。我国大部分地区均产，主产于黑龙江、辽宁、浙江、湖北等地。苦、辛，微温。归肝、脾经。有祛瘀散结，活血祛瘀，利水消肿的功效。6~15克。生用。内服：煎汤。外用：适量，捣敷或煎汤熏洗。无淤血者慎服。

玫瑰花

又名湖花、徘徊花、刺玫瑰、笔头花。为蔷薇科植物玫瑰的干燥花蕾。略呈半球形或不规则团状，直径1~2.5厘米。花托半球形，与花萼基部合生；萼片5，披针形，黄绿色或棕绿色，被有细柔毛；花瓣多皱缩，展平后为宽卵形，呈覆瓦状排列，紫红色，有时黄棕色，常破碎；雄蕊多数，黄褐色，体轻质脆。气芳香而浓郁，味微苦而涩。全国各地均产，主产于江苏无锡、江阴、苏州、吴县，浙江长兴，山东东平等地。甘、微苦，温。归肝、脾经。有疏肝和胃，行气止痛的功效。

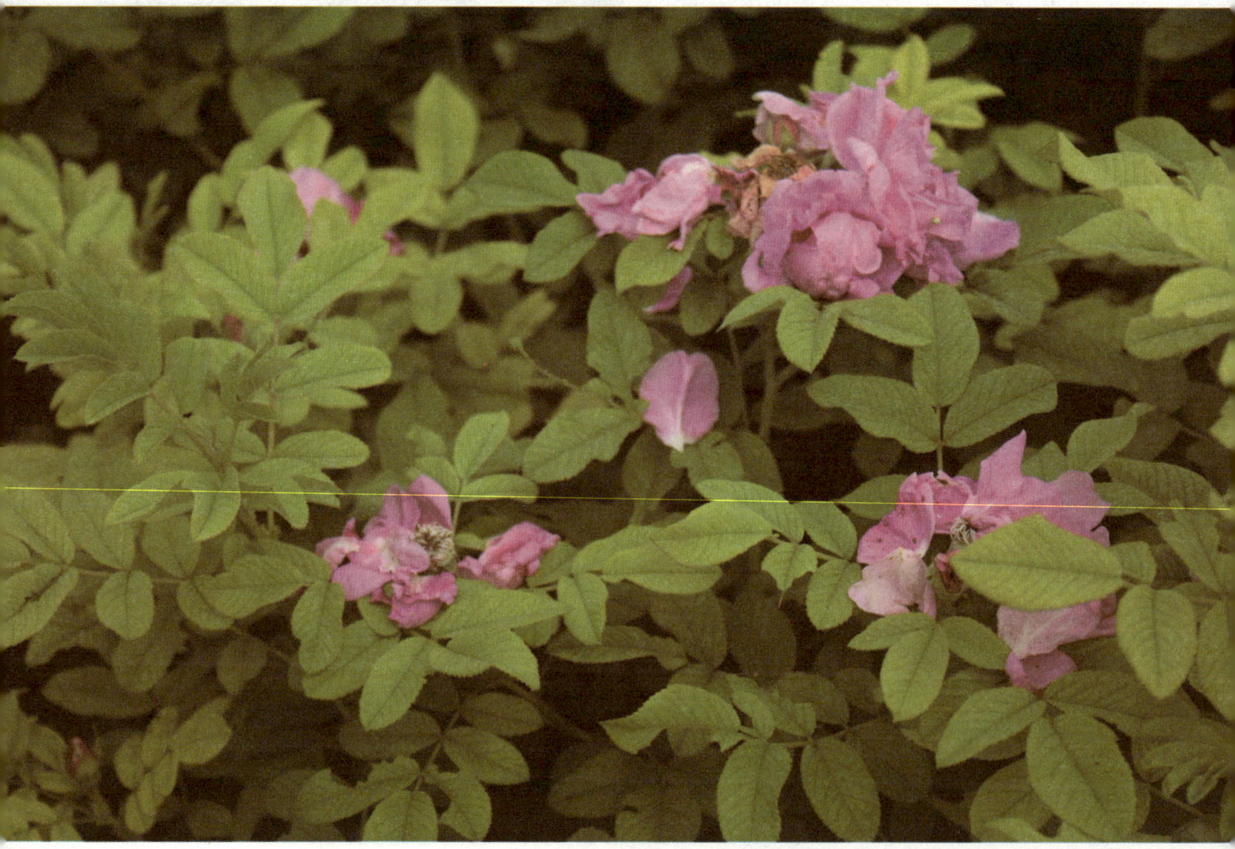

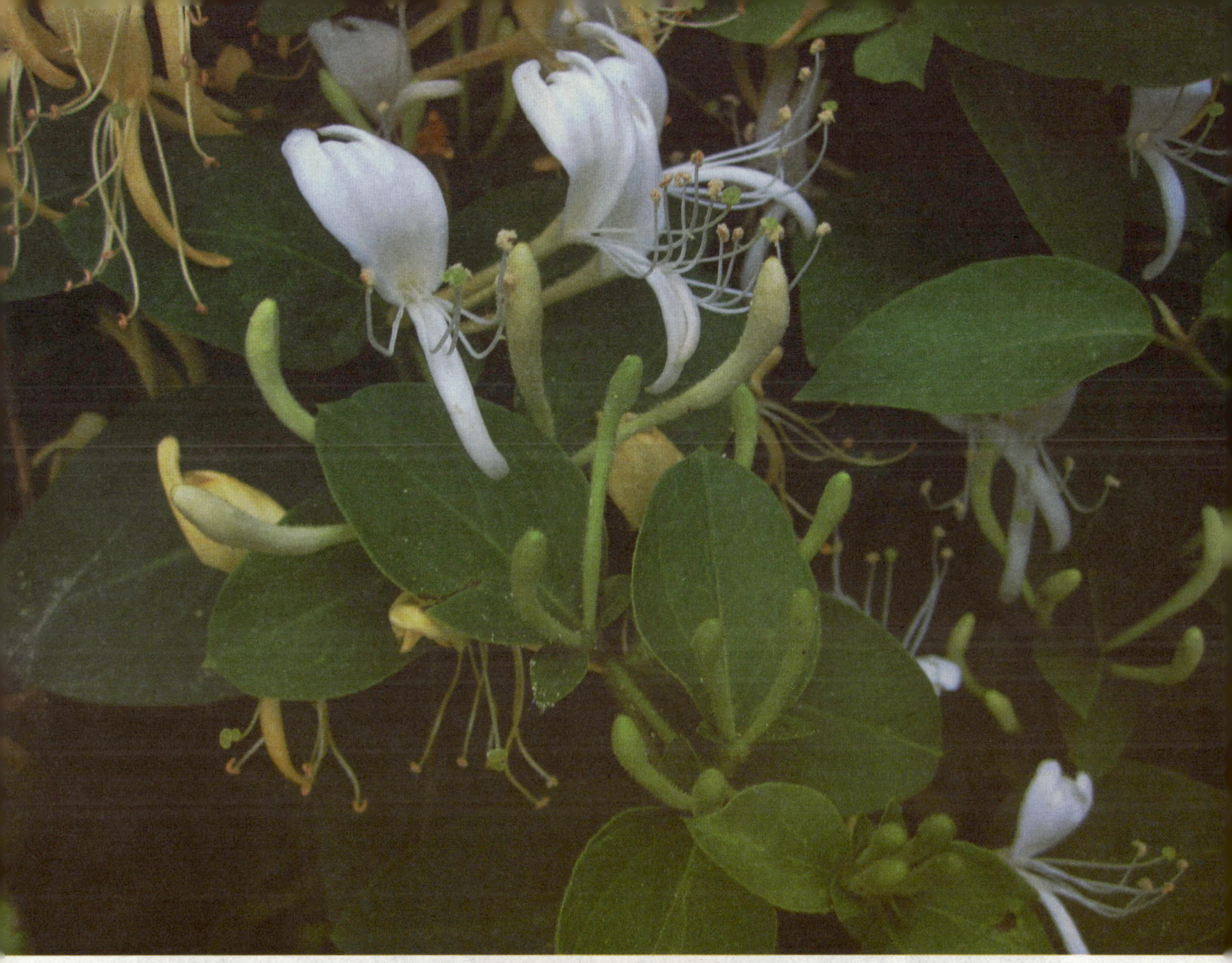

金银花

又名忍冬花、金花、二宝花、银花、苏花、双花、鹭鸶花、金藤花、二花。为忍冬科植物忍冬等的干燥花蕾。半常绿缠绕性藤本，全株密被短柔毛。叶对生，卵圆形至长卵形，常绿。花成对腋生，花冠二唇形，初开时呈白色，二三日后转变为黄色，故名金银花。外被柔毛及腺毛。浆果球形，成熟时黑色。花蕾呈棒状略弯曲，长1.5~3.5厘米，表面黄色至浅黄棕色，被短柔毛，花冠筒状，稍开裂，内有雄蕊5枚，雌蕊1枚。气芳香，味微苦。主产于山东、河南、陕西、湖南、湖北、广东、广西、贵州等地。甘，寒。归肺、心、胃、大肠经。有清热解毒，消肿散结，凉血止痢的功效。生用，9~30克；炒用，10~20克；炭药，10~15克。治温病初起、痈疽疔毒多用生药；温病热入气营多用炒药，下痢脓血多用炭药。内服：煎汤，外用：适量，捣敷。本品性寒，脾胃虚寒及阴症疮疡者慎服。本品经高压消毒或久煎，均能降低其抗菌作用。

卷柏

又名豹足、万岁、九死还魂草、长生不死草。卷柏科(一作石松科)，卷柏属。生于山地岩壁上，多年生隐花植物，常绿不凋。茎高数寸至尺许，枝多，叶如鳞状，略如扁柏之叶。此物遇干燥环境，则枝卷如拳状，遇湿润则开展。本植物生命力甚耐久，拔取置日光下，晒至干萎后，移至阴湿处，洒以水即活，故有“九死还魂草”之称。各处有产，山岩间险湿处颇多。味辛，性平。归肝经。止血，活血，祛瘀。5~10克；炒炭止血，生用祛瘀。内服：煎汤，或入丸、散。外用：适量，捣敷或研末敷。孕妇忌服。

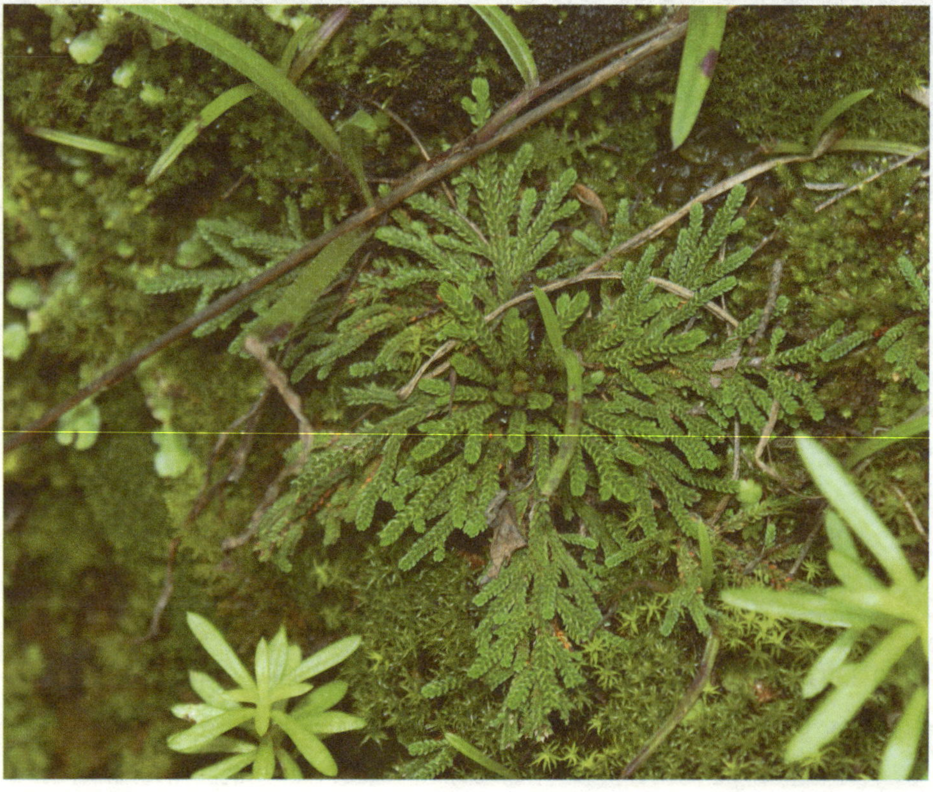

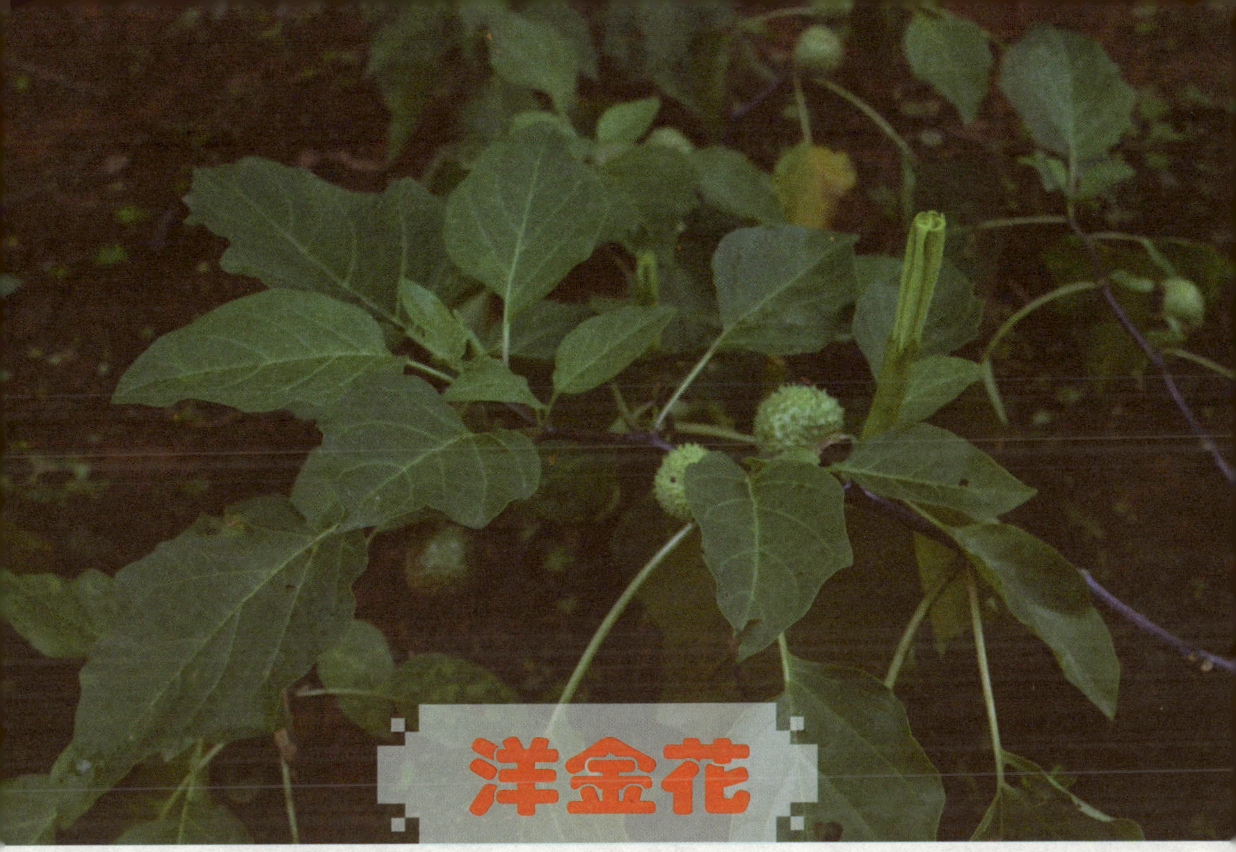

洋金花

又名酒醉花、大闹杨花、曼陀罗花、胡茄花、虎茄花、山茄花、风茄花、洋喇叭花。为茄科植物白曼陀罗的干燥花。习称“南泽金花”。一年生草本，高0.5~2米，全体近于无毛。茎上部呈二歧分枝。单叶互生，上部常近对生，叶片卵形至广卵形，先端尖，基部两侧不对称，全缘或有波状短齿。花单生于枝的分叉处或叶腋间；花萼筒状，黄绿色，先端5裂，花冠为大漏斗状，白色，有5角棱，各角棱直达裂片尖端；雄蕊5枚，贴生于花冠管；雌蕊1枚，柱头棒状。蒴果表面具刺，斜上着生，成熟时由顶端袭开，种子为宽三角形。花常干缩成条状，长9~15厘米，外表面为黄棕或灰棕色，花萼常除去。完整的花冠浸软后展开，呈喇叭状，顶端5浅裂，裂开顶端有短尖。质脆易碎，气特异，味微苦。全国大部分地区均有生产，主产于江苏、浙江、福建、广东等地。辛，温，有毒。归肺、肝经。能镇咳平喘，用于惊痫癫狂。0.3~0.6克；宜入丸、散剂服，亦可作卷烟分次燃吸，每日不超过1.5克；外用适量。本品有毒，应严格控制剂量。外感及痰热咳喘、青光眼、高血压患者禁用。孕妇、体弱及心脏病患者慎用。

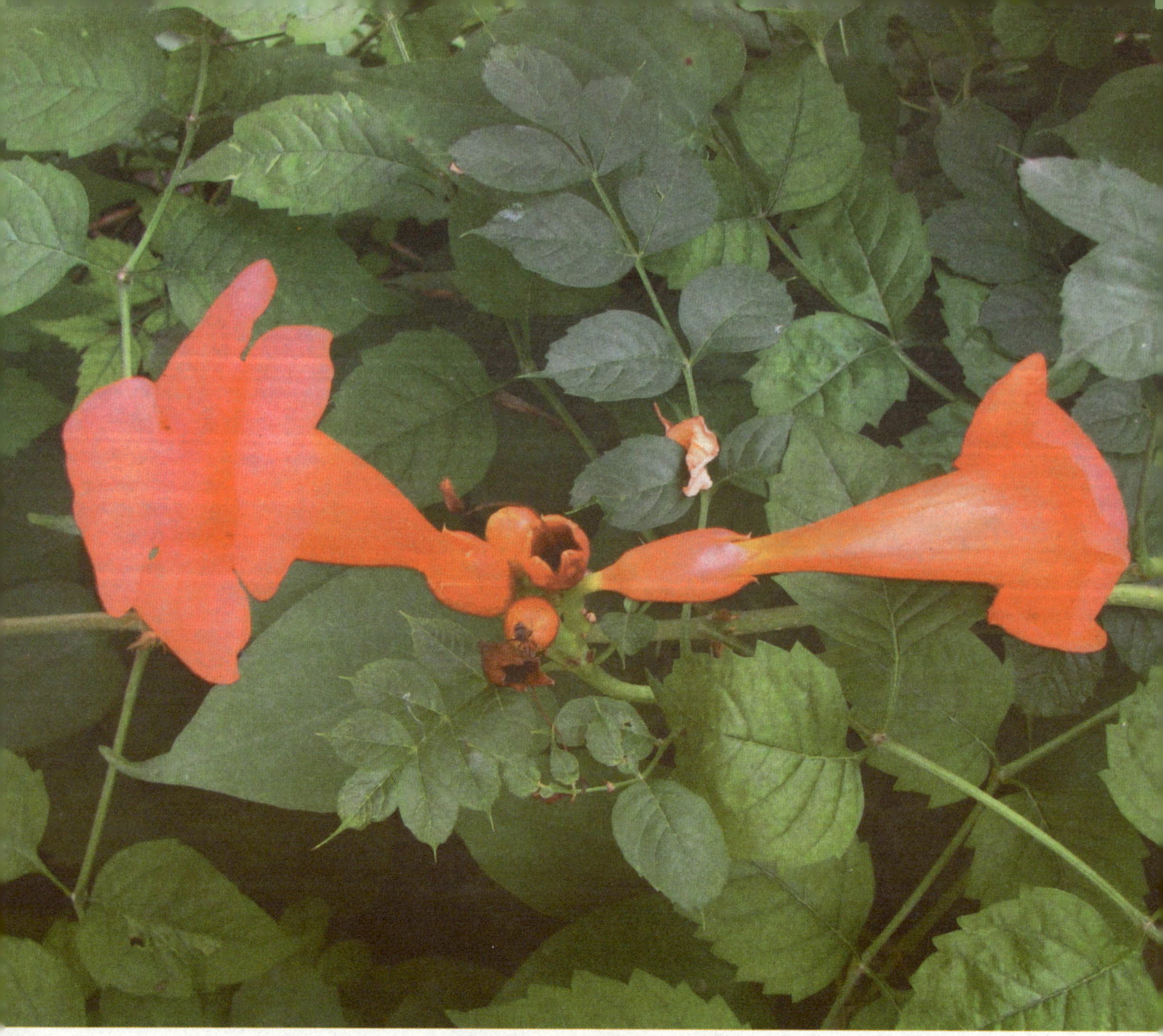

凌霄花

又名紫葳、吊墙花、堕胎花、红花倒水莲、藤萝草、倒挂金钟、藤萝花、五爪龙、上树龙、追罗、上树蜈蚣。紫葳科，紫葳属，蔓生木本。茎有小气根，借此攀援于他物之上。叶为奇数羽状复叶，对生。夏秋间梢头抽出花轴，茎以数花，附木而上，高数丈，故曰“凌霄”。主产江苏、浙江、江西、湖北等地。甘、酸，微寒。归肝、心经。有破瘀血、通经脉、散癥瘕、消肿痛的功效。3~10克，生用。内服：煎汤，或入丸、散。外用：适量，研末调敷，或煎水洗。孕妇及气虚血弱者禁服。

夏枯草

又名夕句、铁色草、燕面、棒槌草、麦夏枯、灯笼头、白花草、力东、大头花、夏棒柱头花、枯头。为唇形科多年生草本植物夏枯草带花的果穗。呈长圆形或宝塔形，长1.5~8厘米，直径0.8~1.5厘米。淡棕色至棕红色。全穗由花萼数轮至十几轮，呈覆瓦状排列，每轮有5~6个具短柄的宿萼，下方对生苞片2枚；苞片肾形，淡黄褐色，纵脉明显，基部楔形，先端尖尾状，背面被白色粗毛，每一苞片内有花3朵，花冠及雄蕊多已脱落，宿萼二唇形，上唇宽广，先端微三裂，下唇二裂，裂片为尖三角形，外面有粗毛，宿萼内有小坚果4枚，卵圆形，棕色，尖端有白色突起。主产于江苏、浙江、安徽、河南、湖北等省。此外，广西、湖南、山东、贵州、云南、吉林、辽宁各地亦产。辛、苦，寒。归肝、胆经。用于肝火上炎、头晕头痛、目赤肿痛、羞明流泪者，常与清肝明目的石决明、菊花配伍；如久痛伤血，目珠夜痛较重者，与补养肝血的当归、白芍配伍。10~15克。生用。内服：煎汤，或熬膏服，单味剂量可加大。外用：适量。本品久服易伤脾胃，脾胃虚弱者慎服，如欲长期服用可酌加党参、白术。阳气虚弱者禁服。

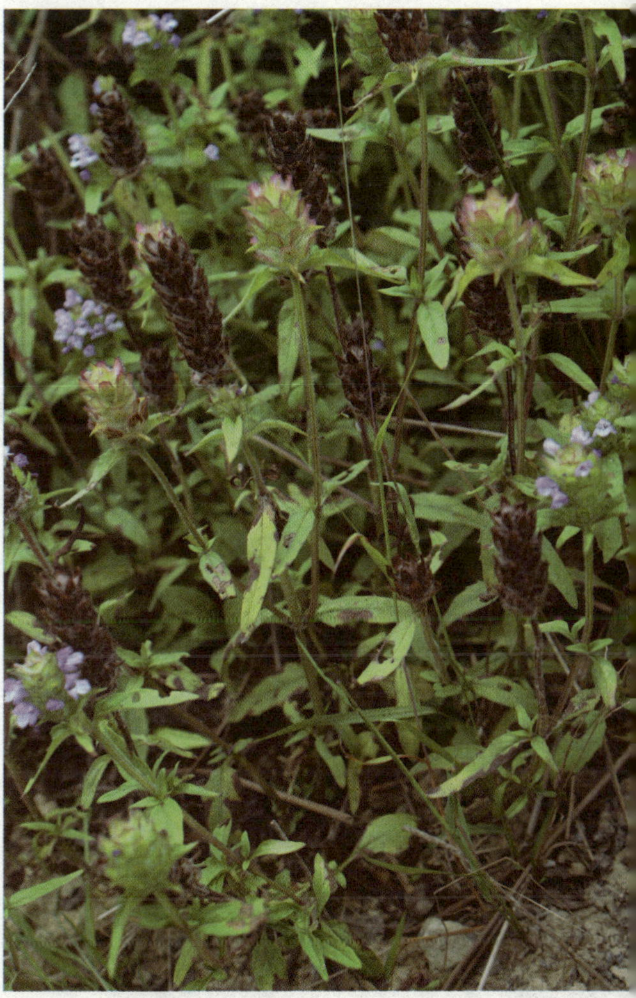

菊花

又名节华、甜菊花、金蕊、金精、家菊、真菊、甘菊、馒头菊、药菊。为菊科植物菊的干燥头状花序。多年生草本，茎直立，具毛，上部多分枝，高60～150厘米。单叶互生，具叶柄；叶片卵形至卵状披针形，长3.5～5厘米，宽3～4厘米，边缘有粗锯齿或深裂，呈羽状，基部心形，下面有白色茸毛。头状花序顶生或腋生，直径2.5～5厘米；总苞半球形，总苞片3～4层，外层苞片中央绿色，有宽阔膜质边缘，具白色绒毛，外围舌状花雌性，为黄色、淡红色或带淡紫色；中央管状花两性，黄色。瘦果无冠毛。亳菊：花序倒圆锥形，常压扁呈扁形，直径1.5～3厘米。总苞碟状，总苞片3～4层，卵形或椭圆形，黄绿色或淡绿褐色，外被柔毛，边缘膜质；外围舌状花数层，类白色，纵向折缩；中央管状花黄色，顶端5齿裂。气清香，味甘，微苦。滁菊：类球形，直径1.5～2.5厘米。苞片淡褐色或灰绿色；舌状花白色，不规则扭曲，内卷，边缘皱宿。贡菊：形似滁菊，直径1.5～2.5厘米。总苞草绿色。舌状花白色或类白色，边缘稍内卷而皱缩；管状花少，黄色。杭菊：呈碟形或扁球形，直径2.5～4厘米。舌状花类白色或黄色，平展或微折叠，彼此黏连；管状花多数，黄色。怀菊、川菊：花大，舌状花多为白色微带紫色，有散瓣，管状花小，淡黄色至黄色。主产于浙江、安徽、河南、四川等省。辛、甘、苦，微寒。归肺、肝经。有平抑肝阳，清热解毒的功效，尤善解疔毒。6～10克。生用。内服：煎汤。本品寒凉，气虚胃寒、食减泄泻的患者慎服。

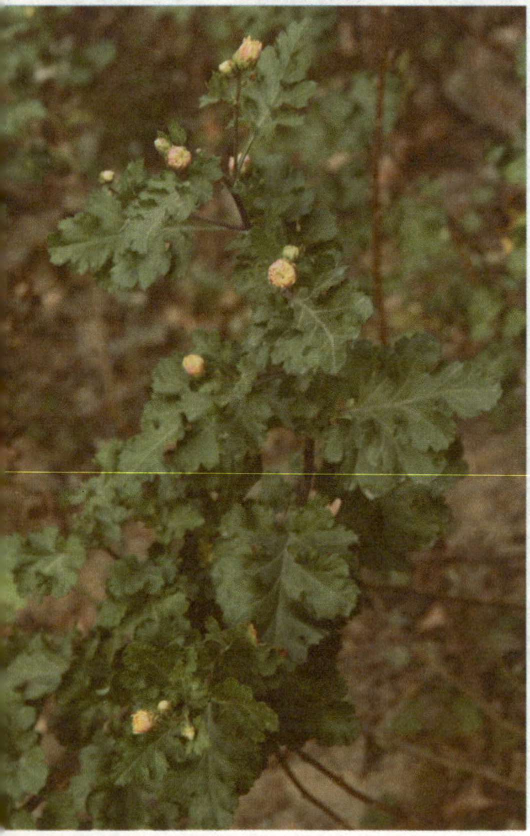

款冬花

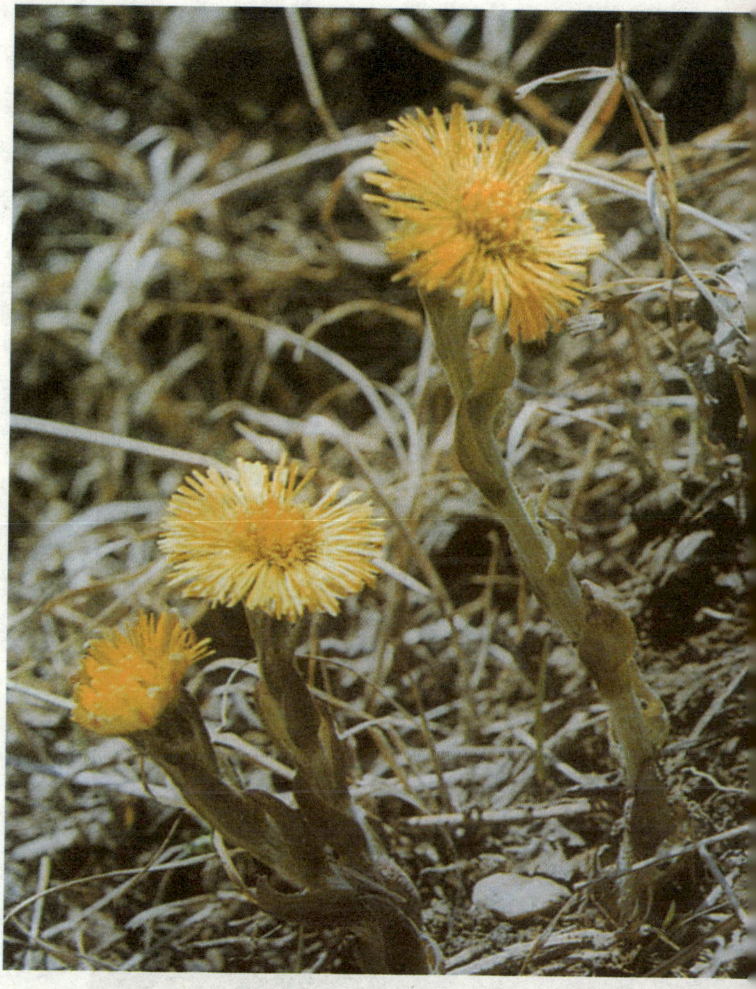

又名九九花、冬花、看灯花、款花、仗冬花、款冬。为菊科植物款冬的干燥未开放的头状花序。多年生草木，高10~25厘米。叶基生，具长柄；叶片圆心形，长7~10厘米，宽10~15厘米，先端近圆或钝尖，基部心形，边缘有波状疏齿，下面密生白色茸毛。花冬季先叶开放，花茎数个，高5~10厘米，被白色茸毛；鳞状苞叶椭圆形，淡紫褐色，10余片互生于花茎上；头状花序单一顶生，黄色，外具多数被茸毛的总苞片，边缘具多层舌状花，雌性；中央管状花两性。瘦果长椭圆形，具纵棱，冠毛淡黄色。产于河南、甘肃、山西、内蒙古、陕西等省，湖北、青海、新疆、西藏等地亦产。辛，温。归肺经。治寒饮停肺之咳喘，常配伍麻黄、射干、细辛等，如麻黄射干汤。若治燥热伤肺，暴发咳嗽，可配伍杏仁、贝母、桑白皮等同用，如款冬花汤。治肺虚久咳、咳嗽咯血，常须与润肺养阴的百合同用，如百花膏。5~10克。煎服，外感暴咳宜生用；内伤久咳宜蜜炙用。

人参

又名地精、人衔、神草、鬼盖、棒槌。为五加科植物人参的干燥根。多年生草本。茎单一，高达60厘米。掌状复叶3~6片，轮生茎顶，小叶3~5片，中央一片最大，椭圆形至长椭圆形，先端长渐尖，基部楔形，下延，边缘有细锯齿，上面脉上散生少数刚毛，最外一对侧生小叶较小。伞形花序自茎顶抽出；花小，为淡黄绿色。浆果状核果，为扁球形，成熟时为鲜红色；内含半圆形种子2枚。主产于吉林抚松、集安、靖宇、敦化、安图，辽宁桓仁、宽甸、新宾、清原，黑龙江五常、尚志、东宁。山东、山西、湖北等地亦有栽培，朝鲜半岛亦产。甘、微苦，微温。归脾、肺经。大补元气，补脾益肺，生津止渴，安神益智。用于气虚欲脱、脉微欲绝、食少便溏、气短乏力、津伤口渴、阴虚消渴、心神不安、失眠多梦、血虚萎黄、肾虚阳痿等症。3~10克。散剂：每次1~2克，日服2~3次。人参芦无催吐作用，人参芦与人参根含有种类相同的人参皂苷，且人参芦中总皂苷的含量显著高于人参根，两者亦具有相似的药理作用。因此，人参芦可与人参根一同入药，不必去芦。入煎剂一般宜文火另煎，单服或冲服。人参的不良反应较少，但长期服用人参偶可发生头痛、失眠、心悸、血压升高等症状，停药后可逐渐消失。酒浸剂服用过量有中毒反应，大剂量服用(如3%人参酊一次服用200毫升以上)时有中毒致死的报告。婴幼儿服用时，尤应注意。反藜芦，畏五灵脂，恶皂荚，忌同用。服用人参不宜喝茶和吃萝卜，以免影响药效。服人参腹胀者，用莱菔子煎汤服可解。

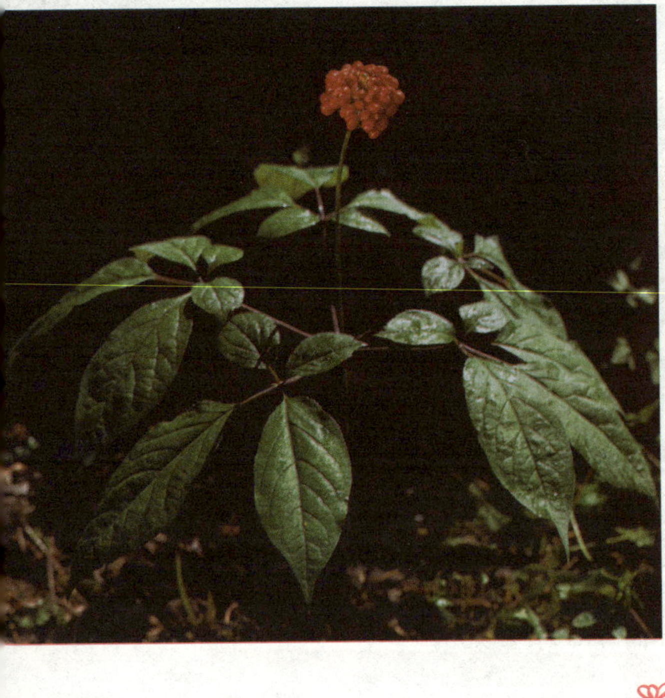

儿 茶

又名孩儿茶、乌爹泥、乌丁泥、乌垒泥、西谢。为豆科植物儿茶树的干枝加水煎汁浓缩而成的干燥浸膏。本品呈方形或不规则的块状、大小不一。外皮为棕褐色或黑褐色，光滑而稍有光泽，质硬，易碎，断面不整齐，内面棕红色，有细孔，遇潮有黏性。无臭，味涩、苦，略回甜。以表面黑色、略带红色、有光泽、在火上烧之发泡、有香味者为佳。本品粉末为棕褐色。可见针状结晶及黄棕色块状物。进口儿茶为茜草科植物儿茶钩藤的带叶小枝，经水煮的浸出液浓缩而成。药材呈方块状称方儿茶，表面棕色至黑褐色，无光泽。主产于云南、广西等地。苦、涩、凉。归肺经。有清热化痰，收敛止血，生肌定痛的功效。用于痰热咳嗽、吐血、衄血、尿血、牙疳、口疮、喉痹、疮疡及外伤出血等症。内服：煎汤，1~3克；研末吞，0.3~0.6克；或入丸、散。入汤剂宜包煎。外用：适量，研末撒，或调敷。本品含焦性儿茶酚，有毒，能引起恶心、呕吐、头痛、头昏，甚则惊厥抽搐等。

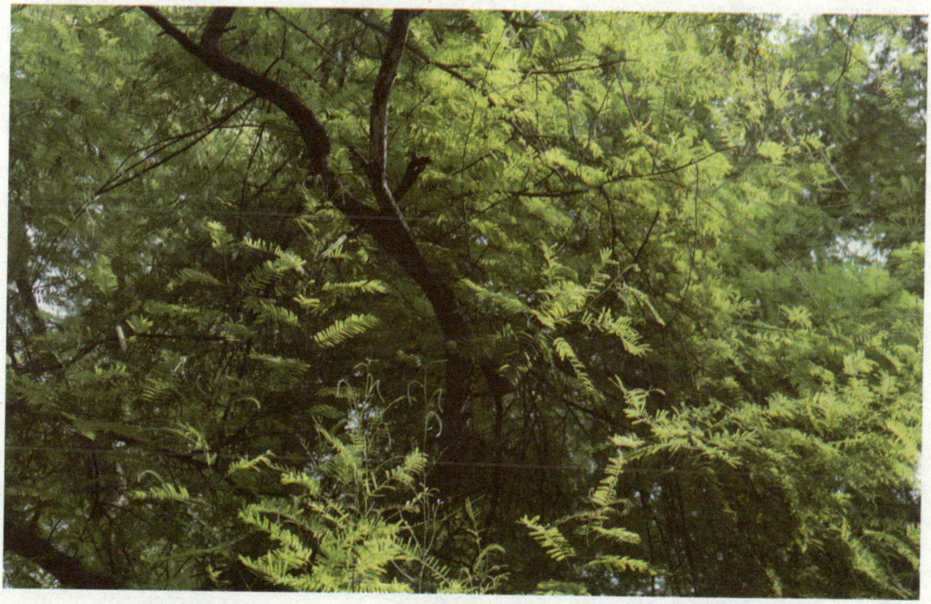

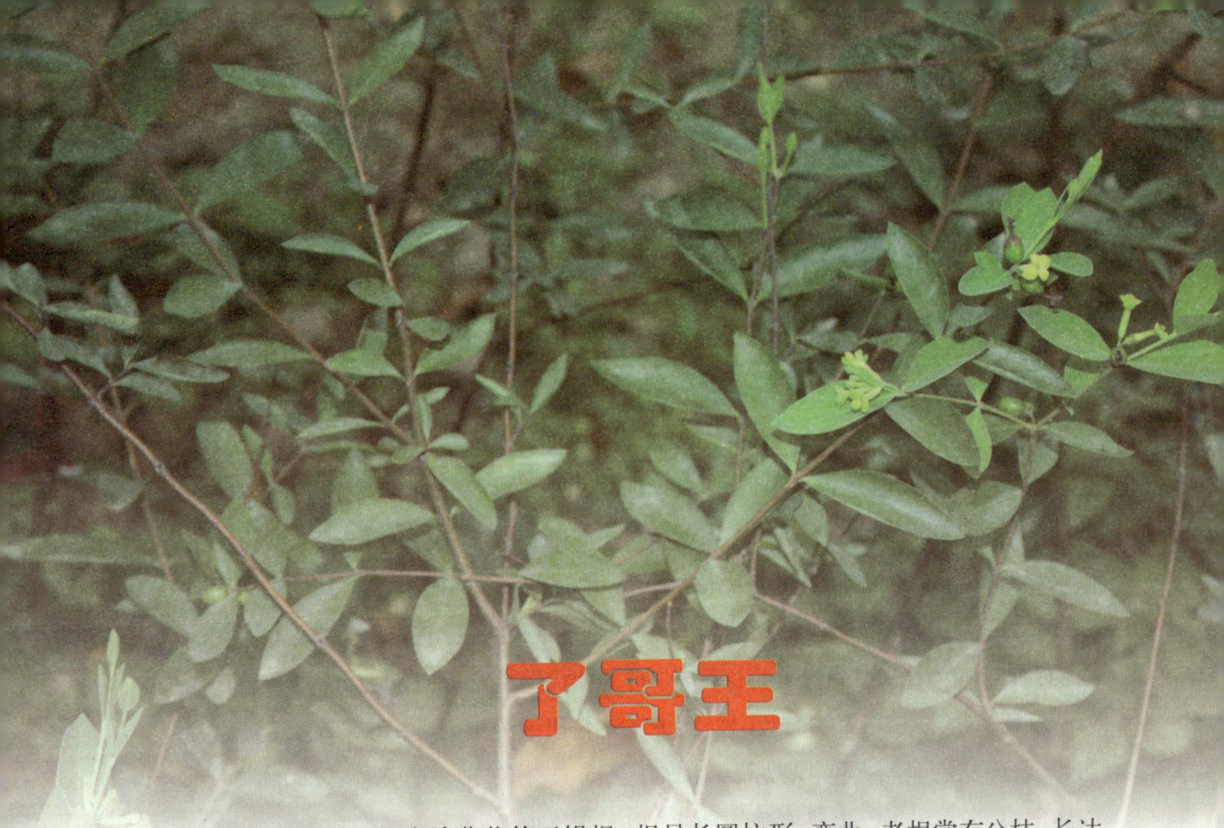

了哥王

为瑞香科植物南岭荛花的干燥根。根呈长圆柱形，弯曲，老根常有分枝，长达40厘米，直径0.5～3厘米。表面暗棕色或黄棕色，常有微突起的支根痕和不规则浅纵皱纹及少数横列纹，老根并可见横长皮孔。质坚韧，断面皮部类白色，厚1.5～4毫米，强纤维性，与木部分离，撕裂后纤维呈棉毛状，木质部为淡黄色，木射线甚密，导管呈微细孔状。气微，味微苦甘，而后有持久的灼热不适感。根的横切面可见木栓层充满黄棕色至棕红色树脂状物质。皮层薄，韧皮部甚厚。主产于广东、广西、江西、福建、湖南及贵州等地；浙江、台湾及云南也有分布。苦、辛，微温；有毒。归心、肺、小肠经。消炎解毒，散瘀逐水。用于支气管炎、肺炎、腮肋腺炎、淋巴结炎、肺炎湿痛、晚期血吸虫腹水、疮疖痈疽等症。根15～30克；根皮9～21克，水煎后服用；外用鲜根捣烂敷或干根浸酒敷患处。有毒，孕妇忌用。

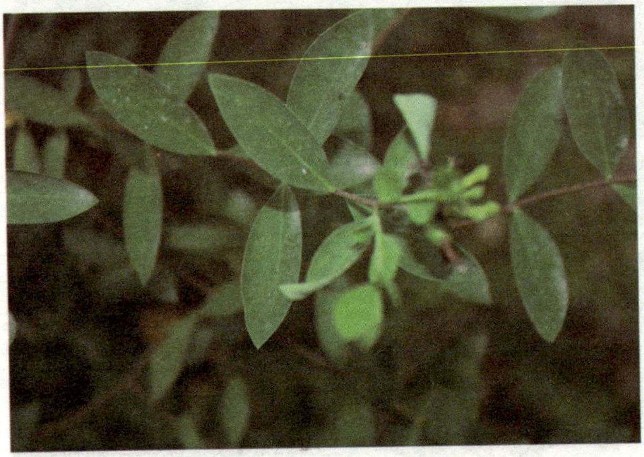

三　七

又名田漆、山漆、参三七、血参、田三七、金不换、田七。为五加科植物三七的干燥根。多年生草木，高30～60厘米。茎直立，无毛。掌状复叶，3～4片轮生于茎端，小叶通常5～7片，长椭圆形至倒卵状长椭圆形，长5～15厘米，宽2～5厘米，边缘有细锯齿。中央一片最大，最下两片最小，伞形花序顶生；花小，淡黄绿色；核果浆果状，近肾形，熟时红色，内有种子1～3个。根呈纺锤形、倒圆锥形或不规则块状。表面灰黄色，有支根痕及皮孔，隆起部分常因摩擦而显黑色，且有蜡样光泽。质坚硬，不易折断，破碎后皮部易与木部分离。横切面灰绿、黄绿或灰白色，皮部有细小棕色树脂道斑点。主产于云南、广西等地。四川、贵州、江西等省亦产。甘、微苦，温。归肝、胃经。有散瘀止血，消肿定痛的功效。用于咯血、吐血、衄血、便血、崩漏、外伤出血、胸腹刺痛、跌扑肿痛等症。生用。内服：煎汤，3～10克；研末，每日1～3次，每次1～1.5克，失血重者，可用至3～6克；或入丸、散。外用：适量，研末掺或调涂。孕妇忌服。

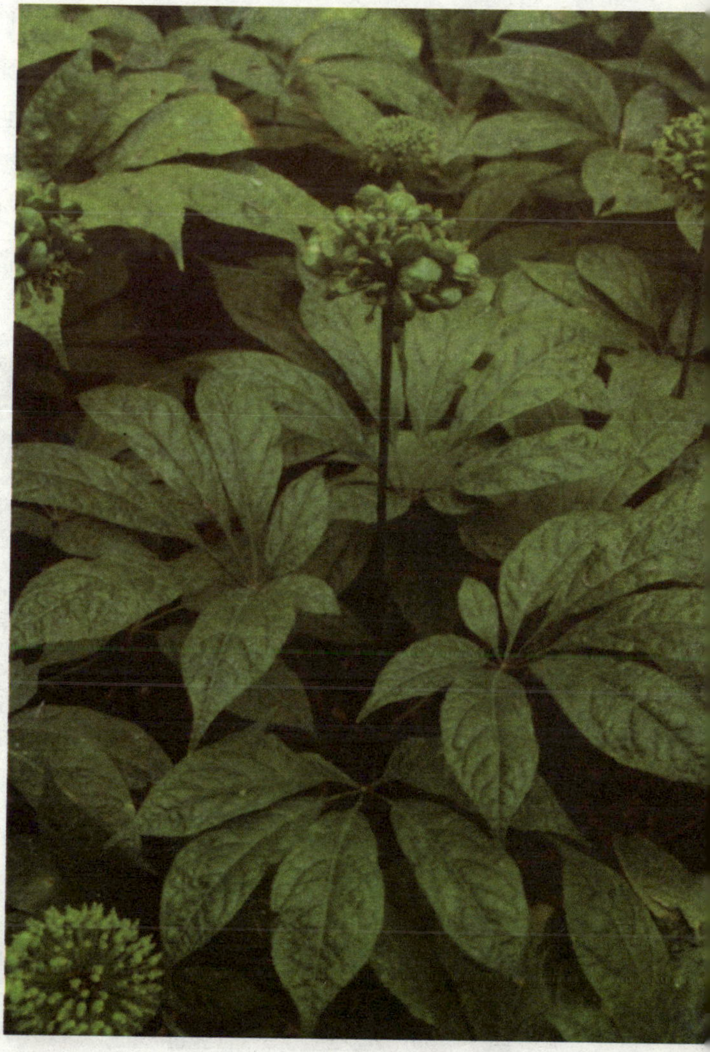

三 棱

又名光三棱、荆三棱、红蒲根、京三棱。为两个不同科属植物的块茎。长约3~6厘米，直径约2~3.5厘米。表面黄白色或灰黄色，具刀削痕和密集的须根痕，排列略成环状，外皮未削净处留有棕色斑，侧面多凹凸不平。质坚硬，极难折断。用刀劈开，断面平滑结实，灰白色或黄白色，近外层颜色较浅，中心色较深。荆三棱主产于湖南、湖北、安徽及河南；次产于东北及内蒙古；湖北、江苏、浙江、江西、山西、陕西、甘肃及宁夏也有分布。黑三棱主产吉林及黑龙江；辽宁、河北、内蒙古、山西、江西、湖北、广东、四川、贵州及云南有分布或产少量。苦，平。归肝、脾经。破血祛瘀，行气止痛。用于经闭腹痛、癥瘕积聚、食积腹痛等症。内服：煎汤3~10克；或入丸、散。孕妇及血枯经闭者禁服。

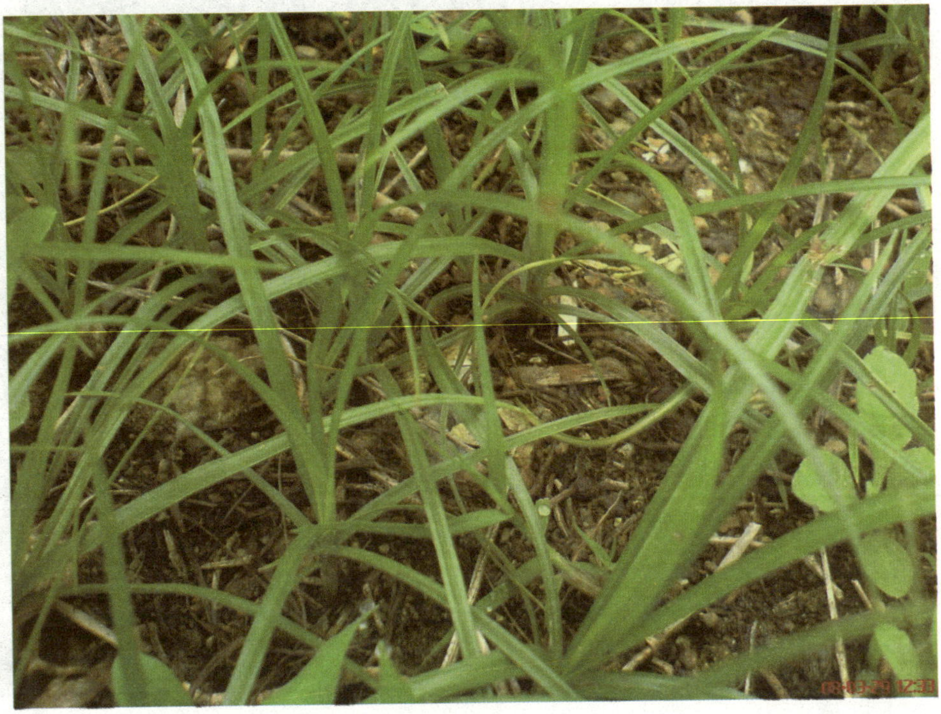

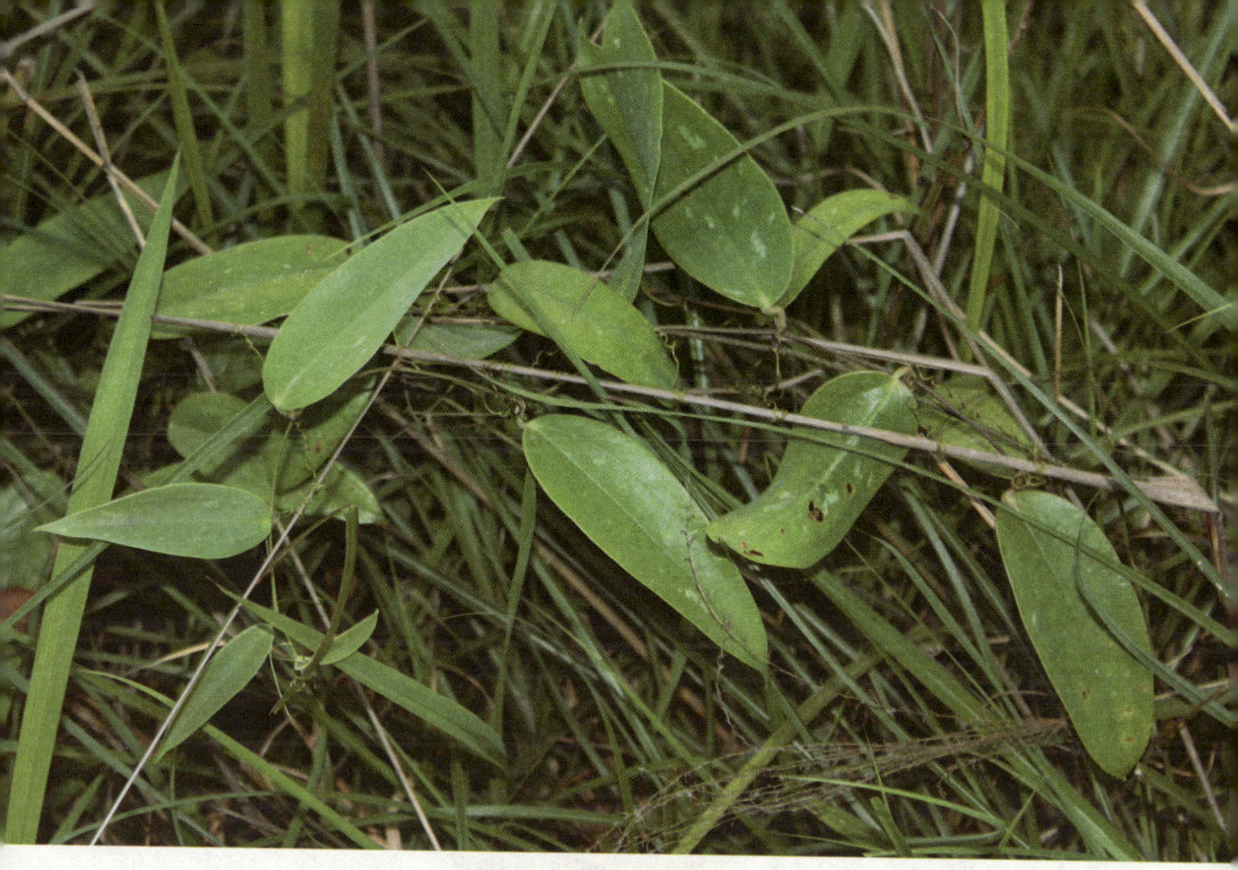

土茯苓

又名山猪粪、草禹余粮、毛尾薯、仙遗粮、土苓、土太片、土萆薢、冷饭团、山归来、地茯苓、刺猪苓、山地栗。为百合科植物土茯苓的干燥根茎。根茎略呈圆柱形，稍扁，或呈不规则条块状，有结节状隆起，具短分枝，长5～23厘米，直径2～5厘米。表面黄棕色或灰褐色，凹凸不平，有坚硬的须根残基，分枝顶端有圆形芽痕，有时外皮呈现不规则裂纹，并有残留的鳞叶。质坚硬，难折断。饮片呈长圆形或不规则状，厚1～5厘米，边缘不整齐；切面类白色至淡红棕色，粉性，中间可见点状维管束及多数沙砾样的小亮点(经水煮后仍然存在)。主产于广东、湖南、湖北、浙江、四川、安徽；次产于福建、江西、广西、江苏；我国台湾地区、贵州及云南也有分布。甘、淡，平。归肝、胃经。解毒除湿，通利关节。用于梅毒或因梅毒服汞齐中毒而致肢体拘挛、筋骨疼痛者，功效尤佳，故为治梅毒的要药。10～60克。治钩端螺旋体病可用至250克。生用。内服：煎汤。本品渗利作用较强，故肝肾阴虚者慎服。忌犯铁器，服时忌茶。

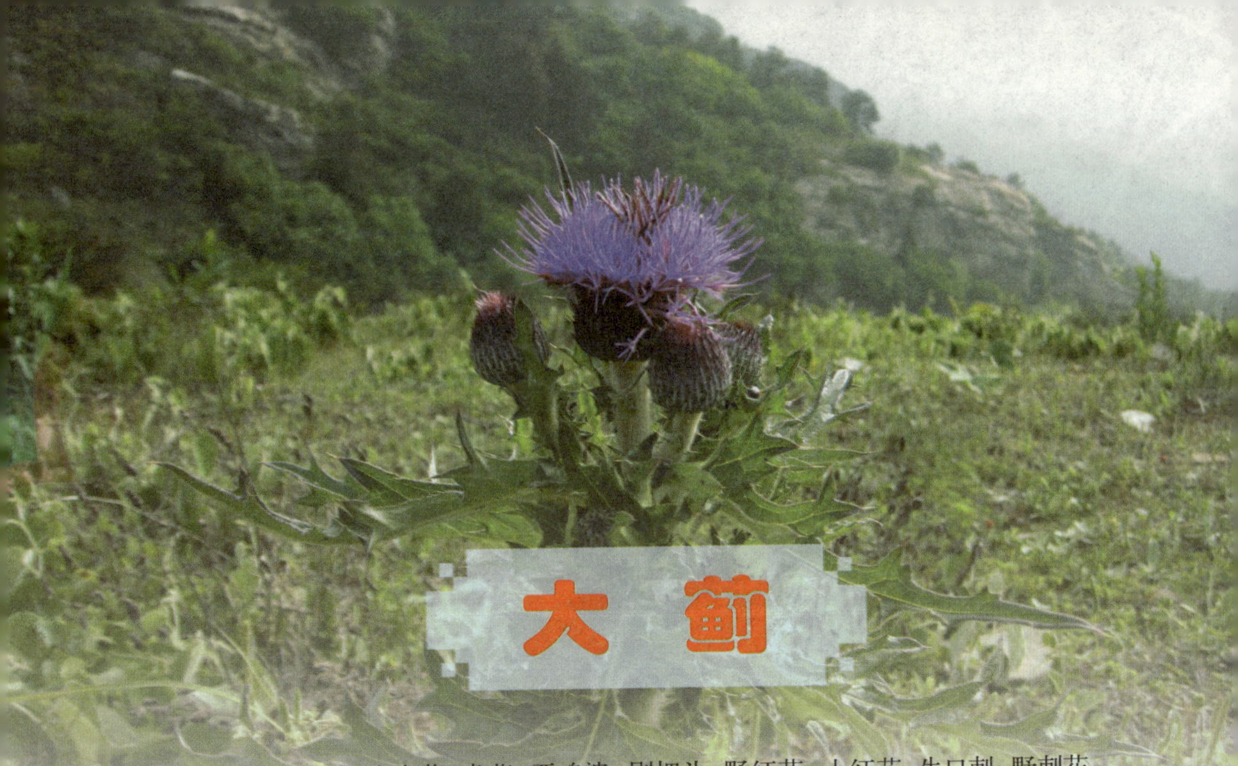

大蓟

又名马蓟、山牛蒡、虎蓟、恶鸡婆、刷把头、野红花、土红花、牛口刺、野刺花。为菊科植物大蓟的地上干燥部分或根。多年生草本，高50~100厘米。根为长圆锥形，丛生，肉质，鲜时折断可见橙红色油滴渗出，茎直立，基部被白色丝状毛。基生叶有柄，倒卵状披针形或披针状长椭圆形，长10~30厘米，宽5~8厘米，羽状深裂，边缘不整齐，浅裂，齿端具针刺，上面疏生丝状毛。背面脉上有毛；茎生叶无柄，基部抱茎。头状花序，顶生或腋生；总苞钟状，有蛛丝状毛，总苞片多层，条状披针形。外层顶端有刺；花两性，全部为管状花，花冠为紫红色。瘦果为椭圆形，略扁，冠毛暗灰色，羽毛状，顶端扩展。大蓟草茎呈圆柱形，棕褐色或绿褐色，有纵直的棱线。质略硬而脆，断面灰白色，髓部疏松或中空。叶皱缩，多破碎，绿褐色，边缘具不等长针刺，茎、叶均被灰白色蛛丝状毛。质松脆。头状花序球形或椭圆形；总苞枯褐色；苞片披针形，先端微带紫黑色；花冠常脱落，露出黄白色羽状冠毛。气微，味淡。大蓟根呈纺锤形或长椭圆形，长5~10厘米，直径约1厘米，数枚丛生而扭曲。表面暗褐色。有不规则纵皱纹和细横皱纹。质坚脆，易折断，断面较粗糙，皮部薄，棕褐色，木部类白色。全国大部分地区均产，如中南、西南、华南、华北等地。味甘，性凉。入肝、脾经。有凉血止血，活血消肿的功效。用于吐血、衄血、崩漏、血淋、痈肿疮毒等症。配茜草，治血热所致的吐血、衄血；配车前草，治血淋、高血压病；配艾叶、鸡冠花，治崩漏；配小蓟，治各种热证出血。脾胃虚寒者忌用。10~15克；治内出血可用鲜品30~60克，捣烂加水拧汁，冲服。外用适量。虚寒性出血不宜用。

大黄

又名绵纹、川军、将军、黄良、火参、破门、噼如等。为蓼科植物掌叶大黄、唐古特大黄及药用大黄的干燥根茎。掌叶大黄：多年生高大草木。叶多根生，根生具长柄，叶片广卵形，3~5深裂至叶片1/2处。茎生叶较小，互生。花小，为紫红色，圆锥花序簇生。瘦果三角形有翅。掌叶大黄主产甘肃、青海、西藏、四川；陕西、云南也产。唐古特大黄主产青海、甘肃、西藏、四川。药用大黄主产四川、贵州、云南、湖北、陕西；河南有分布。苦，寒。归脾、胃、大肠、肝、心经。有泻下攻积，清热泻火，解毒，止血，活血祛瘀的功效。内服：煎汤，5~10克，热结重证需急下者加倍；研末，1~3克，或入丸、散。外用：适量，磨涂或研末调敷。妇女月经期、孕妇及体弱者慎服，或禁服。本品大苦大寒，易伤胃气，胃弱者服之可致食欲减退、泛恶等症。

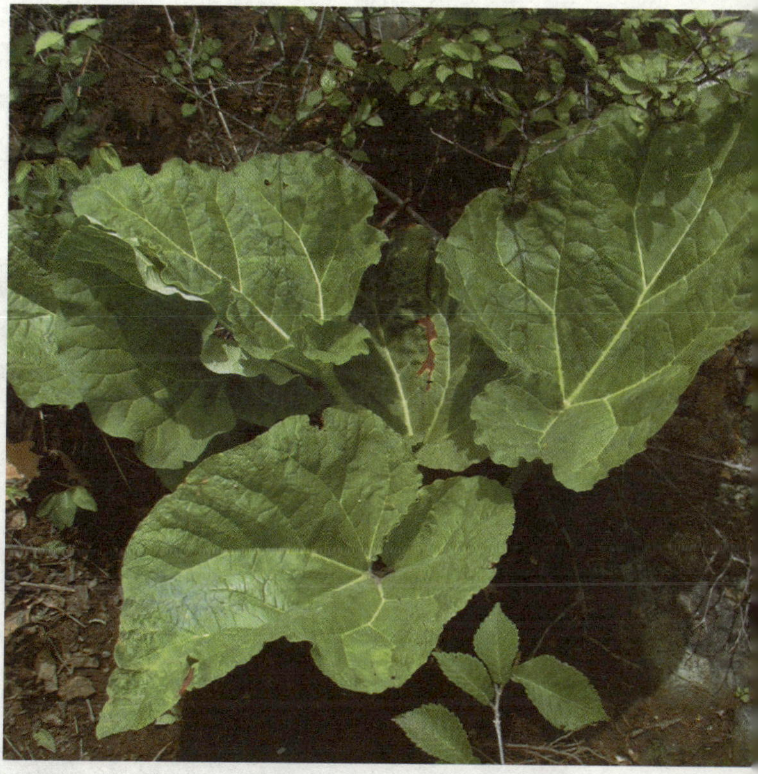

山豆根

又名黄结、豆根、山大豆根、岩黄连、苦豆根、广豆根、金锁匙。为豆科植物柔枝槐(岩黄连)的根及根茎。根茎呈不规则块状，横向延长，具结节，顶端常残留茎基或茎痕，其下着生根数条。根为长圆柱形，有时分枝，略弯曲，长10～35厘米，直径0.3～1.5厘米；表面棕色至黑棕色，具纵皱纹及横长皮孔。质硬难折断，断面略平坦，浅棕色，并可见环状形成层，中心无髓。主产于广西百色、田阳、凌乐、大新、龙津等地，此外，广东、贵州、云南亦产。以条粗壮、质坚硬、无须根者为佳。苦，寒。归肺、胃经。有清热解毒，利咽消肿的功效。用于咽喉肿痛、肺热咳嗽、痈肿疮毒等症。3～6克。生用。内服：煎汤，或磨汁含咽，或入丸、散。外用：适量，研末敷。脾胃虚寒、泄泻及虚火喉痛者禁服。

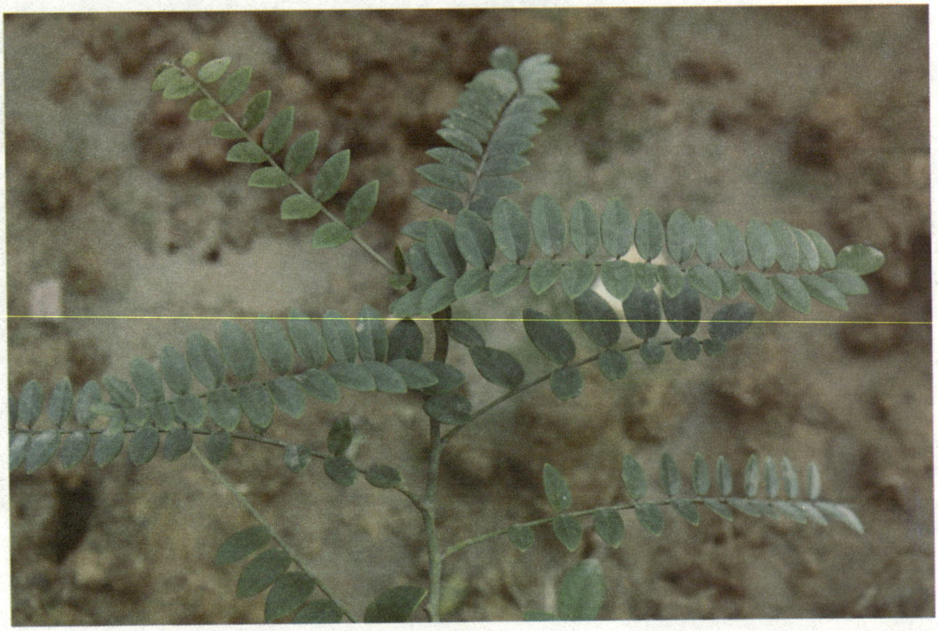

山药

又名白苕、署预、山芋、薯蓣、野山豆、淮山药、白药子。为薯蓣科植物薯蓣的干燥块茎。多年生缠绕草木。块茎肉质肥厚。茎细长，通常紫红色。叶互生、对生或轮生，叶片三角状卵形至三角状阔卵形，常3浅裂。叶腋内有珠芽。花雌雄异株，花极小，黄绿色，穗状花序，雄花序直立，雌花序下垂。蒴果3棱，有3翅，种子有膜质宽翅。毛山药呈类圆柱形，略弯曲，长15~30厘米，直径3~6厘米。表面黄白色，有明显的纵皱纹，外皮处有浅棕色斑点及须根痕。质坚实，断面富粉性，白色。无臭，味微酸，嚼之发黏。光山药呈圆柱形，长9~18厘米，直径0.9~3厘米，两头平齐，表面光滑，白色。主产于河南温县、武陟、博爱、沁阳、孟县，山西太谷、介休，河北安国、保定，陕西大荔、渭南、汉中等地。甘，平。归脾、肺、肾经。有益气养阴，补脾肺肾，固精止带的功效。内服：煎汤10~30克，单用或大剂量可用60~100克。生山药味甘，性平，以润肺宁嗽，生津止渴力胜；炒山药性微温，以健脾止泻，益肾固精力强。湿热性腹泻禁服。脾虚泄泻而湿盛胀满或积滞内停者亦不宜服。

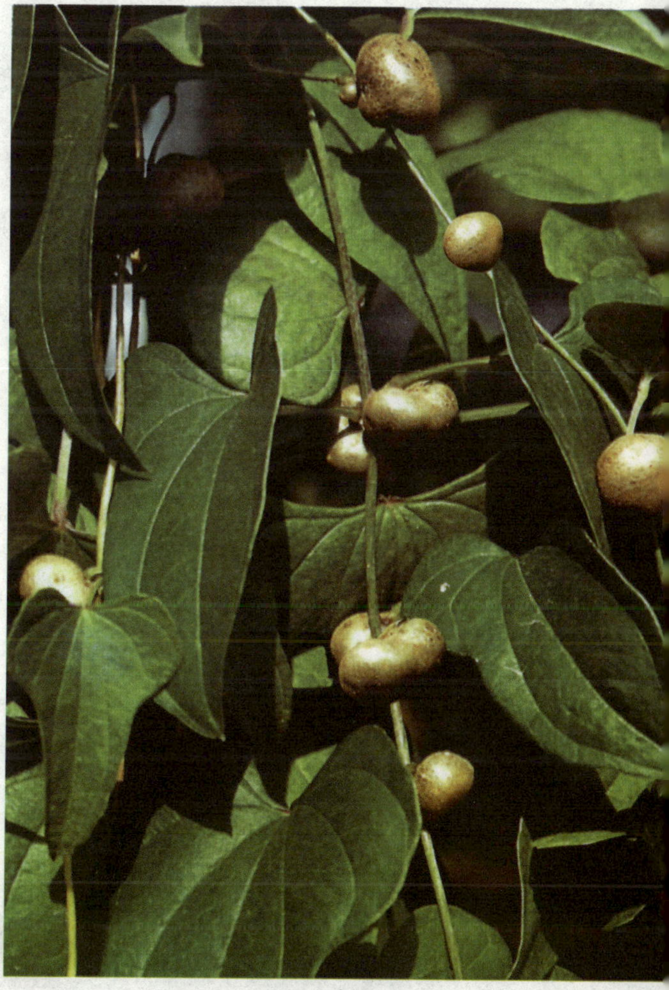

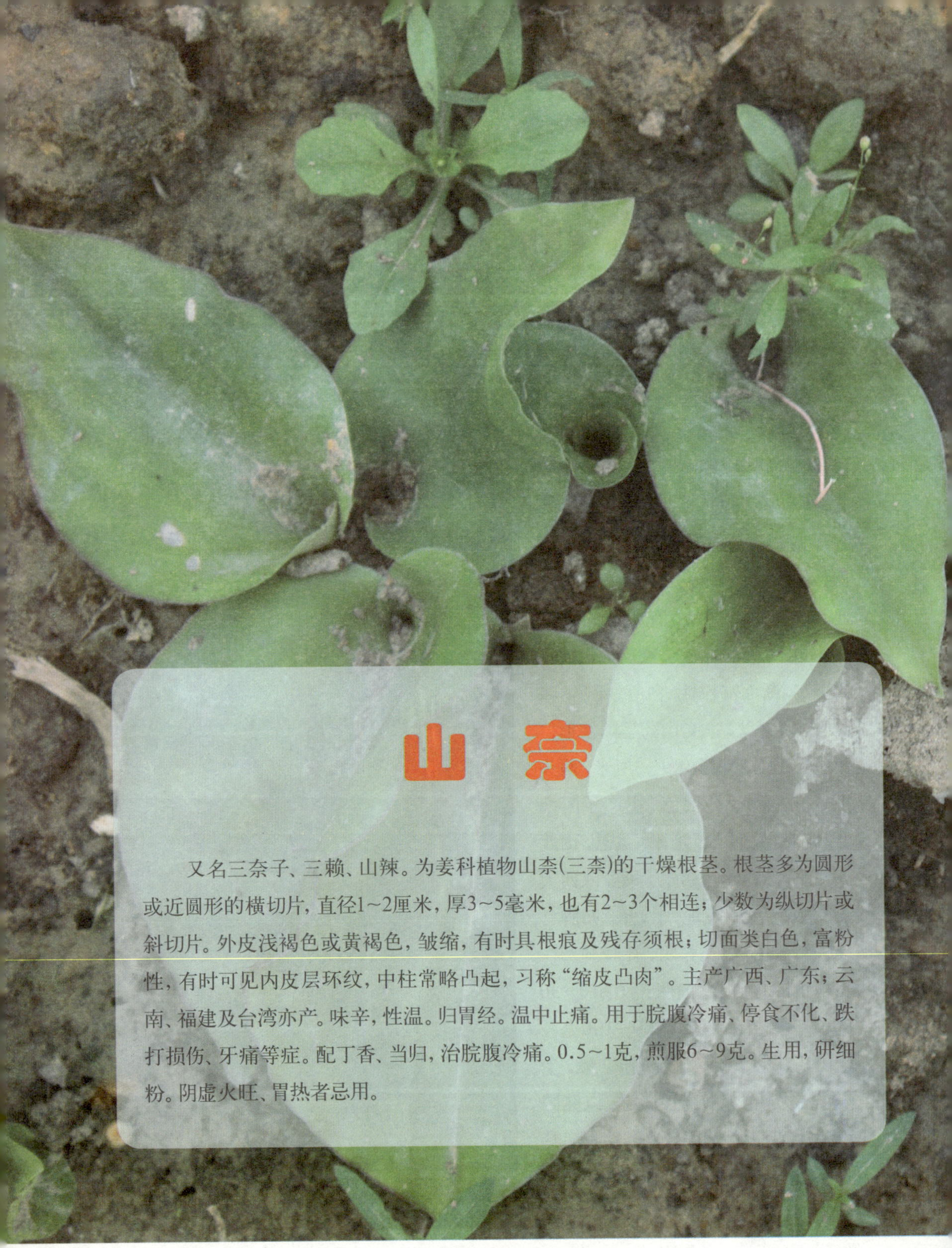

山奈

又名三奈子、三赖、山辣。为姜科植物山柰(三柰)的干燥根茎。根茎多为圆形或近圆形的横切片，直径1～2厘米，厚3～5毫米，也有2～3个相连；少数为纵切片或斜切片。外皮浅褐色或黄褐色，皱缩，有时具根痕及残存须根；切面类白色，富粉性，有时可见内皮层环纹，中柱常略凸起，习称“缩皮凸肉”。主产广西、广东；云南、福建及台湾亦产。味辛，性温。归胃经。温中止痛。用于脘腹冷痛、停食不化、跌打损伤、牙痛等症。配丁香、当归，治脘腹冷痛。0.5～1克，煎服6～9克。生用，研细粉。阴虚火旺、胃热者忌用。

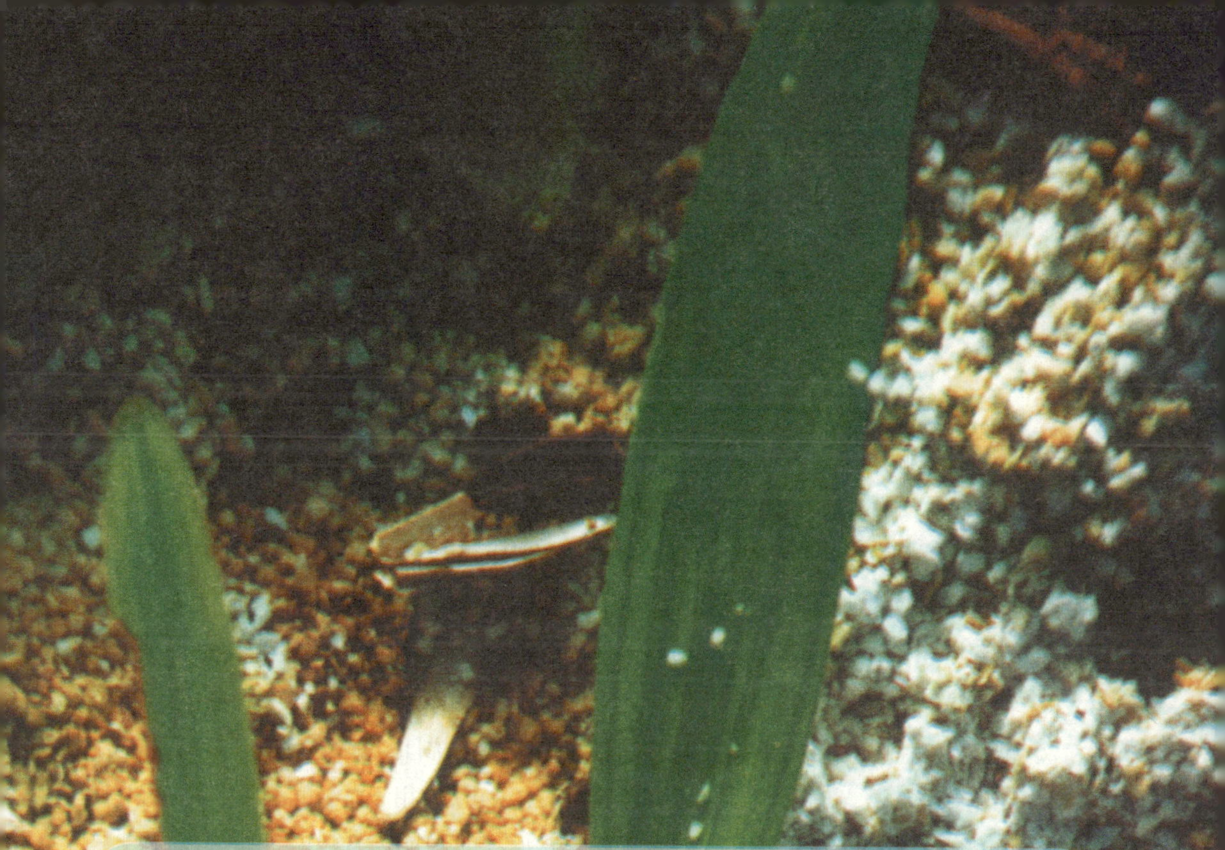

山慈菇

又名毛慈姑、朱姑、金灯、山茨菇、毛姑、山茨菰、鬼灯檠、泥冰子。为兰科植物杜鹃兰的干燥假鳞茎，习称“毛慈姑”。多年生草本，假鳞茎球形。叶通常1片，狭长圆形，长20～45厘米，宽4～8厘米，下部渐狭成柄。花葶直立，高30～50厘米，下部疏生2枚筒状鞘抱葶。总状花序着生花10～20朵，花常向一侧下垂，玫瑰色至淡紫色，萼片和花瓣近等长，倒披针形，唇瓣近匙形，前端3裂，侧裂片较小，中裂片长圆形，基部具一个紧贴或多个分离的附属物，合蕊柱纤细，略短于萼片。蒴果。圆锥形，直径1～2厘米。表面黄棕色至棕褐色，有2～3条突起的节，节上有丝状纤维(鳞叶干枯腐朽而成)。主产于贵州、四川等省。甘、微辛，寒。归肝、脾经。清热解毒，消痈散结。本品味辛能散，寒能清热，而有清热解毒、消痈散结之效。3～6克；内服：煎汤，或入丸、散。本品有毒，不可多服、久服。体虚者慎服。

川 芎

又名雀脑芎、山鞠芎、西芎、香果、抚芎、胡芎、贯芎、台芎、京芎、小叶川芎。为伞形科植物川芎的干燥根茎。多年生草本，茎丛生，表面有纵沟纹。叶互生，2~3回奇数羽状复叶，小叶2~5对，羽状全裂，最终裂片细小，复伞形花序顶生，花小，常见不开花。双悬果卵形，分果背棱槽中，有油管1，侧棱槽中有油管2~5，结合面有油管4~6。地下茎呈不整齐结节状拳形团块，表面深黄棕色。有多数隆起的环状轮节。顶端有圆形窝状茎痕，并有根痕，粗糙。质坚实。断面灰白色或黄白色，散在小油点及筋脉花纹(维管束)。主产于四川，云南、湖南、湖北、贵州、甘肃、陕西等省亦有出产。辛，温。归肝、胆、心经。活血行气，祛风止痛。用于血淤气滞所致的月经不调、痛经、闭经、产后淤阻腹痛，常与当归配伍。内服：煎汤，3~10克；研末，每次1~1.5克；或入丸、散。阴虚火旺及妇女妊娠、月经过多者禁服。

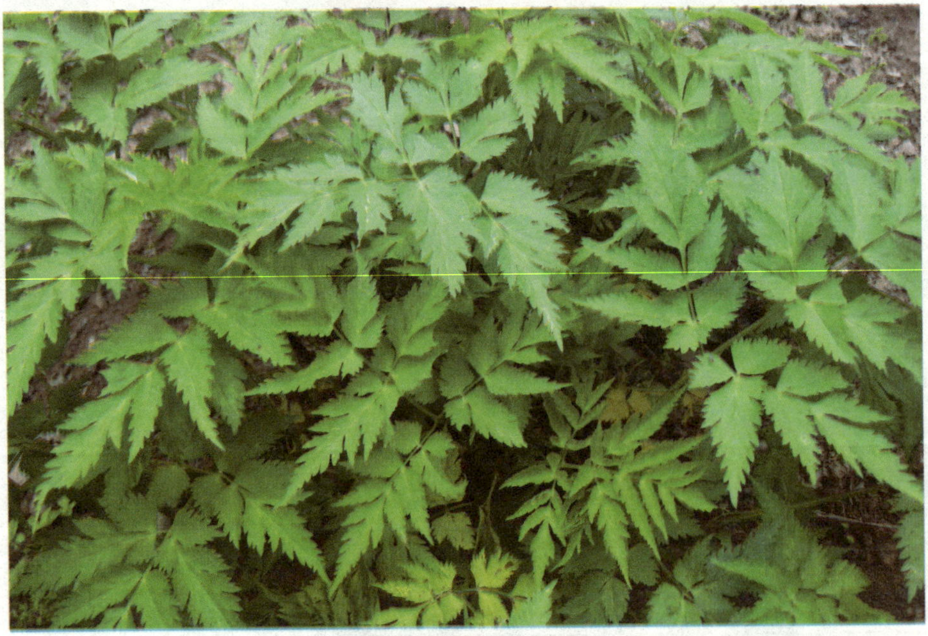

贝 母

又名川贝母：空草、松贝、青贝、炉贝。浙贝母：大贝、珠贝、象贝、元宝贝。伊贝母：生贝、西贝、新疆贝母、伊犁贝母。平贝母：北贝。为百合科植物的干燥鳞茎。主要分川贝母、浙贝母、伊贝母、平贝母四大类。川贝母为百合科多年生草本植物川贝母、暗紫贝母、甘肃贝母或棱砂贝母的干燥鳞茎，前三者按性状不同分别习称“松贝”和“青贝”，后者习称“炉贝”。川贝母主产于四川、青海、甘肃、云南、西藏等省区；浙贝母主产于浙江省；伊贝母主产于新疆；平贝母主产于黑龙江、辽宁、吉林等省。味苦、甘，性凉。归肺经。润肺止咳，软坚散结。内服：煎汤，3~10克；研末，1~1.5克。不宜与乌头同用。

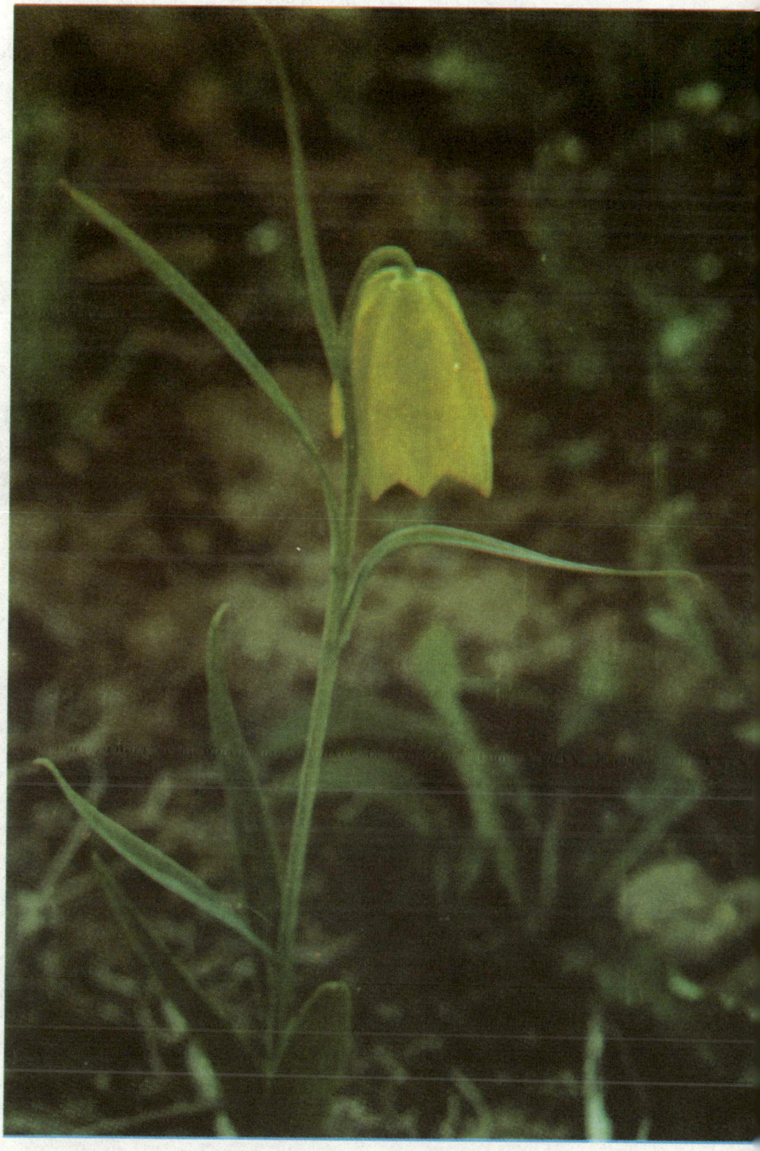

干 姜

又名白姜、干生姜、均姜。为姜科植物姜的栽培品种药姜的干燥根茎。呈扁平块状，长3～6厘米。表皮皱缩，灰黄色或灰棕色。质硬，断面粉性和颗粒性，白色或淡黄色，有黄色油点散在。气香，味辣。去皮干姜表面平坦，淡黄白色。主产于四川的犍为、沐川，贵州的长顺、兴仁等地，广东、广西、湖北、福建也产。辛，热。归脾、胃、心、肺经。温中散寒，回阳通脉，温肺化饮。用于脘腹冷痛、呕吐泄泻、亡阳虚脱、肢冷脉微、痰饮咳喘等症。内服：煎汤，3～10克；脘腹冷痛、呕吐、痰饮咳喘及回阳救逆生用；虚寒性出血、泄泻炮黑用。或入丸、散。阴虚有热及血热妄行者禁服。

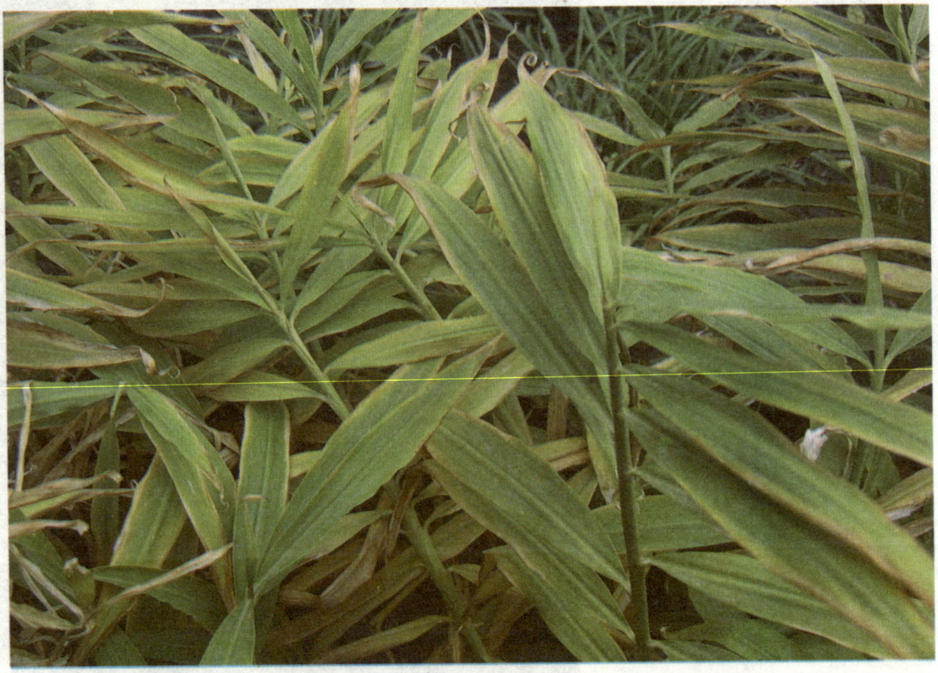

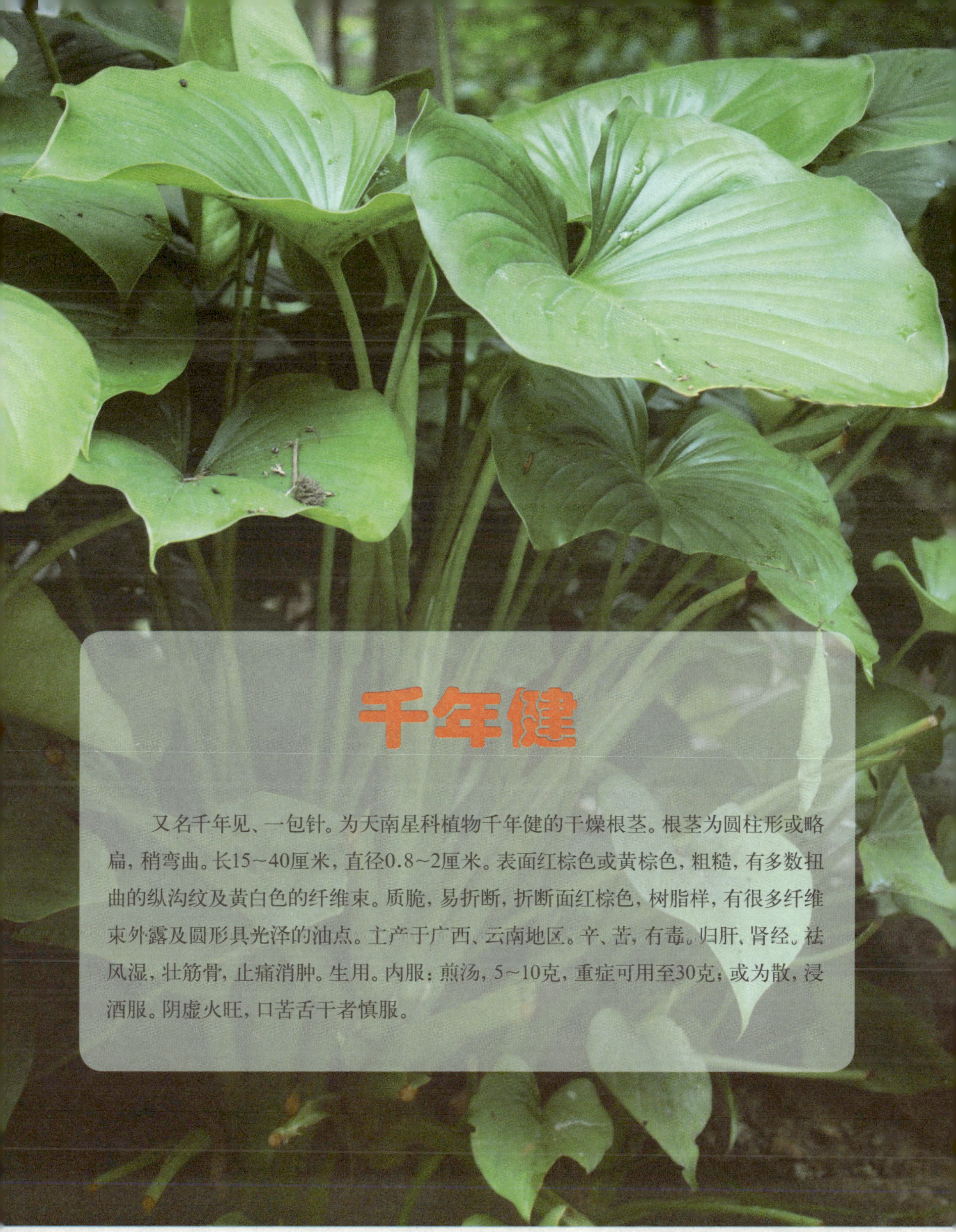

千年健

又名千年见、一包针。为天南星科植物千年健的干燥根茎。根茎为圆柱形或略扁，稍弯曲。长15~40厘米，直径0.8~2厘米。表面红棕色或黄棕色，粗糙，有多数扭曲的纵沟纹及黄白色的纤维束。质脆，易折断，折断面红棕色，树脂样，有很多纤维束外露及圆形具光泽的油点。主产于广西、云南地区。辛、苦，有毒。归肝、肾经。祛风湿，壮筋骨，止痛消肿。生用。内服：煎汤，5~10克，重症可用至30克；或为散，浸酒服。阴虚火旺，口苦舌干者慎服。

马齿苋

又名酸苋、长命菜、马齿草、九头狮子草、马齿菜、五行草、安乐菜、马齿龙芽。为马齿苋科植物马齿苋的干燥地上部分。多皱缩卷曲，常结成团块，茎细而扭曲，长约10~20厘米，直径0.1~0.2厘米，表面黄褐色至绿褐色。先端钝平或微缺，全缘。花小，3~5朵生于枝端，花萼2枚，绿花，对生，花瓣5，黄色。蒴果圆锥形或椭圆形，长约0.5厘米，内含多数黑色种子。全国大部地区均产。酸，寒。归大肠、肝经。清热解毒，凉血止痢。生用。内服：煎汤，30~60克，鲜品加倍。外用：适量。因本品能收缩子宫，故孕妇慎服。

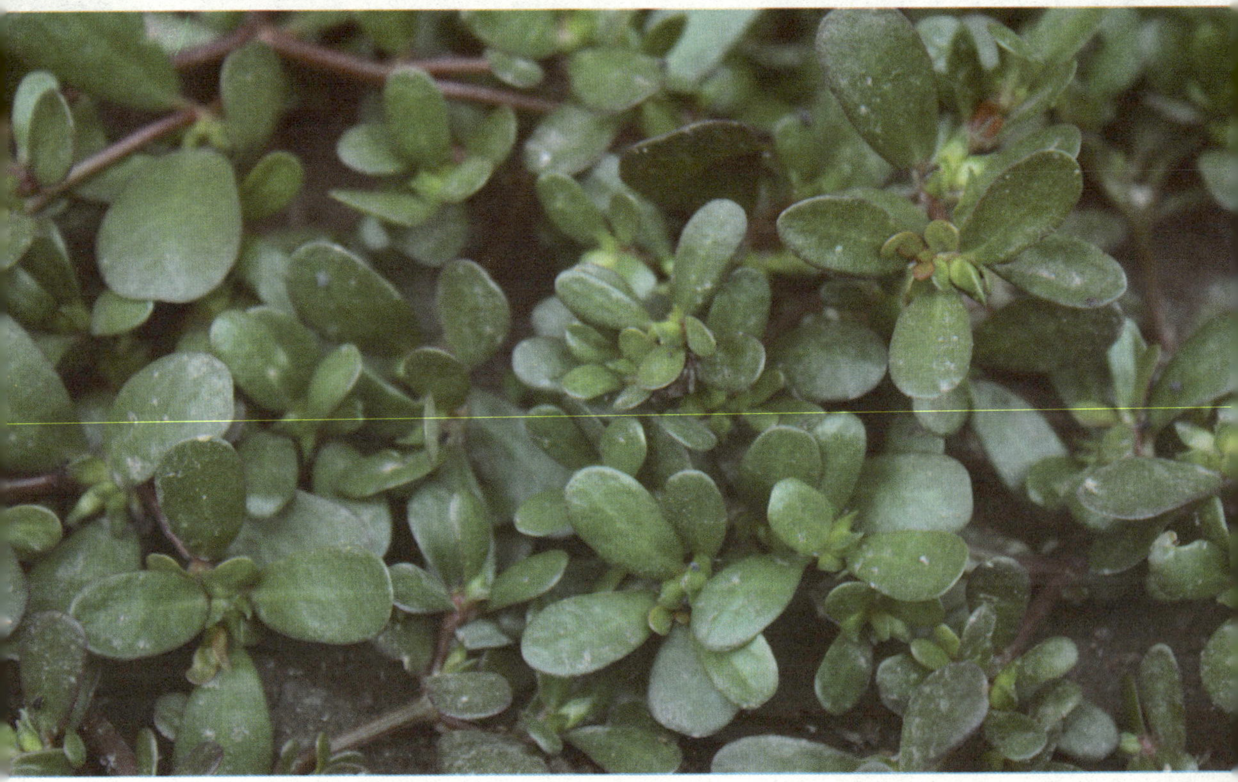

川 乌

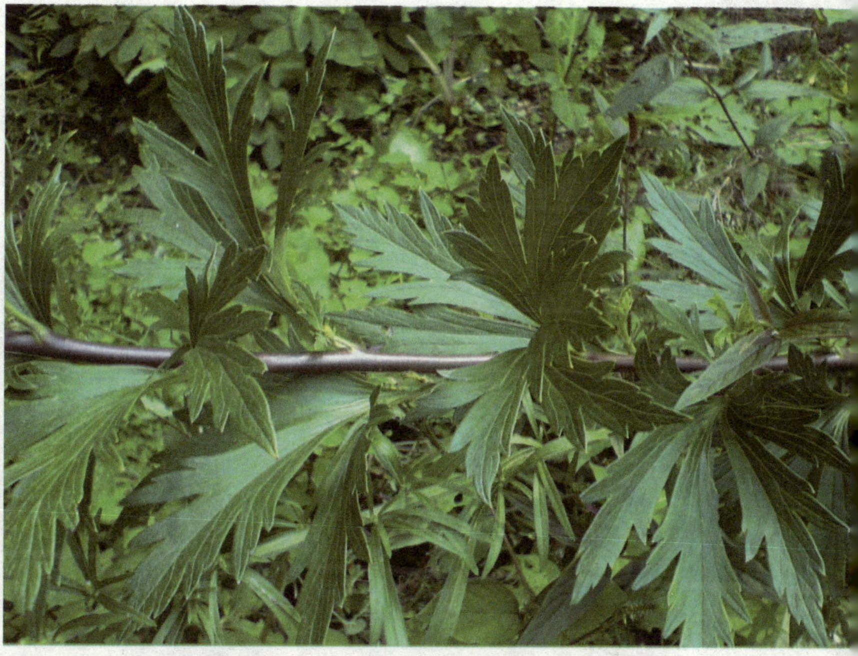

又名川乌头。为毛茛科植物乌头的干燥母根（主根）。多年生草本，高60～150厘米。主根呈纺锤形倒卵形，中央的为母根，周围数个根（附子）。叶片五角形，3全裂，中央裂片菱形，两侧裂片再2深裂。总状圆锥花序狭长，密生反曲的微柔毛；片5，蓝紫色(花瓣状)，上裂片高盔形，侧萼片近圆形；花瓣退化，其中两枚变成蜜叶，紧贴盔片下有长爪，局部扭曲；雄蕊多数分离，心皮3～5，通常有微柔毛。蓇荚果；种子有膜质翅。本品瘦长圆锥形，中部多向一侧膨大，顶端有残存的茎基，长2～7.5厘米，直径1.5～4厘米。外表棕褐色，皱缩不平，有瘤状侧根及除去子根后的痕迹。质坚实，不易折断，横切面粉白色或浅灰黄色，粉质，可见多角形的形成层环纹。四川、陕西省为主要栽培产区。湖北、湖南、云南、河南等省亦产。味辛、苦，性热。有大毒。归心、肝、脾、肾经。搜风除湿，散寒止痛。入汤剂宜久煎30～60分钟减其毒性。内服用制川乌；生品毒性大，不宜内服，多作外用。内服：煎汤，2～9克；研末服，1～2克；或为丸服。外用：适量，研末调敷。孕妇忌服，实热证及阴虚火旺者慎用。反半夏、瓜蒌、天花粉、贝母、白及、白蔹，畏犀角。

土荆皮

又名金钱松皮、土荆皮、荆树皮、土槿皮等。为松科植物金钱松的树皮和根皮。树皮大多呈片状或条状，厚约1厘米，外表暗棕色，作龟裂状，外皮甚厚；内表皮较粗糙。以形大、黄褐色、有纤维质而无栓皮者为佳。根皮呈不规则的长条块片状，长短大小不一，扭曲而稍卷，厚约3~5毫米，外表面粗糙有皱纹及横向灰白色皮

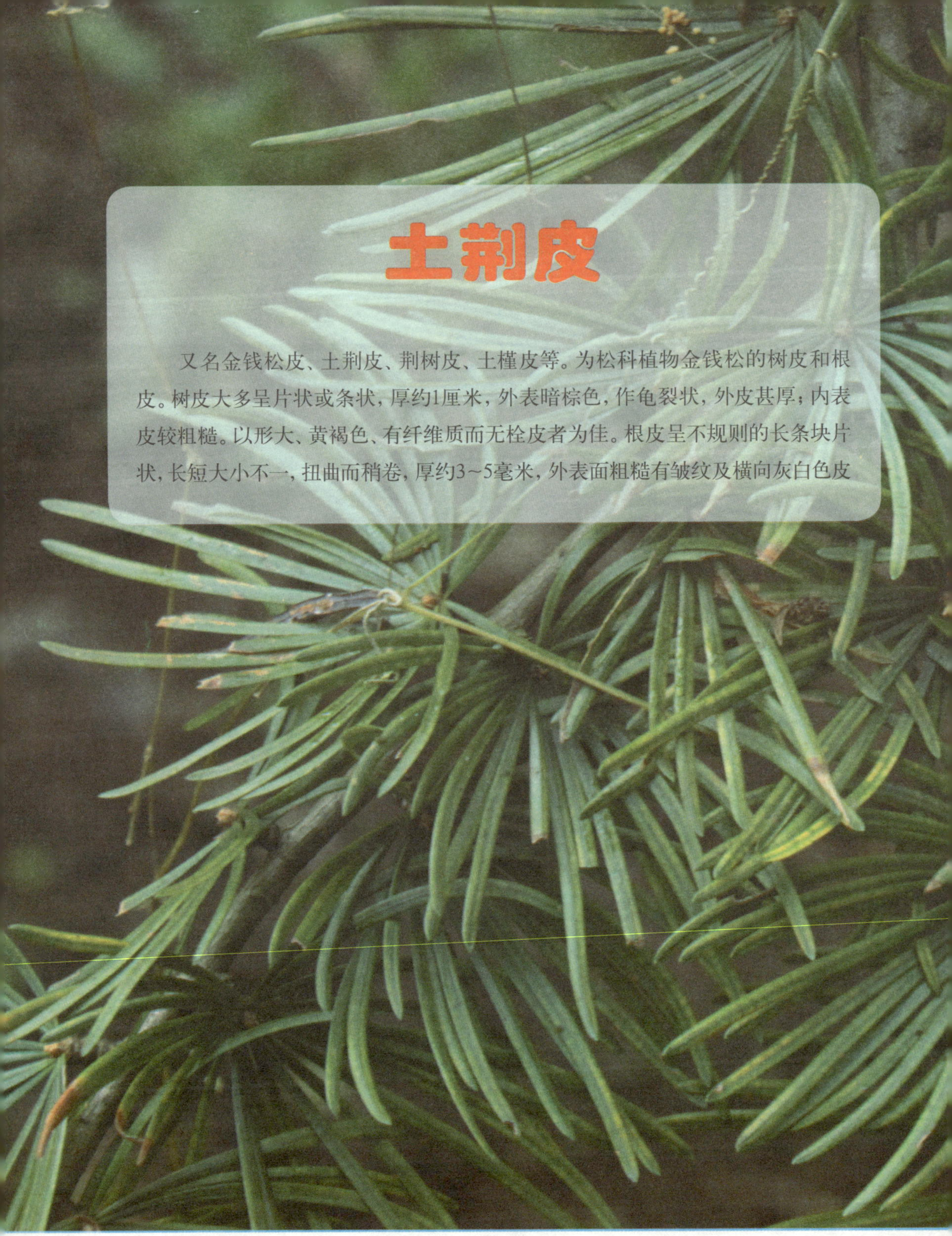

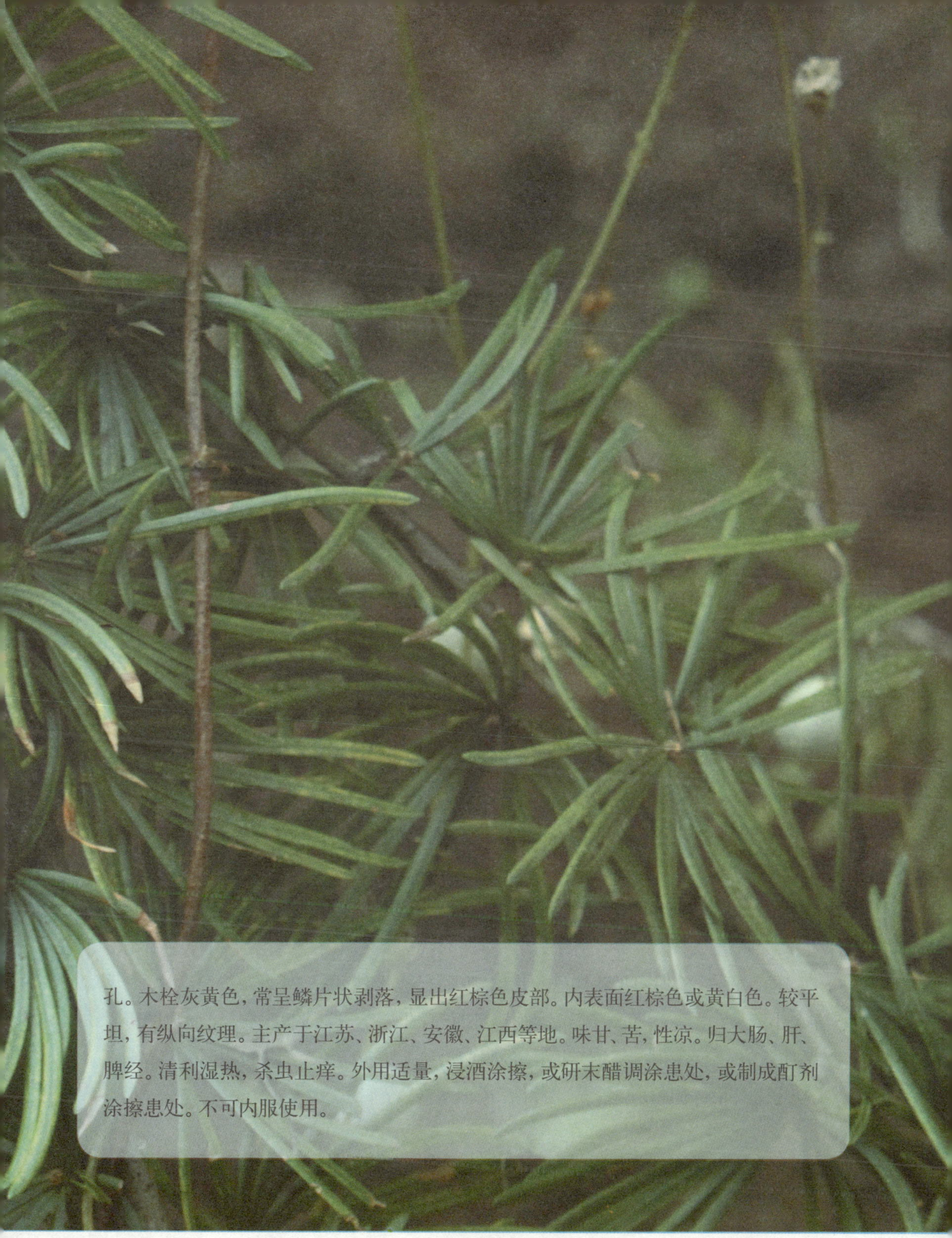

孔。木栓灰黄色，常呈鳞片状剥落，显出红棕色皮部。内表面红棕色或黄白色。较平坦，有纵向纹理。主产于江苏、浙江、安徽、江西等地。味甘、苦，性凉。归大肠、肝、脾经。清利湿热，杀虫止痒。外用适量，浸酒涂擦，或研末醋调涂患处，或制成酊剂涂擦患处。不可内服使用。

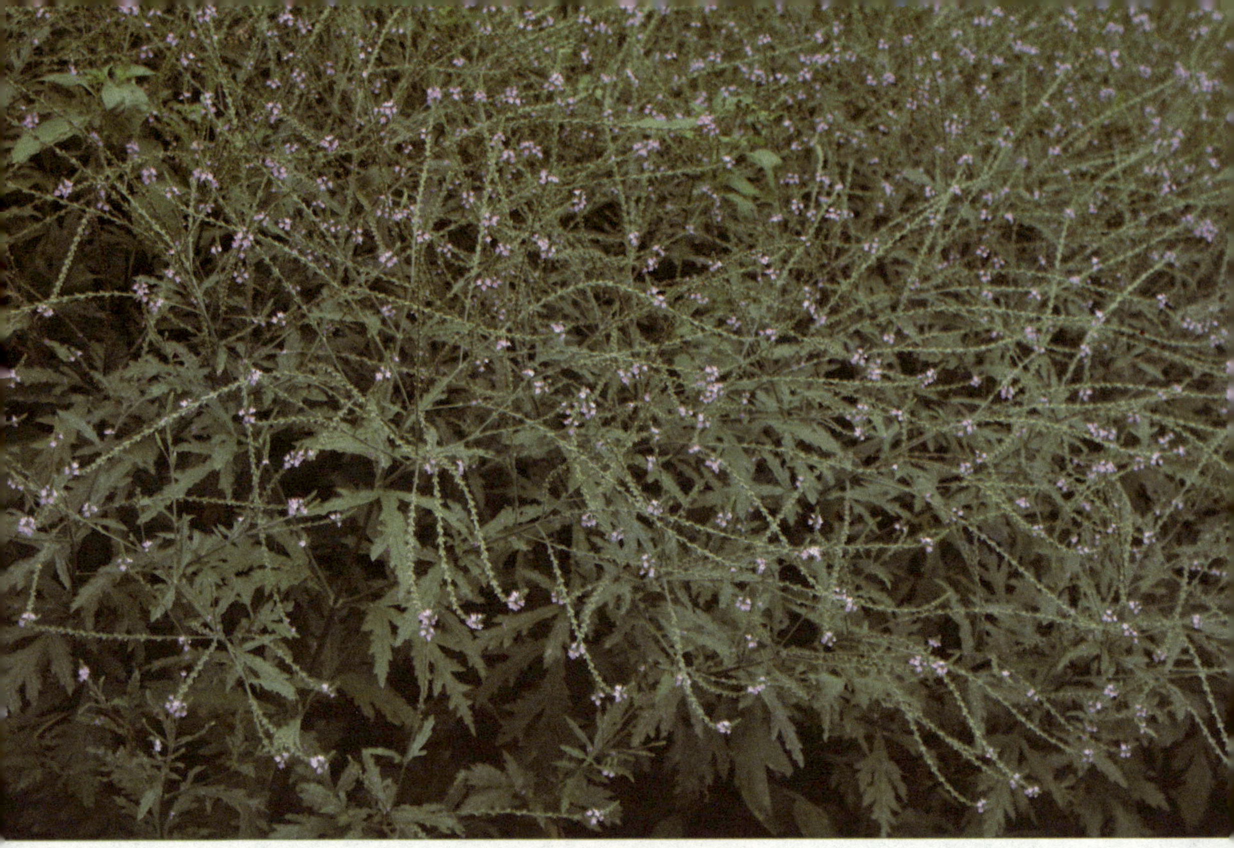

马鞭草

又名野荆芥、颈草、铁马莲、狗牙草、紫顶龙芽、土荆芥、铁马鞭、马鞭梢。为马鞭草科植物马鞭草的地上部分。茎呈方柱形，多分枝，四面有纵沟，表面灰绿色或绿褐色，粗糙，具稀疏毛。质硬而脆，断面纤维状，中心为白色髓部或成空洞。叶对生，皱缩，多破碎，完整者展平后叶片3深裂，边缘有锯齿。穗状花序细长，小花多数，排列紧密，有时可见黄棕色的花瓣。有时已成果穗，果实外有灰绿色萼片，或见4个小坚果。主产于湖北、江苏、贵州、广西等省区。苦，凉。归肝、脾经。清热解毒，活血散瘀，利水消肿，截疟。生用。内服：煎汤，15～30克，大剂量可用至60克；或入丸、散。外用：适量，捣敷，或捣汁涂，或煎水洗。孕妇忌服。

木 香

又名云木香、蜜香、川木香、广木香、南木香。为菊科植物木香的干燥根。多年生草本，高1~2米。主根粗壮，圆柱形。基生叶大型，具长柄；叶片三角状卵形或长三角形，长30~100厘米，基部心形，边缘具不规则的浅裂，基部下延成不规则分裂的翼，叶面被短柔毛；茎生叶较小，呈广椭圆形，头状花序2~3个丛生于茎顶，腋生者单一，总苞由10余层线状披针形的苞片组成，先端刺状；花全为管状花，暗紫色。瘦果线形，有棱，上端着生一轮黄色直立的羽状冠毛，熟时脱落。根略呈纺锤形、圆锥形，稍弯曲，有时为纵剖。表面黄棕色至灰棕色，有不规则的菱形皱纹，并可见暗色树脂样斑痕，有时见一条宽纵槽，槽面暗棕色，大部略呈枯朽状。质坚硬而重，破断面黄白色至暗棕色，有棕色油点。主产于云南省。四川、西藏亦产。辛、苦，温。归脾、胃、大肠、胆经。行气止痛，调中宣滞。用于脘腹胀痛、泻痢后重、脾虚食少、胁痛、黄疸等症。3~6克。内服：煎汤，或入丸、散。阴虚、津亏、火旺者慎服。

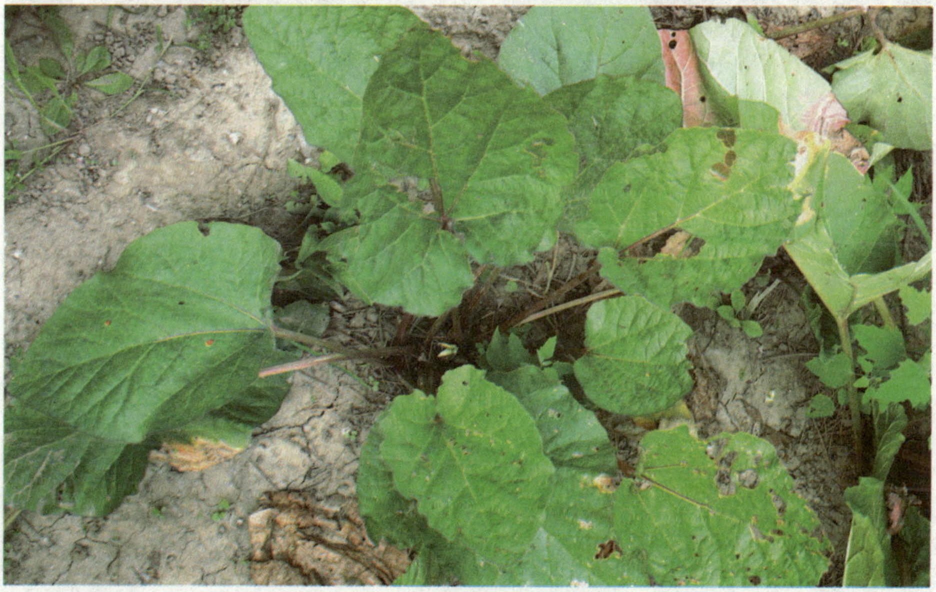

乌药

又名旁其、矮樟天台。为樟科植物乌药的块根。根呈纺锤形，略弯曲，有的中部收缩成连珠状，称乌药珠，长5～15厘米，直径1～3厘米，表面黄棕色或灰棕色，有细纵皱纹及稀疏的细根痕，有的有环状裂纹。质坚硬，不易折断，断面棕白色至淡黄棕色带微红，有放射状纹理(木射线)和环纹(年轮)，中心颜色较深。主产于浙江金华地区，湖南邵东、涟源、邵阳等地，此外湖北、安徽、广东、四川、云南等地亦产，其中以浙江天台所产量大质优。辛、苦，微温。归脾、胃、肾经。行气止痛，温中止呕，温肾纳气。用于胸腹胀痛、呕吐呃逆、肾虚喘促等症。3～10克；生用。内服：煎汤或入丸、散。气血虚而有内热者忌服。

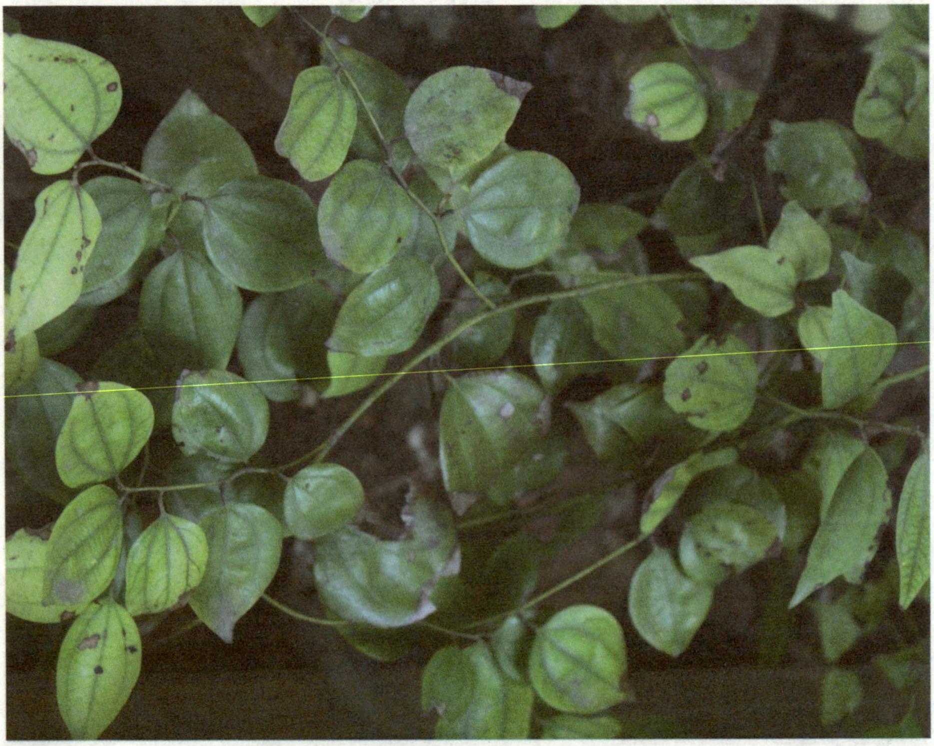

丹 参

又名木羊乳、赤参、紫丹参、山参。为唇形科植物丹参的干燥根及根茎。多年生草本，高20~80厘米，全株密被柔毛及腺毛，根细长、圆柱形，外皮砖红色。茎四棱形，多分枝。叶对生，有长柄，奇数羽状复叶，小叶通常3~5片，卵形或长卵形，顶生者较大，边缘有浅钝锯齿，上面稍皱缩，下面毛较密。总状轮伞花序顶生或腋生。花冠唇形，蓝紫色，上唇稍长，盔状镰形。能育雄蕊2，药隔长，雌蕊花柱伸出冠外。小坚果4，长圆形，暗棕色。根茎短，往往有带毛的短小茎基，并着生多数瘦长的根。表面棕红色或砖红色，栓皮常呈鳞片状剥落。质硬脆，折断面疏松，纤维性，皮部紫黑色或砖红色，木质部束类白色至灰黄色、放射状排列。主产于安徽、江苏、山东、河北、四川等省。苦，微寒。归心、心包、肝经。活血祛瘀，凉血消痈，养血安神。用于月经不调、心腹疼痛、癥瘕积聚、风湿热痹、疮疡肿痛、烦躁不寐、心悸、失眠等症。5~15克；研末，2~3克。内服，煎汤。丹参注射液临床有致过敏性哮喘、皮疹、月经过多及肝损害等。

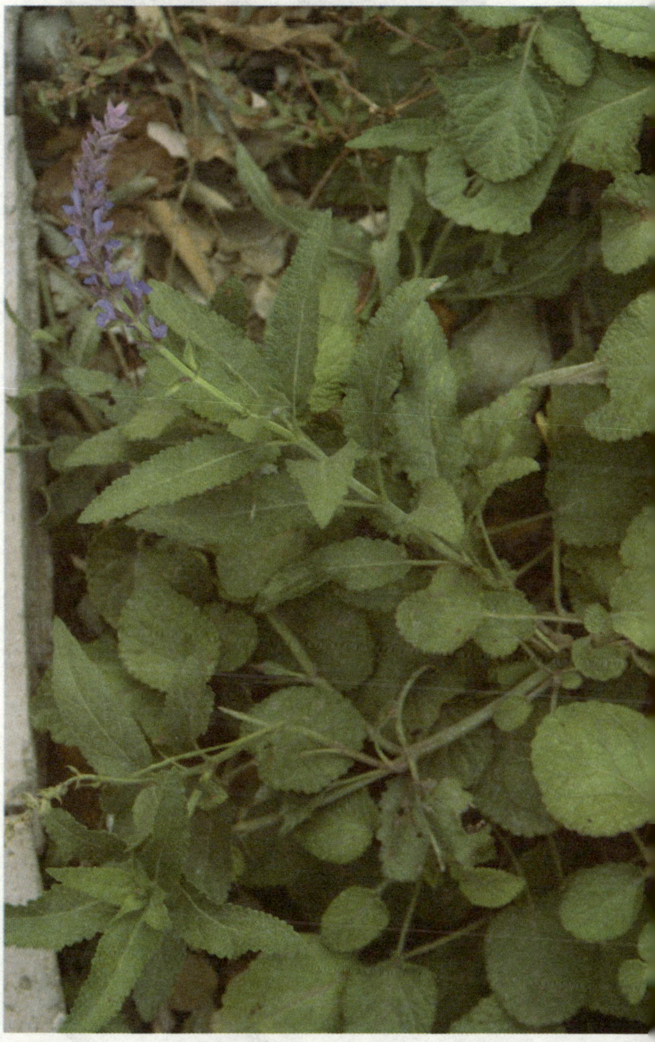

五加皮

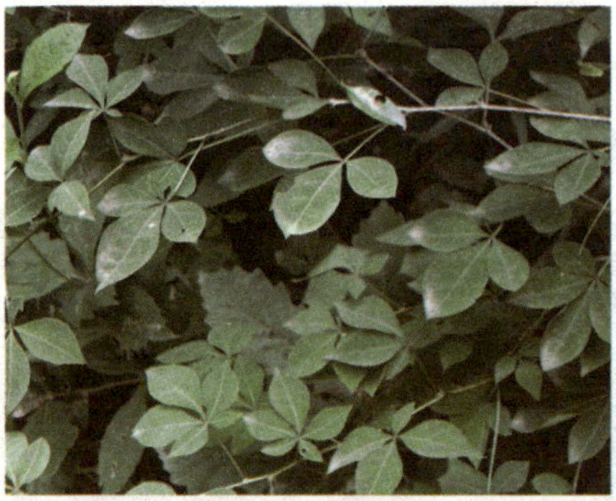

又名文章草、五加、追风使、白刺、五花、五佳、木骨、追风使。为五加科植物细柱五加的干燥根皮。落叶灌木，高2～3米，枝灰褐色，无刺或在叶柄部单生扁平刺。掌状复叶互生，在短枝上簇生，小叶5，稀3～4，中央一片最大，倒卵形或披针形，长3～8厘米，宽1～3.5厘米，边缘有钝细锯齿，上面无毛或沿脉被疏毛，下面腋腑有簇毛。伞形花序单生于叶腋或短枝上，总花梗长2～6厘米，花小，黄绿色，萼齿，花瓣及雄蕊均为5数。子房下位，2室，花柱2，丝状分离。浆果近球形，侧扁，熟时黑色。呈不规则卷筒状，长5～13厘米，直径0.4～1.2厘米，厚约2毫米，外表面灰褐色或灰棕色，有稍扭曲的纵皱纹及横长皮孔；内表面黄白色或灰黄色。质轻而脆，易折断，断面不整齐，淡灰黄色或灰白色，置放大镜下可见多数淡黄棕色小油点(树脂道)。主产于湖北、河南、四川等省。湖南、安徽、浙江、山东、江苏、江西、贵州、云南等省亦产。辛、苦、甘，温。归肝、肾经。祛风湿，壮筋骨，益智，利水。用于风湿痹痛、四肢拘挛、腰膝软弱、神疲健忘、水肿等症。6～12克；生用。内服：煎汤或浸酒服。外用：适量，煎汤熏洗或研末敷。本品辛温，阴虚火旺者忌服。

知识全接触

炒炭

中药的一种炮制方法。具体方法是将净药材或切制品置热锅内，用武火炒至外部枯黑、内部焦黄色或至规定程度时，喷淋少许清水，熄灭火星，取出，晾干。

升麻

又名周升麻、鬼脸升麻、周麻、绿升麻、鸡骨升麻。为毛茛科植物大三叶升麻、兴安升麻或升麻的干燥根茎。药材依次习称“关升麻”、“北升麻”及“西升麻”。大三叶升麻为多年生草木，根茎上生有多数内陷圆洞状的老茎残基。叶互生，2回3出复叶小叶卵形至广卵形，上部3浅裂，边缘有锯齿。圆锥花序具分枝3~20条，花序轴和花梗密被灰色或锈色的腺毛及柔毛。花两性，退化雄蕊长卵形，先端不裂；能育雄蕊多数，花丝长短不一，心皮3~5，光滑无毛。蓇葖果无毛。兴安升麻与上种的不同点是：花单性，退化雄蕊先端2深裂。花药升麻与大三叶升麻不同点为：叶为数回羽状复叶，退化雄蕊先端2裂，不具花药。心皮及蓇葖果有毛。关升麻呈不规则长块状，长8~20厘米，直径1.5~2.5厘米，表面暗棕色至黑棕色，皮部脱落处可见网状的维管束纹理，上有多数圆洞状老茎残基，直径0.5~2.5厘米，两侧及下面有多数已断的须根或根痕。质坚硬，断面黄白色，木部呈放射状。气微。味微苦。北升麻分枝较多，直径1~1.5厘米，茎基较密，断面微带绿色。西升麻呈不规则块状。分枝较多，直径0.7~3厘米，茎基直径0.4~1厘米，细根较多，断面灰绿色。关升麻主产于东北地区。北升麻主产于河北、内蒙、山西等省区；西升麻主产于陕西、四川、青海、云南、甘肃等省。辛、甘，微寒。归肺、脾、大肠、胃经。发表透疹，清热解毒，升举阳气。用于风热头痛、麻疹不畅、齿痛口疮、咽喉肿痛、脏器下垂等症。生用3~6克，蜜炙用6~12克。解表透疹，清热解毒，宜生用；补益升阳，宜蜜炙用。内服：煎汤。上盛下虚，阴虚火旺及麻疹已见点的患者禁服。大剂量应用本品可出现头痛，震颤。升麻碱有刺激性，能使皮肤充血，内服可引起胃肠炎，严重时可发生呼吸困难、谵妄等。

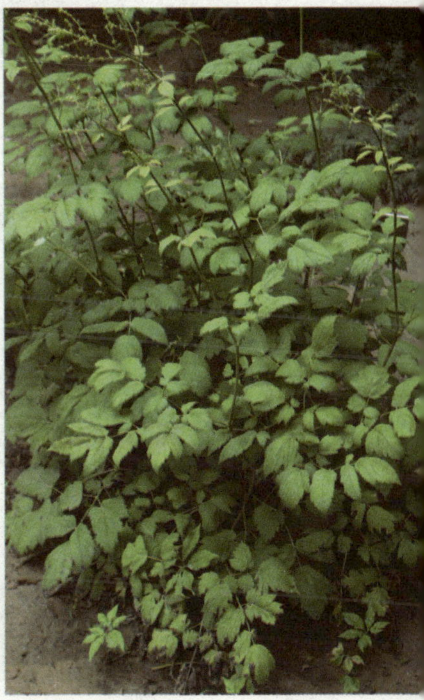

天门冬

又名天冬、大当门根、万岁藤、颠勒、波罗树、白罗杉、天棘、三百棒。为百合科植物天门冬的干燥块根。多年生攀援状草木。块根簇生。茎细长，常扭曲；叶状枝绿色(易误认为叶)，2～3枚簇生。线形扁平而有棱，长1～2.5厘米。叶小退化成膜质鳞片状。花小，白色或黄白色，单性，雌雄异株，1～3朵腋生。浆果球形，直径约6毫米，熟时红色。呈长纺锤形，微弯曲，长4～10厘米，直径0.5～1.5厘米。表面浅黄色或浅棕黄色，平滑，半透明，有时有纵沟纹或皱纹，偶有残存的外皮。质坚实，稍柔韧，易折断；断面致密蜡状，平坦，半透明，中心有黄白色中柱，呈小圆环状。主产于贵州湄坛、赤水、望漠，四川涪陵、泸州、乐山，广西百色、罗城，浙江平阳、景宁，云南巍山彝族自治县、宾川等地。陕西、甘肃、湖北、湖南、安徽、江西、河南亦产。甘、苦，大寒。归肺、肾经。清肺降火，滋阴润燥。用于燥咳痰黏、劳嗽咯血、津伤口渴、肠燥便秘等症。生用。内服：煎汤，6～12克；熬膏或入丸、散。脾胃虚寒和便溏者慎服。

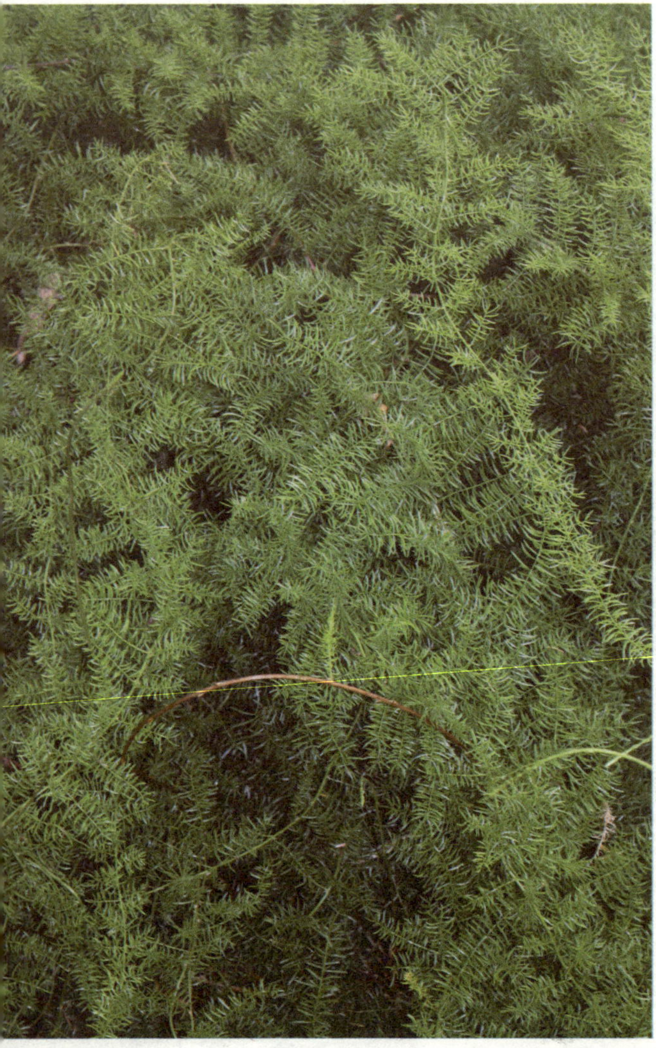

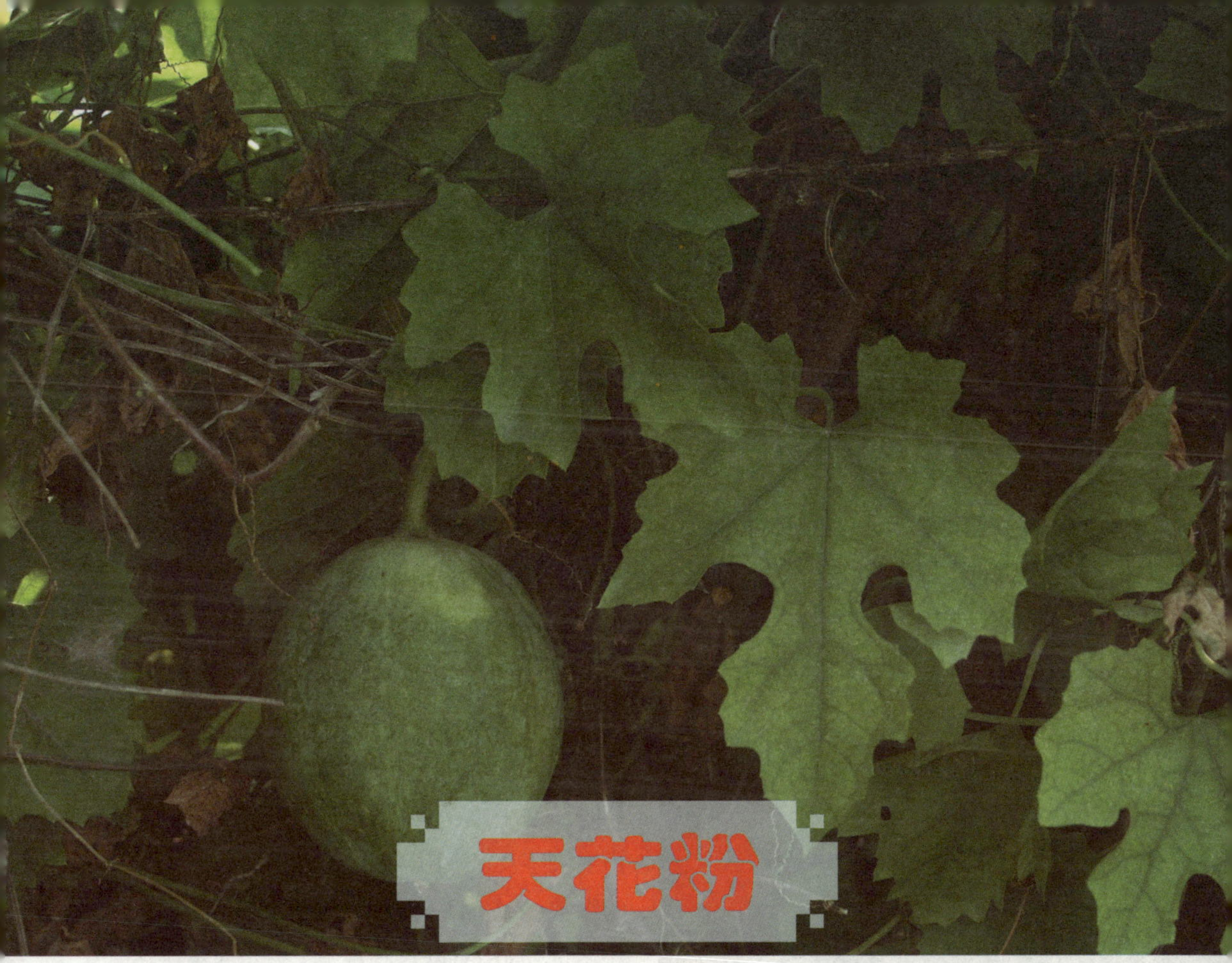

天花粉

又名栝蒌粉、白药、栝楼根、花粉、蒌根、天瓜粉、瑞雪。为葫芦科植物栝楼的干燥根。多年生草质藤本，根肥厚。叶互生，卵状心形，常掌状3~5裂，裂片再分裂，基部心形，两面被毛，花单性，雌雄异株，雄花3~8排，成总状花序，花冠白色，5深裂，裂片先端流苏状，雌花单生，子房卵形，果实圆球形，成熟时橙红色，根呈不规则的圆柱形、纺锤形或瓣块状，长8~16厘米，直径1.5~5.5厘米。表面黄白色或淡黄棕色，具纵皱纹及横长皮孔，常可见残存的黄棕色栓皮。质坚实，断面类白色，富粉性，可见纵起的黄色筋脉纹及放射状黄色导管小孔。主产于河南、山东、江苏、安徽等省。苦、微甘，寒。归肺、胃经。清热生津，消肿排脓。用于热病津伤、口干、消渴、肺热咳嗽、肺燥咯血、热毒疮痈等症。内服：煎汤，10~15克，治消渴可用至30克；或入丸、散。外用：适量，研末，水或醋调敷。忌与乌头、附子同用。脾胃虚寒、大便滑泄者及孕妇禁用。

天南星

又名虎掌、南星、野芋头、虎掌南星、山苞米、蛇包谷、三棒子、蛇六谷、药狗丹、独角莲。为天南星科植物天南星、东北天南星或异叶天南星的干燥块茎。天南星块茎呈扁圆形，直径2～5.5厘米，表面淡黄色至淡棕色，顶端较平，中心茎痕浅凹，有叶痕环纹，周围有大的麻点状根痕，但不明显，周边无小侧芽。质坚硬，断面白色粉性。气微，味麻舌刺喉。异叶天南星块茎呈微扁的圆球形，直径1.5～4厘米。

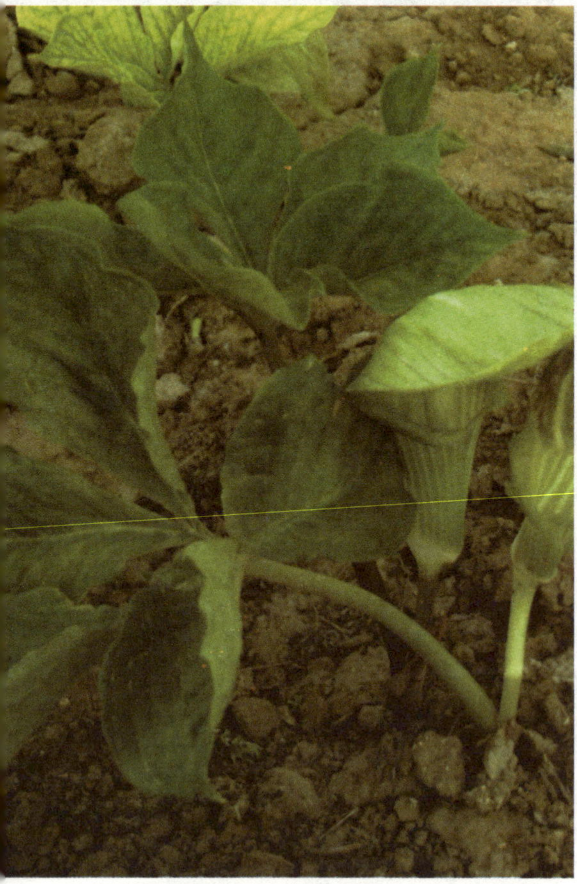

中央茎痕深陷，呈凹状，周围有一圈1～2列显著的根痕，周边偶有少数微凸起的小侧芽，有时已磨平。虎掌块茎呈扁平状但不规则，由主块茎及多数附着的小块茎组成。类似虎的脚掌，直径1.5～5厘米，每一块茎中心都有一茎痕，周围有麻点状根痕。东北南星块茎呈扁圆形，直径1.5～4厘米，中心茎痕大而较平坦，环纹少呈浅皿状，麻点根痕细而不整齐，周围有微突出的小侧芽。天南星主产于河南、河北、四川等地；异叶天南星主产于江苏、浙江等地；东北天南星主产于辽宁、吉林等地。野生与栽培均有。苦、辛，温，有毒。归肺、肝、脾经。燥湿化痰，祛风止痉，散结消肿。用于湿痰咳嗽、胸膈胀闷、风痰眩晕、中风痰壅、破伤风症、癫痫癫狂、痈肿、痰核等症。3～9克。内服：煎汤，外用：适量，捣敷，磨涂或制成栓剂。阴虚燥咳禁服。孕妇、小儿慎服。生品内服宜慎，误食生南星可致中毒，严重者窒息，呼吸停止而死亡。

天麻

又名山萝卜、鬼督邮、宝风草根、水洋芋、明天麻、赤箭、白龙皮、木浦。为兰科植物天麻的干燥块茎。多年生寄生植物，寄主为蜜环菌，以蜜环菌的菌丝及菌丝的分泌物为营养来源。高60～100厘米，全体不含叶绿素。块茎肥厚肉质。茎直立，黄红色。叶呈鳞片状，膜质。总状花序顶生，花淡橙色或黄绿色，不整齐，裂片小，唇瓣具3裂片，中央裂片较大。蒴果长圆形，种子细小呈粉状。块茎呈长椭圆形，扁缩而稍弯曲，长5～13厘米，宽2～6厘米，厚1～3厘米。一端有红棕色干枯芽苞，或为残留茎基；另一端有自母麻脱落后的圆脐形疤痕。表面黄白色或淡黄棕色，具环节，有点状芽痕或残留膜质鳞叶，有纵沟及多数纵皱纹。主产于四川、云南、贵州、湖北、陕西等地。甘，平。归肝经。熄风止痉，平抑肝阳，祛风通络。用于惊风抽搐、头痛眩晕、风湿痹痛、肢体麻木、半身不遂等症。内服：煎汤，3～10克；研末吞服，每次1～1.5克。

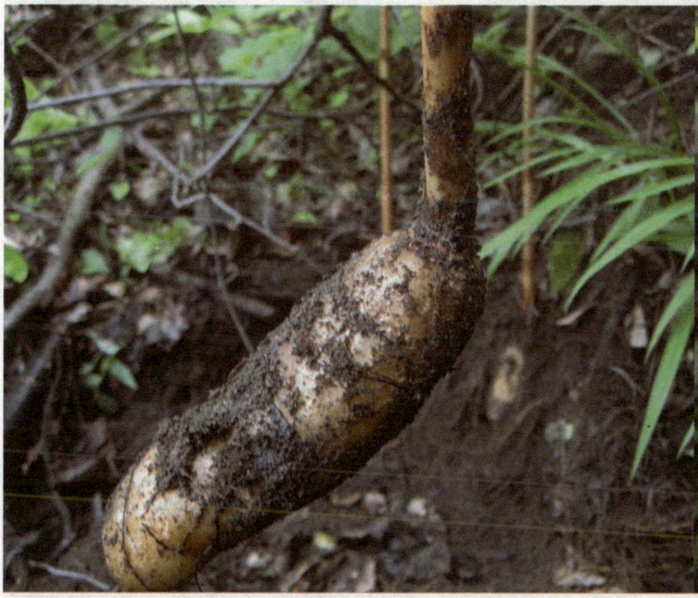

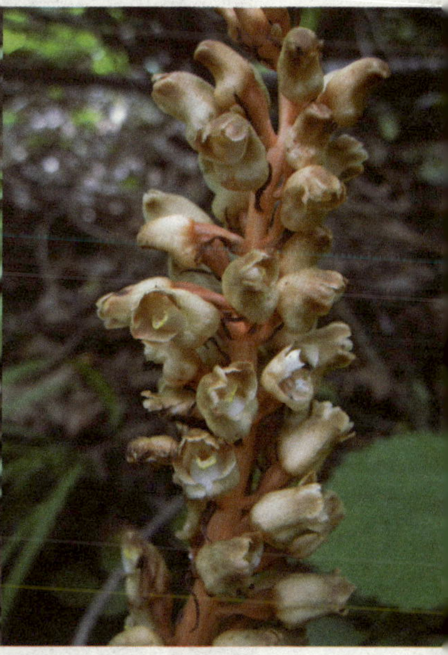

太子参

又名孩儿参、童参。为石竹科植物孩儿参的干燥块根。多年生草本，高7~15厘米。块根肉质，四周疏生须根。茎单一，直立，近方形，节略膨大。叶对生；下部的叶片窄小，长倒披针形，全缘；上部叶片较大，卵状披针形或菱状卵形，叶缘微波状，茎顶端两对叶稍密集，叶大，呈十字形排列。花两型，茎下部腋生小的闭鞘花，萼片4，无花瓣，雄蕊2；茎顶端的花大形，萼片5，披针形，花瓣5，白色，雄蕊10，花柱3。蒴果近球形。本品呈细长纺锤形或细长条形，稍弯曲，长3~8厘米，直径2~6毫米，顶端可见茎基及芽痕，下部细长呈尾状。表面黄白色，较光滑，微有纵皱纹，凹陷处有须根痕，质硬而脆，易折断，断面平坦，淡黄色，角质样；晒干者类白色有粉性。主产于江苏、山东、安徽等省。甘、微苦，平。归脾、肺经。补气生津。用于食少口渴、燥咳痰少等症。15~30克。内服：煎汤。一般不宜与藜芦配伍。

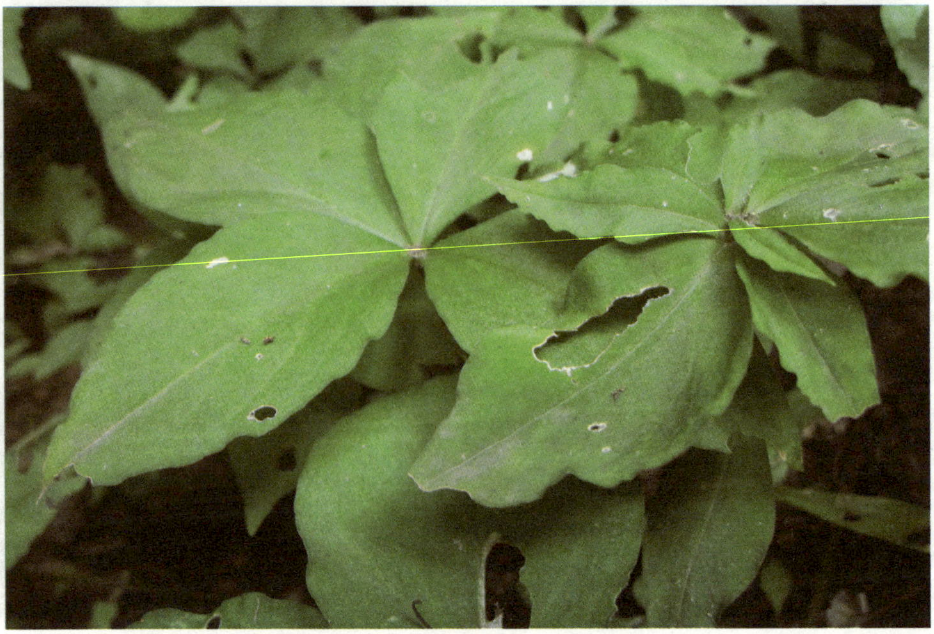

巴戟天

又名巴戟、兔子肠、鸡肠风。为茜草科植物巴戟天的干燥根。藤状灌木，根肉质肥厚，常多条丛生，呈不规则念珠状断续膨大。茎有纵棱，小枝幼时有褐色粗毛。叶对生，长椭圆形，具褐色粗毛，托叶鞘膜质。头状花序常3~4个伞形排列，花白色。核果近球形，成熟时红色。呈扁圆柱形，略弯曲，肉质，长短不等，直径1~2厘米。表面灰黄色，粗糙，具纵纹，皮部有横裂纹或断裂而露出黄棕色的木部，如连珠状。或形如鸡肠，故有“鸡肠风”之称。质坚硬，断面不平坦，皮部厚，易与木部剥离，断面皮部紫色，木部黄棕色。主要产于广东高要、德庆及广西苍梧等地，两广的其他一些地区及福建南部诸县江西、四川等地亦产。辛、甘，微温。归肾经。补肾助阳，祛风除湿。用于阳痿尿频、宫冷不孕、风湿痹痛等症。9~15克。内服：煎汤，或入丸剂。阴虚火旺者不宜单用，有湿热者禁服。

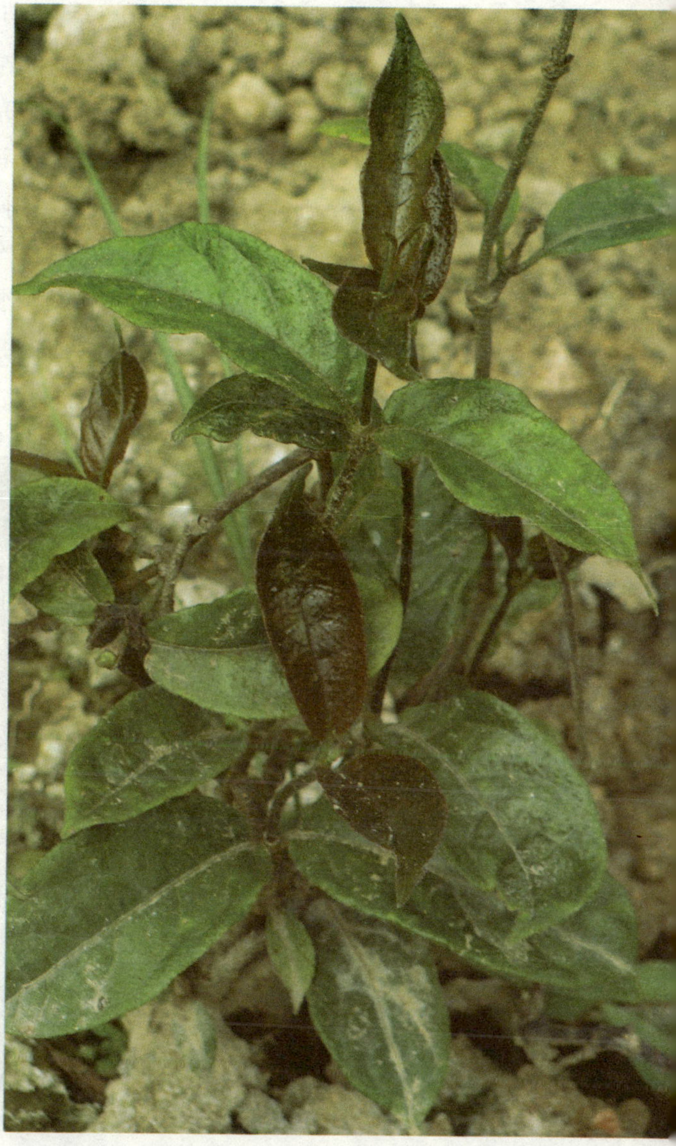

木贼

又名木贼草、擦草、锉草、节骨草、节节草、无心草。为木贼科植物木贼的干燥地上部分。茎呈圆管状，不分枝，长40～60厘米，通常截成10～20厘米长的段，直径4～7毫米。表面灰绿色或黄绿色，有18～30条纵棱，棱上有多数细小光亮的疣状突起；节明显，节间长2.5～9厘米，节上着生筒状鳞片，叶鞘基部和鞘齿深棕色，中部淡黄色。体轻，质脆，易折断，断面中空，周边有多数圆形的小空腔。主产于陕西凤县，吉林通化，辽宁清原、本溪，湖北兴山、竹溪及黑龙江等地。此外，四川、甘肃、河北、内蒙古亦产。甘、苦，平。归肺、肝经。疏散风热，明目退翳。3～9克。牲畜食木贼后可致中毒，引起四肢无力，共济失调，震颤及肌强直，脉弱而频，血化学分析示维生素B缺乏，用大量维生素B有解毒作用。

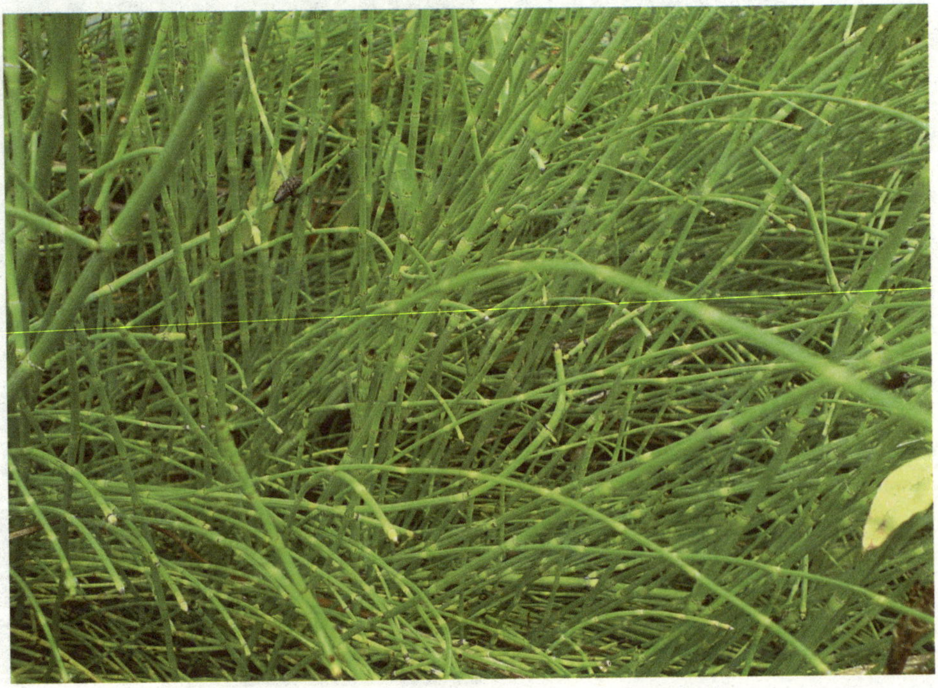

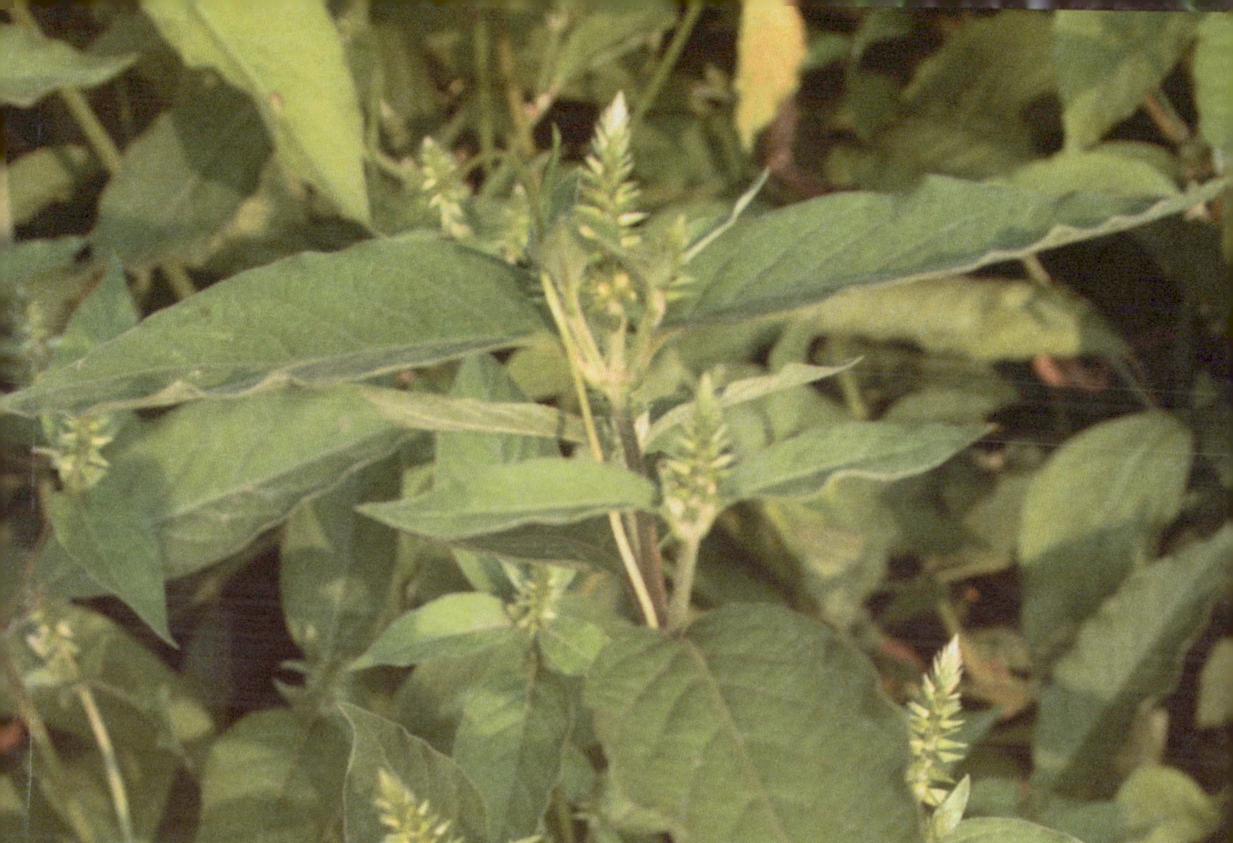

牛膝

又名鸡胶骨、牛茎、山苋菜、百倍、对节菜、怀牛膝。为苋科植物牛膝的干燥根。根呈细长圆柱形，直或稍弯曲，长15～50厘米，直径0.4～1厘米。表面灰黄色或淡褐色，有细纵皱纹及排列稀疏的侧根痕。质硬脆，易折断，断面平坦，角质样，淡黄色，木部黄白色，其外围散有许多维管束小点，排列成2～4轮。主产河南武陟、温县、孟县、博爱、泌阳、辉县等地。苦、酸、平。归肝、肾经。活血祛瘀，补肝肾，强筋骨，利水通淋，引血下行。用于月经不调、痛经、闭经、产后淤阻、跌打伤痛、腰膝酸痛、下肢乏力、小便不利、淋沥涩痛、吐血、衄血、齿痛、口疮、头痛眩晕等症。10～15克。炒用。内服：煎汤，外用：适量，捣敷。本品性善下行，故凡中气下陷、遗精、脾虚泄泻、月经过多及孕妇禁服。

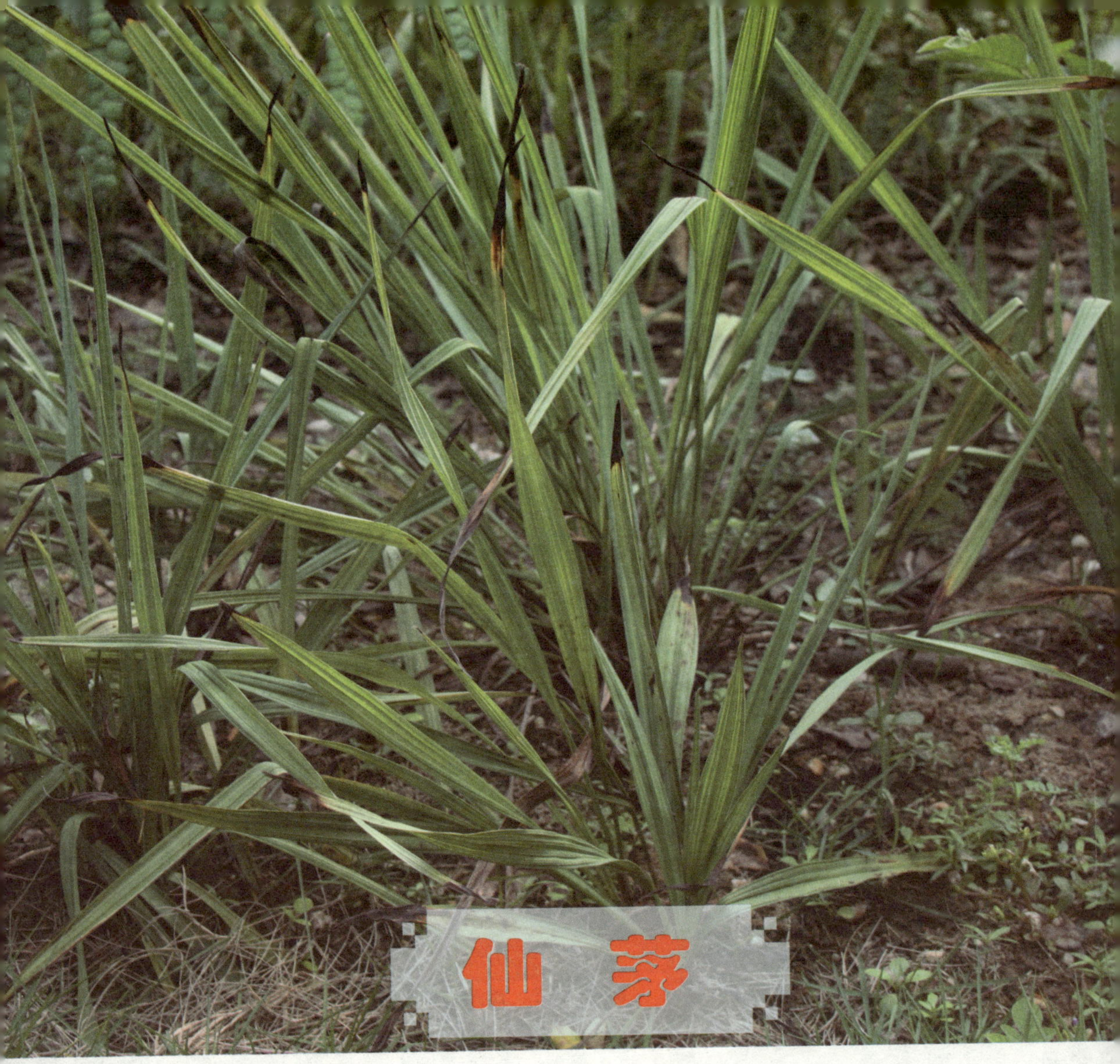

仙茅

又名独茅根、盘棕、茅瓜子、地棕根、蟠龙草、山棕、仙茅参、独茅。为石蒜科多年生草本植物仙茅的干燥根茎。根茎呈圆柱形，略弯曲，长3~10厘米，直径0.4~0.8厘米。表面黑褐色或棕褐色，粗糙，有纵抽沟及横皱纹和细孔状的粗根痕。质硬而脆，易折断，断面平坦略呈角质状，淡褐色或棕褐色，近中心处色较深，并有一深色环。气微香，味微苦、辛。主产于四川、广西、云南、贵州、广东；浙江、江西、福建、台湾、湖南及湖北也有分布。辛，热。有毒。归肾经。温肾壮阳，祛寒除湿，用于阳痿精冷、小便不禁、风寒湿痹等症。3~10克，煎汤、浸酒或入丸、散剂。本品燥热有毒，不宜久服。阴虚火旺者不宜服。

沙 参

又名白参、苦心、洋乳、铃儿草、文希、羊婆奶、虎须。为伞形科植物珊瑚菜的干燥根。多年生草本，高7~35厘米，主根细长，呈圆柱形，长达30厘米。茎大部分在沙中，全体密被褐色绒毛。基生叶卵状三角形，3出或2~3回羽状分裂，具长柄；茎生叶上部叶卵形，边缘有锯齿。复伞形花序，密生灰褐色绒毛；伞幅10~14；小总苞片8~12，每小伞形花序有花15~20，花小，白色。双悬果近球形，5果棱具木质翅，有棕色粗毛。本品呈细长圆柱形或长条形，单一，偶有分枝，长15~45厘米，直径0.3~1.5厘米。表面黄白色，粗糙，有细纵纹或纵沟，有黄白色点状皮孔和须根痕。质坚脆，易折断，断面不平整，略角质状，形成层部位深褐色，成环状，木部黄色。主产于山东(以莱阳产品有名)、江苏、河北、辽宁等省。甘、微苦，微寒。归肺、胃经。养阴清肺，益胃生津。10~15克。入煎剂，亦可熬膏丸剂。感受风寒而致咳嗽及肺胃虚寒者忌服。反藜芦，恶防己。

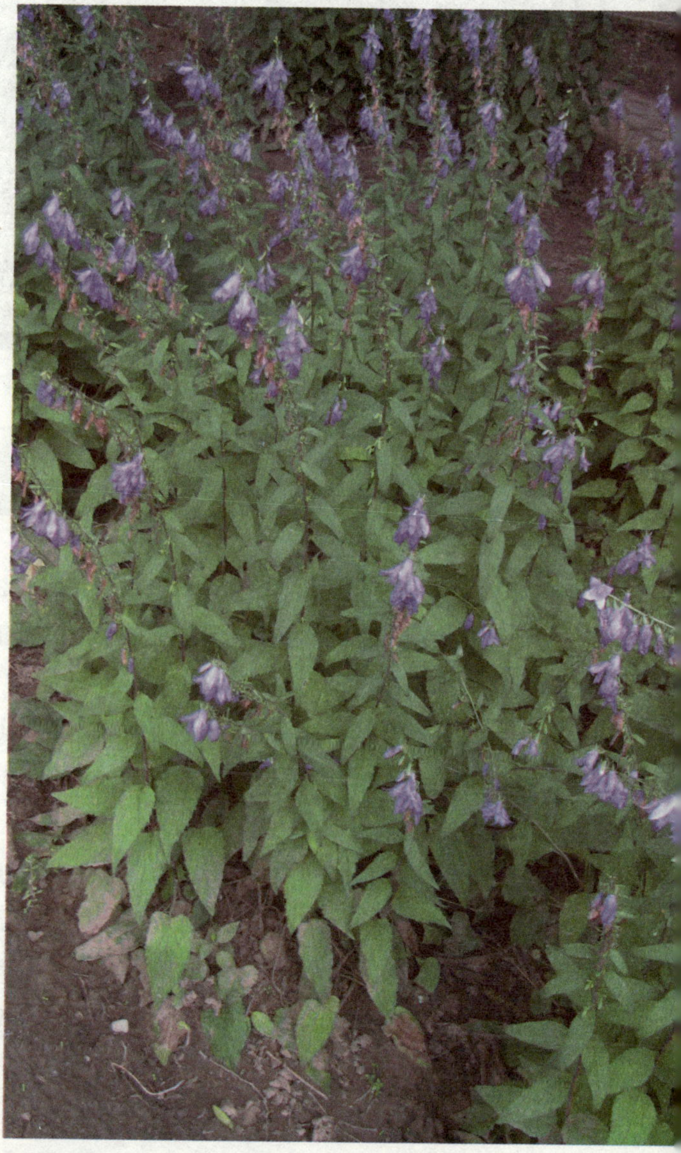

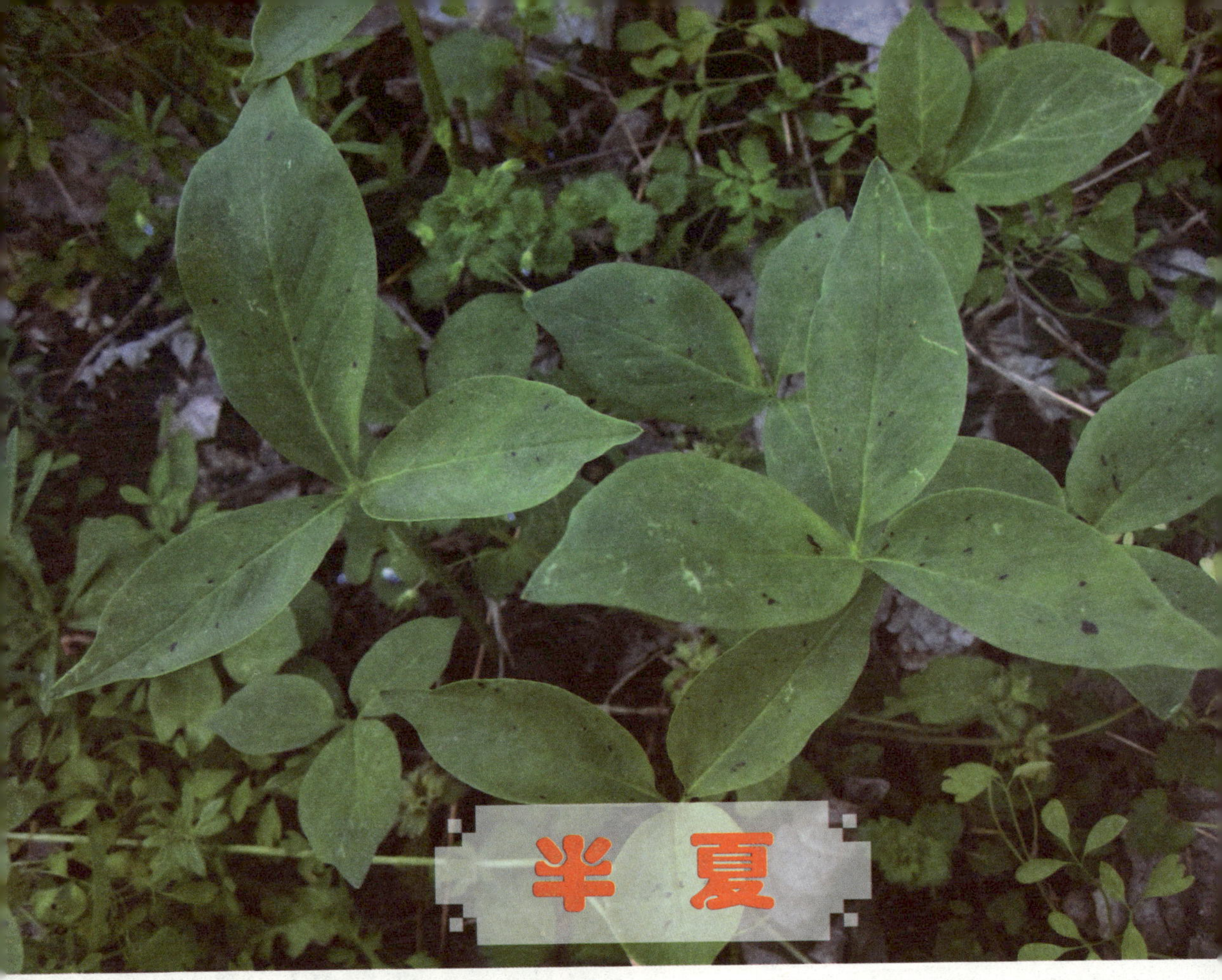

半 夏

又名老鸦眼、地文、守田、水玉、地巴豆、蝎子草、和姑、野芋头、三步跳、天落星。为天南星科植物半夏的干燥根茎。多年生草本。块茎球形。叶由根茎生出，叶柄下有珠芽，一年生叶为单叶，卵状心形，二年以后为3出复叶，小叶卵状椭圆形，中央一片较大。肉穗花序顶生；雄花生于花序上部，雌花生于下部，花序轴先端附属物延长成鼠尾状。浆果，成熟时红色。本品呈扁圆球形，有的稍扁斜。表面灰黄色，顶端有下陷的茎残痕，周围有许多点状的根痕。主产于湖北、河南、安徽、四川。辛，温。有毒。归脾、胃、肺经。燥湿化痰，降逆止呕，消痞，外用消肿散结。用于湿痰咳嗽、风痰眩晕、痰厥头痛、呕吐反胃、胸脘痞闷、梅核气、瘿瘤痰核、痈疽肿毒等症。一切虚证及阴伤燥咳、津伤口渴者禁服。本品辛温燥烈，不可久服。不宜与乌头同用。生半夏对口腔、喉头和消化道黏膜有强烈刺激性，并具有毒性，误服可致中毒，甚至窒息而死。

玄 参

又名野脂麻、重台、玄台、鹿肠、逐马、黑参、馥草、元参。为玄参科植物的干燥根。多年生草本，根肥大。茎直立，四棱形，光滑或有腺状毛。茎下部叶对生，近茎顶互生，叶片卵形或卵状长圆形，边缘有细锯齿，下面疏生细毛。聚伞花序顶生，展开成圆锥状，花冠暗紫色，5裂，上面2裂片较长而大，侧面2裂片次之，最下1片裂片最小，蒴果卵圆形，萼宿存。本品呈圆锥形或纺锤形，有的弯曲似羊角状，长9~16厘米，直径2~6厘米，表面灰黄色或棕褐色，有明显纵沟纹和横长皮孔。质坚硬，不易折断，断面略平坦，乌黑色，微有光泽。主产于浙江省。湖北、江苏、江西、四川等省亦产。甘、苦、咸，寒。归肺、胃、肾经。清热凉血，滋阴解毒。10~15克。生用。内服：煎汤。脾胃虚寒、食少便溏者慎服。不宜与藜芦同用。

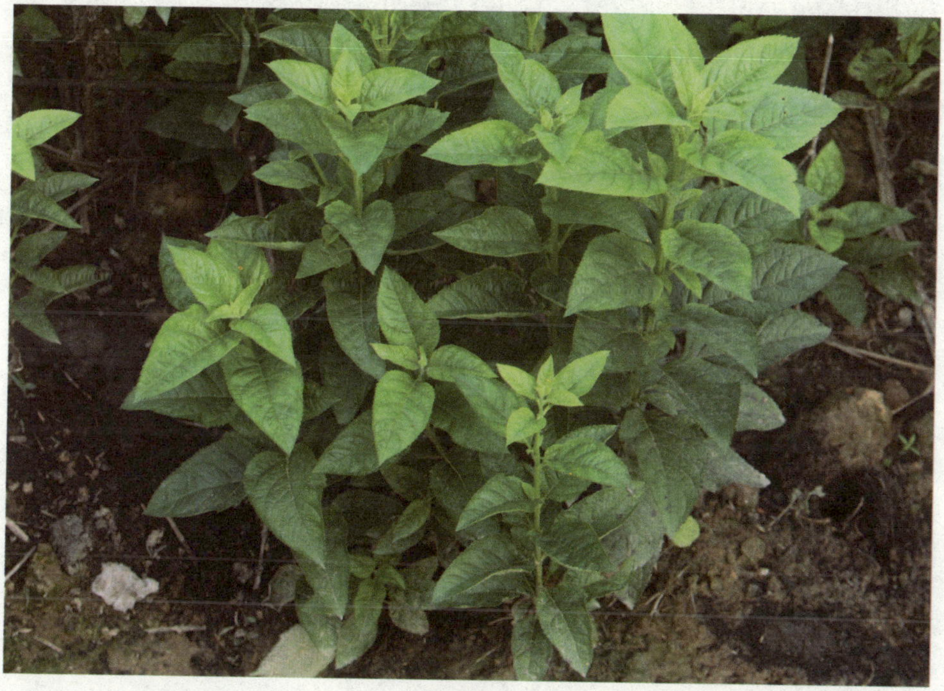

玉竹

又名玉术、王马、葳参、节地、丽草、虫蝉、娃草、乌萎、女草、马熏、萎香。为百合科植物玉竹的干燥根茎。多年生草本，根茎横生。茎单一，高20～60厘米。叶互生，无柄，叶片椭圆形至卵状长圆形，长6～12厘米，宽3～5厘米。花腋生，通常1～3朵，簇生。花被筒状，白色，先端6裂，雄蕊6，花丝丝状。浆果球形，成熟时蓝黑色。本品呈圆柱形，略弯曲，长5～15厘米，直径0.6～1.6厘米。表面黄白色或淡黄棕色，节部明显，并有细皱纹及须根痕，上面有圆盘状凹陷的茎痕。干燥时质地稍硬，吸潮易变软。断面白色角质样，可见维管小点分散排列。主产于湖南、河南、江苏、浙江。此外，安徽、江西、山东、陕西、广东、广西、辽宁、吉林亦产。甘，微寒。归肺、胃经。养阴润燥，生津止渴。生用或蒸用。生用味甘，性微寒，多用于燥热口干、阴虚感冒、眼目赤痛；蒸用甘平，能滋阴益气，用于热病阴伤、虚劳发热。内服：煎汤，6～18克，大剂量可用至30克，熬膏或入丸、散。心动过速或血压偏高者慎服；痰湿内蕴，中寒便溏者不宜服。

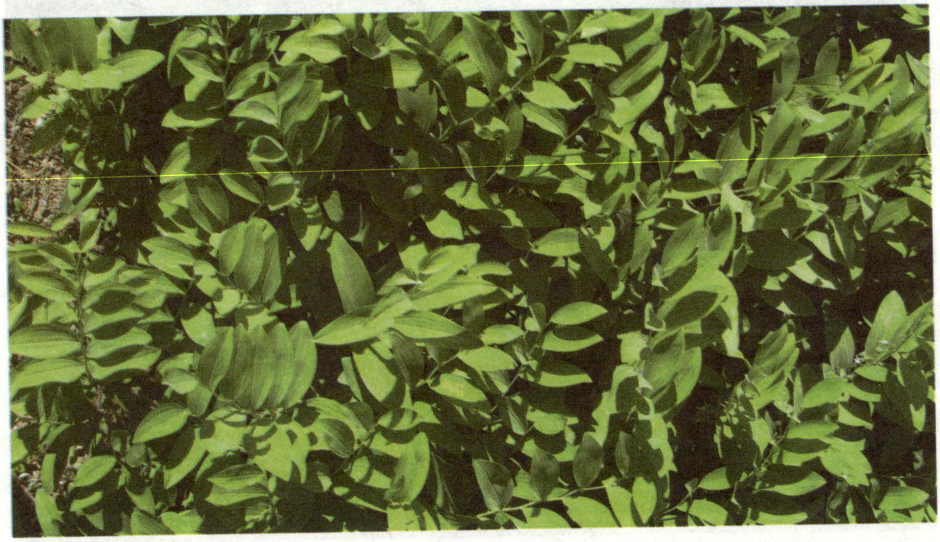

甘松

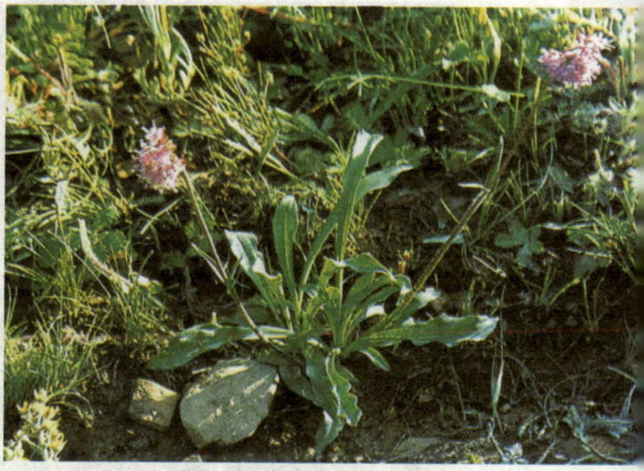

又名麝果、甘松香、人身香、香松。为败酱科植物甘松或匙叶甘松的干燥根及根茎。略呈圆锥形，多弯曲，长5~18厘米。根茎短，上端有茎基残留，外被多数基生叶残基，膜质片状或纤维状，外层黑棕色，内层棕色或黄色。根单一或数条交结，分枝或并列，直径0.3~1厘米；表面皱缩，棕褐色，有须根。质松脆，易折断，断面粗糙，皮部深棕色，表皮，常裂成片状，木部黄白色。主产于四川松潘、理县、南坪、江漳等地，此外青海玉树、甘肃、西藏亦产。辛、甘、温。归脾、胃经。行气止痛，开郁醒脾。3~6克。煎服，外用适量。

知识全接触

五脏化液

五液指汗、泪、涎、涕、唾。关于五液的由来，清·张志聪在《素问集注》中认为是“五脏受水谷之津，淖注于外窍而化为五液”。

《素问·宣明五气篇》中记载“五脏化液：心为汗，肺为涕，肝为泪，脾为涎，肾为唾，是谓五液”。在五液中，心主血，汗为血所化生，故“汗为心液”；肺、肝、脾，分别开窍于鼻、目、口，涕出于耳，泪出于目，涎出于口。故“涕为肺液”，“泪为肝液”，“涎为脾液”；肾经有一络上挟舌本，通舌下廉泉、玉英二穴而为唾，故“唾为肾液”。

甘草

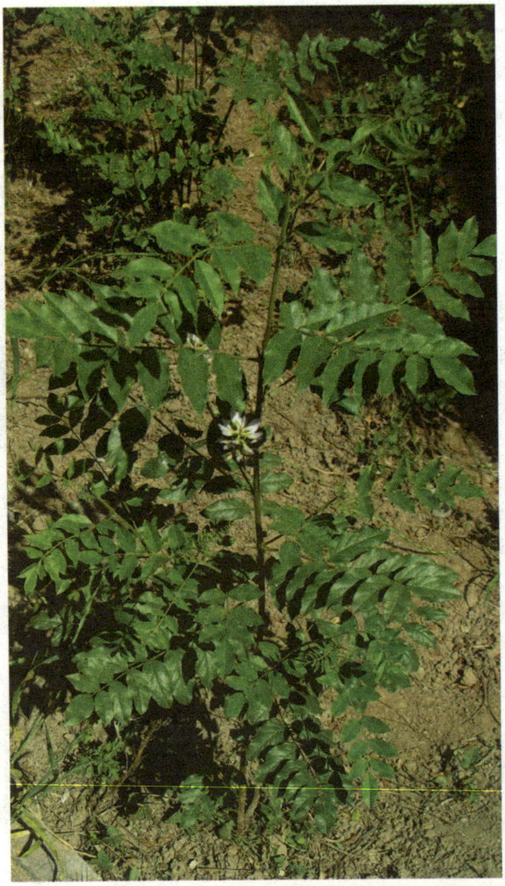

又名甜根子、美草、甜草、蜜甘、粉草、蜜草、灵通、国老、菇草、棒草。为豆科植物甘草等的干燥根及根茎。多年生草本，高30～80厘米，全株被毛。奇数羽状复叶，互生，小叶5～11片，卵圆形或椭圆形，总状花序腋生，密集成短穗状。花冠蝶形紫红色或浅紫色。荚果弯曲似镰刀状，棕色，其上密生刺状腺毛。根呈圆柱形，不分枝，长30～120厘米，直径0.6～3厘米。外皮红棕色，暗棕色或灰褐色，有明显的皱纹、沟纹，皮孔横长。质坚实而重，断面纤维性，黄白色，有粉性，具明显的形成层环纹及放射状纹理，有裂隙。根茎表面有芽痕，横切面中央有髓。主产于内蒙古、甘肃、新疆、东北、华北等地。甘，平。归心、肺、脾、胃经。补脾益气，润肺止咳，清热解毒，缓急止痛，缓和药性。用于脾胃虚弱、气短乏力、心悸怔忡、咳嗽痰少、热毒疮疡、药食中毒、脘腹急痛、四肢挛痛等症。3～10克。湿盛而胸腹胀满及呕吐者忌服。反大戟、芫花、甘遂、海藻。久服较大剂量的甘草，易于引起水肿、血压升高等，使用时应注意。

甘遂

又名肿手花根、主田、陵泽、重泽、鬼丑、苦泽、甘藁、甘泽、猫儿眼根、陵藁等。为大戟科植物甘遂的干燥根。多年生草本，高25～40厘米，全株含白色乳汁。茎直立，下部稍木质化，淡红紫色，下部绿色，叶互生，线状披针形或披针形，先端钝，基部宽楔形或近圆形，下部叶淡红紫色。杯状聚伞花序，顶生，稀腋生；总苞钟状，先端4裂，腺体4；花单性，无花被；雄花雄蕊1枚，雌花花柱3，每个柱头2裂。蒴果近球形。根呈长纺锤形，长椭圆形或略呈球形、棒状，两端渐细，中间有时缢缩呈连珠状，长2～10厘米，直径0.2～1.5厘米。除去栓皮者表面黄白色，凹陷或缢缩处有残留栓皮，并有少数细根痕；有的棕色栓皮未除去，表面有明显的纵槽纹或少数横长皮孔。主产于陕西韩城、三原，河南灵宝，山西运城等地。此外，甘肃、湖北、宁夏亦产。苦、甘，寒。有毒。归肺、肾、大肠经。泻水逐饮，消肿散结。用于水肿胀满、二便不利、痰饮积聚、风痰癫痫、痈肿疮毒等症。生甘遂作用强，毒性较大，多作外用。内服必须醋制，或用面裹煨熟，亦可先用水漂，再与豆腐同煮以减低其毒性。本品有效成分不溶于水，故不入汤剂。内服：多入丸、散；研末吞，每次0.5～1克，枣汤送服或装入胶囊服。外用：适用量，研末调敷。本品有毒，应严格控制剂量。孕妇、虚证、体虚及有严重心脏病、肾功能不全、溃疡病或伴出血倾向者均禁服。用量过大或用法不当可产生剧烈的毒副反应。

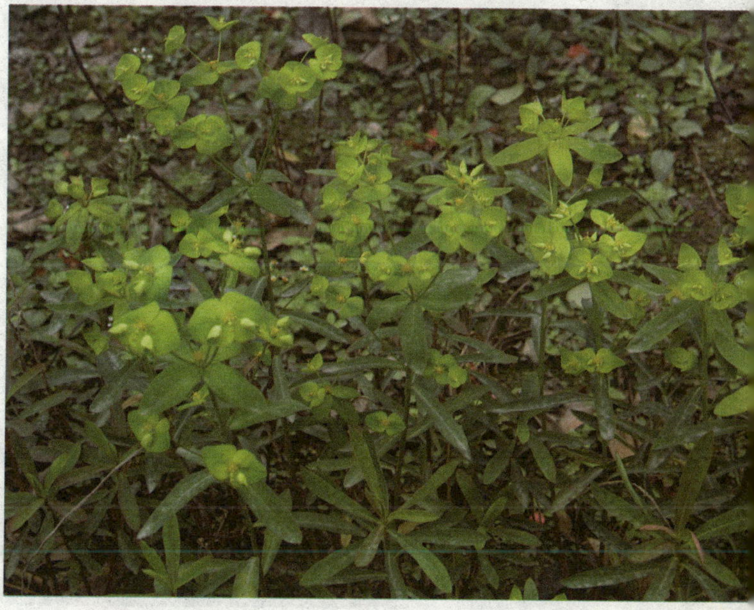

地 黄

又名怀地黄、地髓、干生地、原生地、蜜罐花根。为玄参科多年生草本植物地黄的根。多年生草本，高25～40厘米，全株密被长柔毛及腺毛。块根肥厚。叶多基生，倒卵形或长椭圆形，基部渐狭下延成长叶柄，边缘有不整齐钝锯齿。茎生叶小。总状花序，花微下垂，花萼钟状，花冠筒状，微弯曲，二唇形，外紫红色，内黄色有紫斑，蒴果卵圆形，种子多数。鲜生地呈纺锤形或条状，长9～16厘米，直径2～6厘米。表面肉红色，较光滑，皮孔横长，具不规则疤痕。肉质、断面红黄色，有橘红色油点及明显的菊花纹。气微，味微甘苦。生地呈不规则团块或长条形，中间膨大，长6～12厘米，直径3～6厘米，表面黑褐色或灰棕色，微光滑，极皱缩，有不规则横沟纹。我国大部地区皆有生产，主产于河南温县、博爱、武陟、孟县、泌阳等地。甘、苦，寒。归心、肝、肾经。清热凉血，养阴生津。用于热病心烦、舌绛、血热吐衄、斑疹紫黑、热病伤阴、消渴多饮等症。生用。内服：煎汤，15～30克，出血宜捣汁服，可用至60克。外用：适量，捣汁，或熬膏涂搽。脾胃虚寒、腹胀便溏者慎服；痰浊、暑湿中阻、胸闷纳呆者禁服。

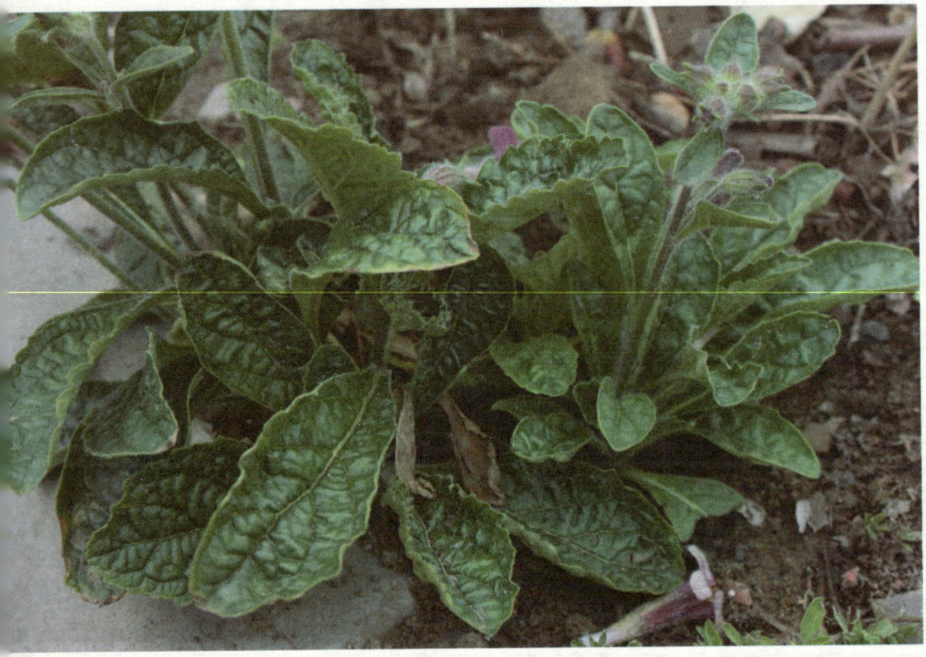

白 及

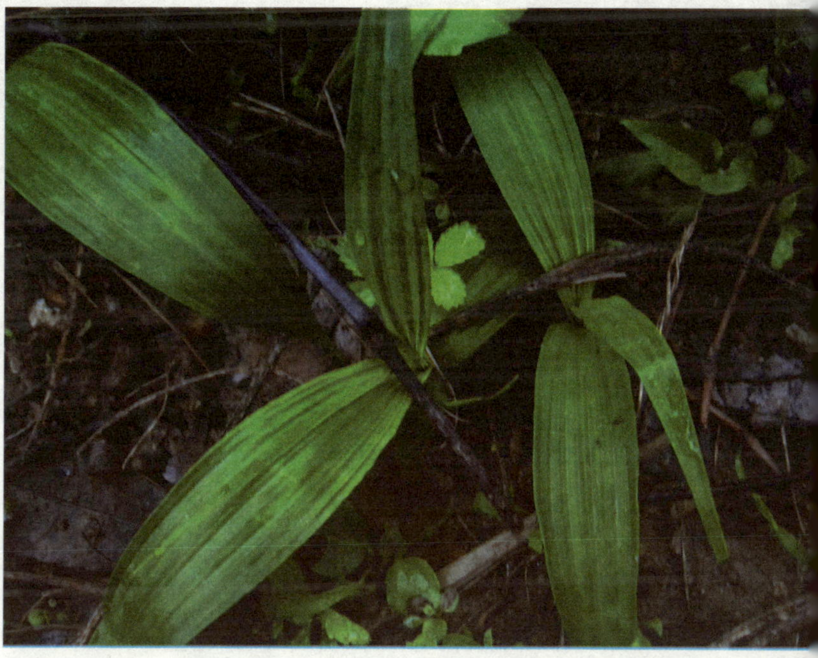

又名一兜棕、甘根、千年棕、白根、羊角七、白给、地螺丝、白芨、皲口药。为兰科植物白及的干燥根茎。多年生草本，高15~70厘米。根茎肥厚，常数个连生，叶3~5片，宽披叶形，长8~30厘米，宽1.5~4厘米。基部下延成长鞘状。总状花序，花序轴长4~12厘米，有花3~8朵，花紫色或淡红色。花被6，外轮3片同形，唇瓣倒卵形，上部3裂，中央裂片边缘有波状齿，雄蕊与雌蕊结合成合蕊柱，柱头顶端着生1雄蕊，有粉块4对，子房下位，圆柱形，扭曲。蒴果圆柱形，具6纵肋。根呈不规则扁圆形或菱形，有2~3个分枝似掌状，长1.5~5厘米，厚0.5~1.5厘米。表面黄白色或灰白色，有细微纵皱纹，环节突起、明显，棕色，上面有凸起的茎痕，下面有须根痕。质硬，不易折断，断面角质状，半透明，显类白色，有维管束小点散列。主产于贵州、四川、湖南、湖北、安徽、河南、浙江、陕西、云南、江西、甘肃、江苏、广东等地。苦、甘、涩，微寒。归肺、肝、胃经。收敛止血，消肿生肌。用于咯血、吐血、外伤出血、疮痈肿毒、皮肤皲裂等症。生用。内服：煎汤，每次5~10克；研末服，每次1.5~3克。外用：适量，研末敷或鲜品捣敷。外感咯血慎服，忌与乌头同用。

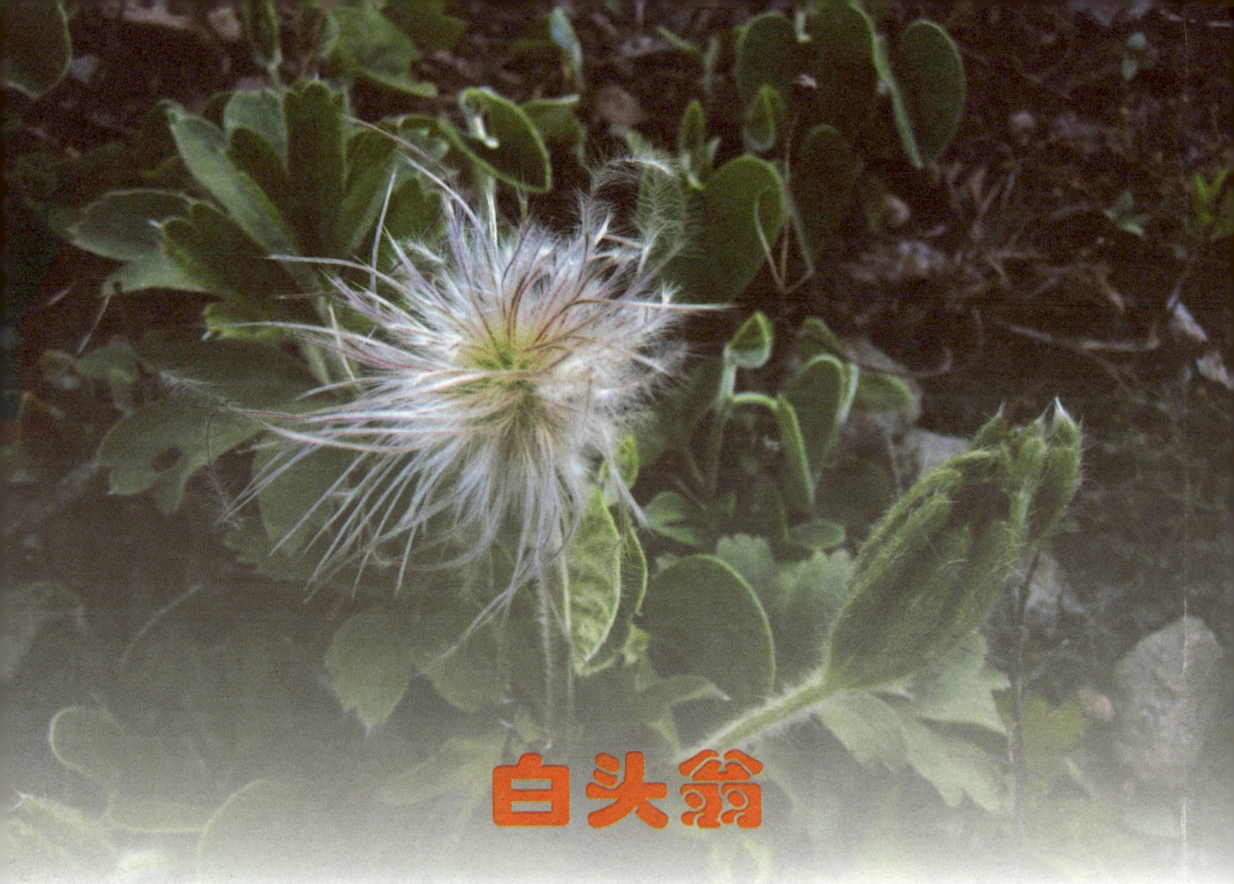

白头翁

又名山棉花、野丈人、犄角花、胡王使者、翁草、白头公、老翁花。为毛茛科植物白头翁的干燥根。多年生草本，高达50厘米，全株密被白色长柔毛。主根粗壮，圆锥形。叶基生，具长柄，叶3全裂，中央裂片具短柄，3深裂，侧生裂片较小，不等3裂，叶上面疏被伏毛，下面密被伏毛。花茎1～2厘米，高10厘米以上，总苞由3小苞片组成，苞片掌状深裂。花单一，顶生，花被6，紫色，2轮，外密被长棉毛。雄蕊多数，雌蕊多数，离生心皮，花柱丝状，果期延长，密被白色长毛。瘦果多数，密集成头状，宿存花柱羽毛状。根呈类圆柱形或圆锥形，稍弯曲并扭曲，长5～20厘米，直径0.5～2厘米。表面黄棕色或棕褐色，有不规则的纵沟纹，皮部易脱落而露出黄色木质部，并常枯朽成凹洞，或露出网状裂纹或裂隙。根头部稍膨大，顶端残留鞘状叶柄残基，密生白色毛茸。主产于吉林、黑龙江、辽宁、河北、山东、山西、陕西、江西、河南、安徽等地。苦，寒。归大肠经。清热解毒，凉血止痢。用于热毒血痢、阴痒带下等症。白头翁苦寒降泄，善治痢疾。用于热毒血痢、里急后重，常与黄连、黄柏配伍，如白头翁汤。10～15克；研末1～3克。生用。内服：煎汤。外用：适量。久痢元气已衰、脾胃虚弱及寒湿泻痢者禁服。

白术

又名山精、山蓟、乞力伽、杨枹蓟、山姜、山芥、山连、天蓟。为菊科植物白术的干燥根茎。多年生直立草本，高60厘米，茎直立。叶互生，3深裂或羽状5深裂，顶端裂片最大，裂片椭圆形至卵状披针形，顶端长渐尖，边缘有细刺齿，有长柄；茎上部叶狭披针形，不分裂，叶柄渐短。头状花序单生枝端，总苞钟状，总苞片7~3层，其基部被一轮羽状深裂的叶状苞片包围；花小，多数。全为管状花，花冠紫色。瘦果长椭圆形，密生柔毛，冠毛羽状分裂。根茎呈肥厚不规则拳状团块，长3~13厘米，直径1.5~7厘米。表面灰黄色或灰棕色，有纵皱、沟纹和不规则的瘤状突起，顶端有下陷圆盘状茎基和芽痕。质坚硬，难折断。烘术断面淡黄白色，角质，有裂隙；生晒术断面外圈皮部黄白色，中间术部淡黄色或淡棕色。略有菊花纹及棕黄色油点，微显油性。主产于浙江、安徽、湖北、湖南、江西等省。苦、甘，温。归脾、胃经。补气健脾，燥湿利水，止汗，安胎。用于脾气虚弱、食少便溏、痰饮水肿、表虚自汗、胎动不安等症。6~10克。生用，健脾燥湿力强，多用于水肿、水饮、风湿痹痛；炒药，健脾益气力胜，多用于脘腹痞满、中气下陷、气虚自汗。内服：煎汤，或入丸散。阴虚烦渴、气滞胀满者慎服。

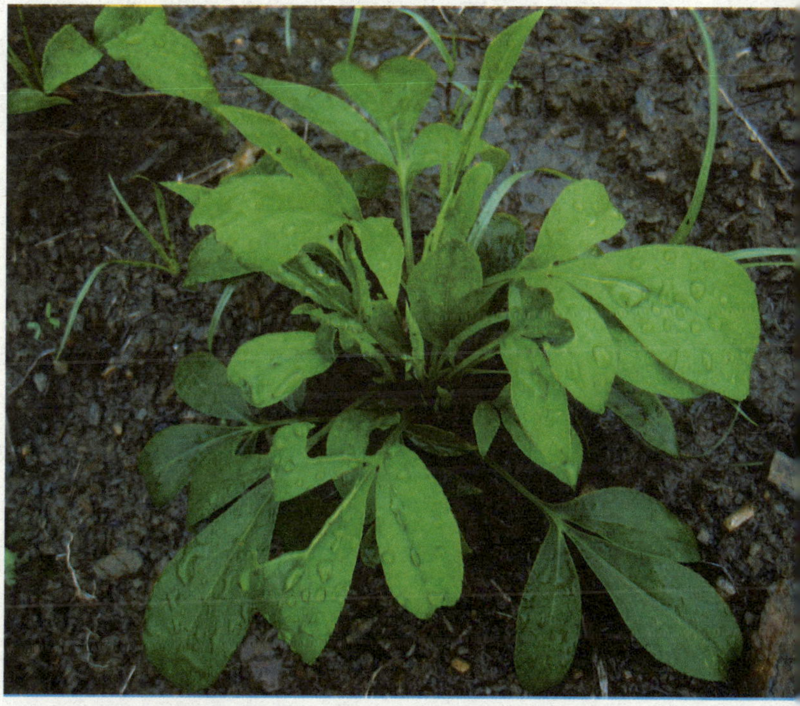

白芍

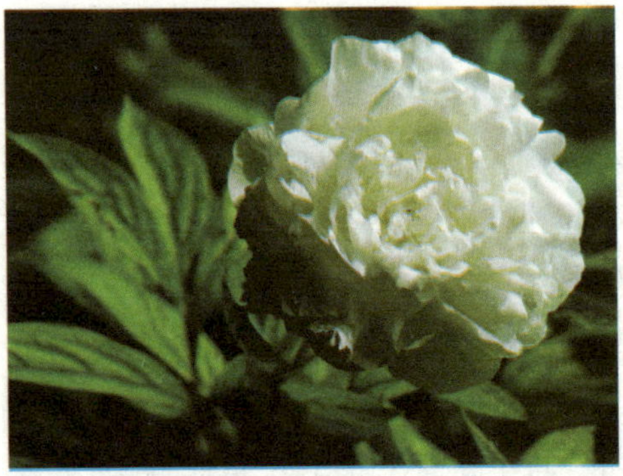

又名殿春客、金芍药、冠芳、艳友、将离。为毛茛科植物芍药的干燥根。多年生草本。茎直立。叶互生，2回3出复叶，小叶片长卵形至椭圆形，有时纵裂为2，先端渐尖，全缘。花单生茎顶，大而美丽，白色或粉红色。心皮分离。荚果3~5个。圆柱形。已去外皮，表面淡红棕色或粉白色，光滑。质坚硬。断面平坦，白色，角质样，有放射状导管纹理，味微苦酸。因产地规格不同，外形亦有差异。主产于浙江、安徽、四川、河南、贵州、山东等省。苦、酸，微寒。归肝、脾经。养血敛阴，柔肝止痛，平抑肝阳。用于月经不调、崩漏、虚汗、脘腹急痛、胁肋疼痛、四肢挛痛、头痛眩晕等症。生药10~30克；酒炒成炭药6~15克。内服：煎汤。不宜与藜芦同用。

知识全接触

血虚

体内血液亏虚，血的营养及滋润功能减退，以致脏腑百脉和形体器官失养的病理变化。导致血虚的原因：失血过多，或久病阴血虚耗，或脾胃功能失常，水谷精微不能化生血液等。气与血关系密切，故血虚每易引起气虚；而气虚则不能化生血液，进而形成血虚。血虚主症为面色萎黄、失眠、心悸、眩晕、脉虚细等。中医治疗血虚的原则及方法主要有健脾和胃、益气生血、补肾生血、祛瘀生血、解毒生血。

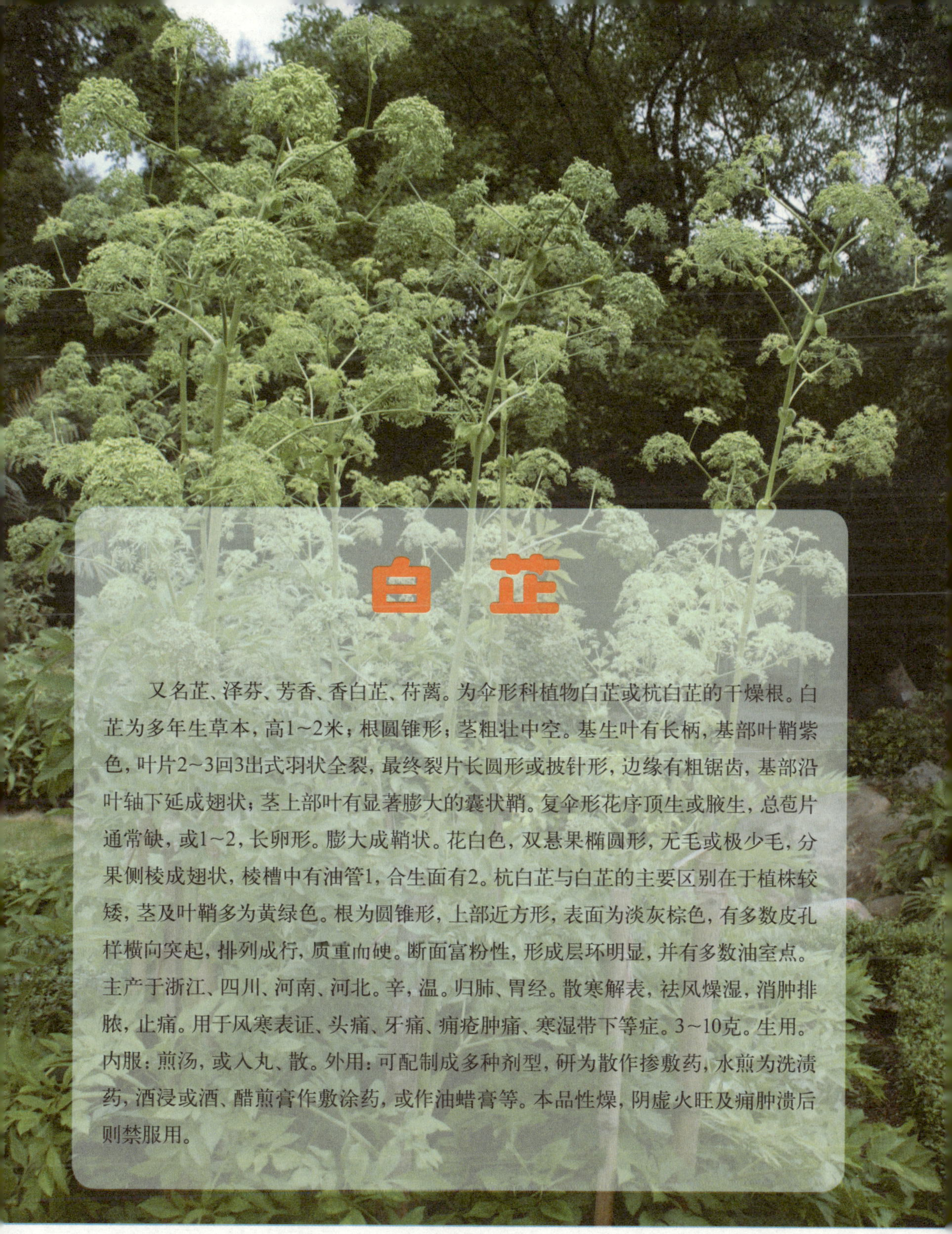

白芷

又名芷、泽芬、芳香、香白芷、苻蓠。为伞形科植物白芷或杭白芷的干燥根。白芷为多年生草本，高1~2米；根圆锥形；茎粗壮中空。基生叶有长柄，基部叶鞘紫色，叶片2~3回3出式羽状全裂，最终裂片长圆形或披针形，边缘有粗锯齿，基部沿叶轴下延成翅状；茎上部叶有显著膨大的囊状鞘。复伞形花序顶生或腋生，总苞片通常缺，或1~2，长卵形。膨大成鞘状。花白色，双悬果椭圆形，无毛或极少毛，分果侧棱成翅状，棱槽中有油管1，合生面有2。杭白芷与白芷的主要区别在于植株较矮，茎及叶鞘多为黄绿色。根为圆锥形，上部近方形，表面为淡灰棕色，有多数皮孔样横向突起，排列成行，质重而硬。断面富粉性，形成层环明显，并有多数油室点。主产于浙江、四川、河南、河北。辛，温。归肺、胃经。散寒解表，祛风燥湿，消肿排脓，止痛。用于风寒表证、头痛、牙痛、痈疮肿痛、寒湿带下等症。3~10克。生用。内服：煎汤，或入丸、散。外用：可配制成多种剂型，研为散作掺敷药，水煎为洗渍药，酒浸或酒、醋煎膏作敷涂药，或作油蜡膏等。本品性燥，阴虚火旺及痈肿溃后则禁服用。

白附子

又名新罗白肉、禹白附、麻芋子、牛奶白附、红南星、鸡心白附，白波串、疗毒豆。天南星科植物独角莲的块茎。多年生草本，块茎卵圆形或卵状椭圆形。叶根生，1~4片，戟状箭形，依生长年限大小不等，长9~45厘米，宽7~35厘米；叶柄肉质，基部鞘状。花葶7~17厘米，有紫斑，花单性，雌雄同株，肉穗花序，有佛焰苞，花单性，雌雄同株。雄花位于花序上部，雌花位于下部。浆果，熟时红色。块茎椭圆形或卵圆形，长2~5厘米；直径1~3厘米。表面白色或黄白色，有环纹及根痕，顶端显茎痕或芽痕。质坚硬，难折断，断面类白色，富粉性。主产于河南禹县、长葛，甘肃天水、武都，湖北等地；此外，山西、河北、四川、陕西亦产。辛、甘，温；有毒。归胃、肝经。燥湿化痰，祛风止痉，解毒散结。3~6克。煎服，用制白附子，外用生品适量，捣烂熬膏或研末以酒调敷患处。本品辛温燥烈有毒，阴虚燥热、动风之疾及孕妇忌用。生品忌内服。

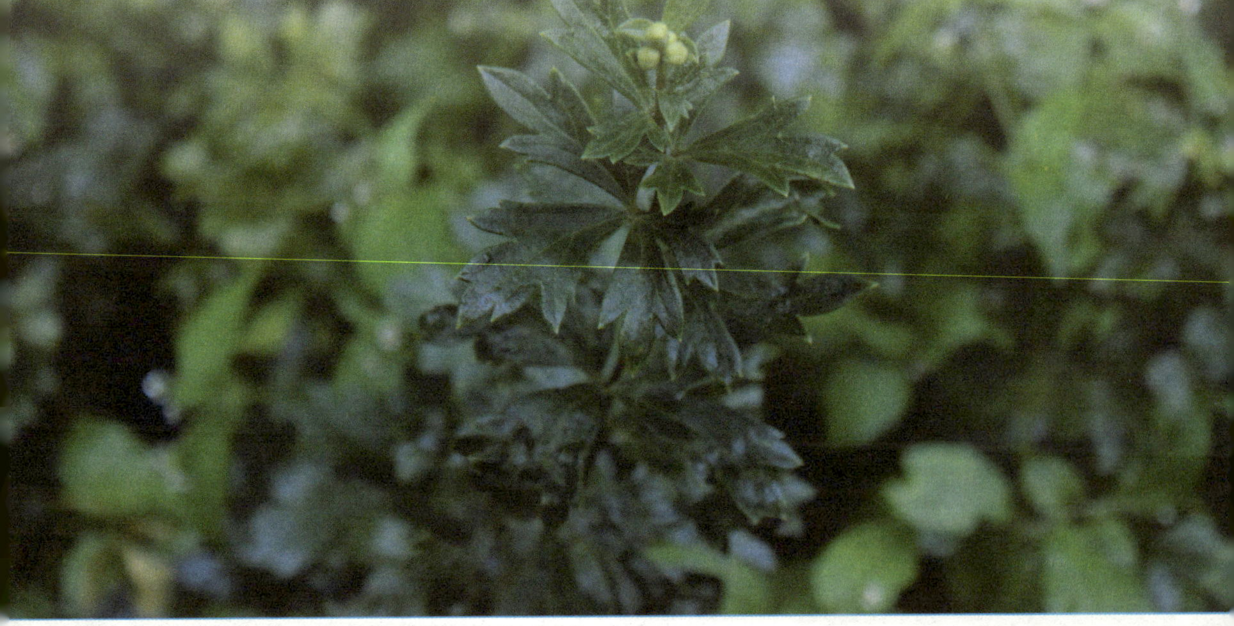

白茅根

又名甜草根、茅根、茅草根、兰根、地节根、茹根、白花茅根、地营、丝毛草根、地筋。为禾本科植物白茅的干燥根茎。呈细长圆柱形，通常不分枝，长30~60厘米。表面黄白色或浅棕黄色，有光泽，具纵皱纹，环节明显，略隆起，节上可见残留的鳞叶、根及芽痕，节间长1.5~3厘米。质轻而韧，不易折断，折断面纤维性，黄白色，皮部有多数空隙如车轮状，易与中柱剥离，中心有一小孔。全国各地均有产，但以华北地区较多。甘，寒。归肺、胃、膀胱经。凉血止血，清热利尿。用于血热出血证、热淋、水肿、黄疸、热病烦渴等症。15~30克。煎服，鲜品加倍，以鲜品为佳，可捣汁服。多生用，止血亦可炒炭用。

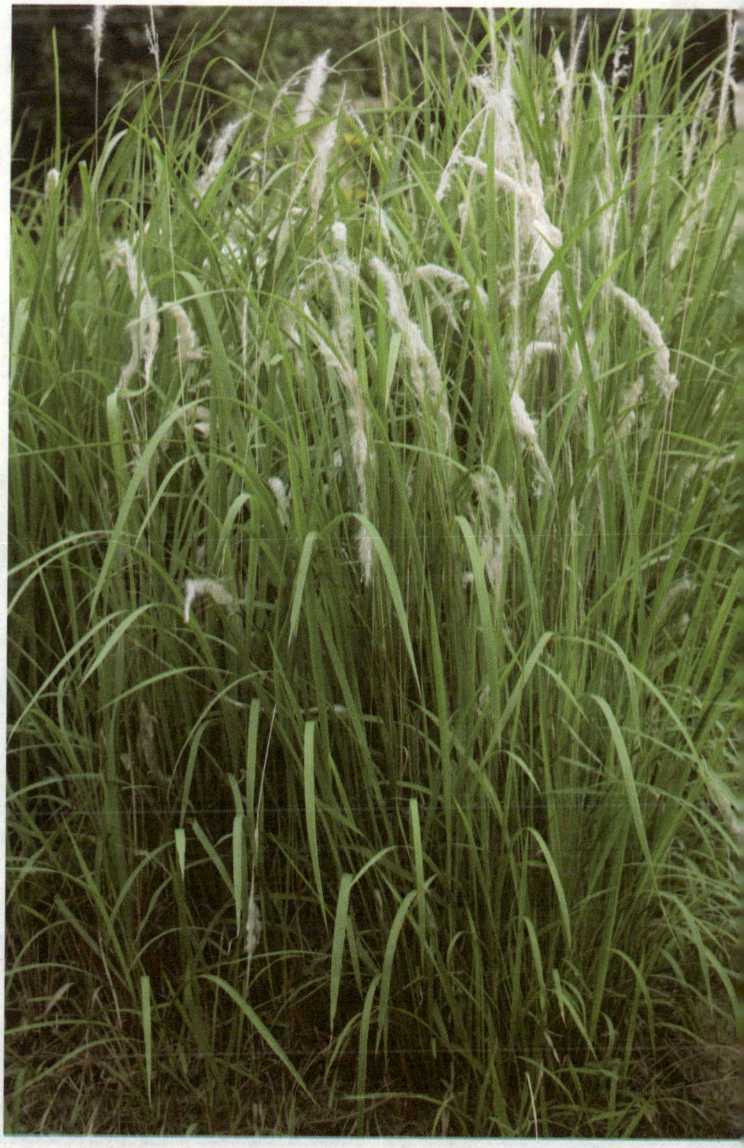

白前

又名水白前、石蓝、空白前、嗽药、软白前、鹅管白前。为萝藦科多年生草本植物柳叶白前和芫花叶白前的根茎及根。柳叶白前为直立半灌木，高达1米。茎直立，无毛。叶对生，狭披针形，长6~13毫米，宽3~5毫米，全缘。聚伞花序腋生；花小，花冠5深裂，紫红色；副花冠裂片盾状，雄蕊5，与雌蕊合生成蕊柱，花药2室，每室具一个淡黄色下垂的花粉块。蓇葖果单生，长披针形。种子多数，黄棕色，顶端具白色丝状绒毛。芫花叶白前与柳叶白前相似，但茎被两列柔毛。叶长圆形或长圆状披针形；花冠黄色。柳叶白前根茎呈长圆柱形，稍弯曲，长4~15毫米，直径1.5~4毫米。表面黄白色至黄棕色，平滑或有细纵皱纹。节明显，节间长2~4厘米。质脆，折断面中空。节处簇生纤细弯曲的根，有多次分枝呈毛须状，常互相交织成团。气微，味微甜。芫花叶白前根茎短小或略呈块状，表面灰绿或灰黄色，节间长1~2厘米；质较硬。主产于浙江、安徽、福建、江西、湖北、湖南、广西等省区。辛、苦，微温。归肺经。降气，消痰，止咳。用于咳嗽痰多、胸满喘促等症。6~10克。生用能降气理肺，用于咳嗽兼表证者；炒用能温肺散寒，用于肺寒咳嗽；蜜炙用能润肺降气，用于肺虚咳嗽。内服：煎汤。肾不纳气之虚喘禁服。

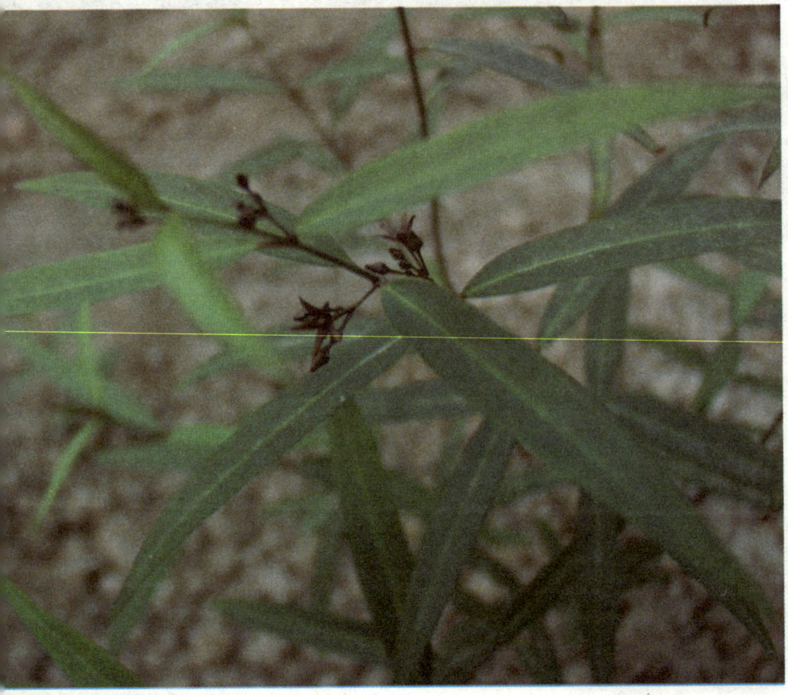

白薇

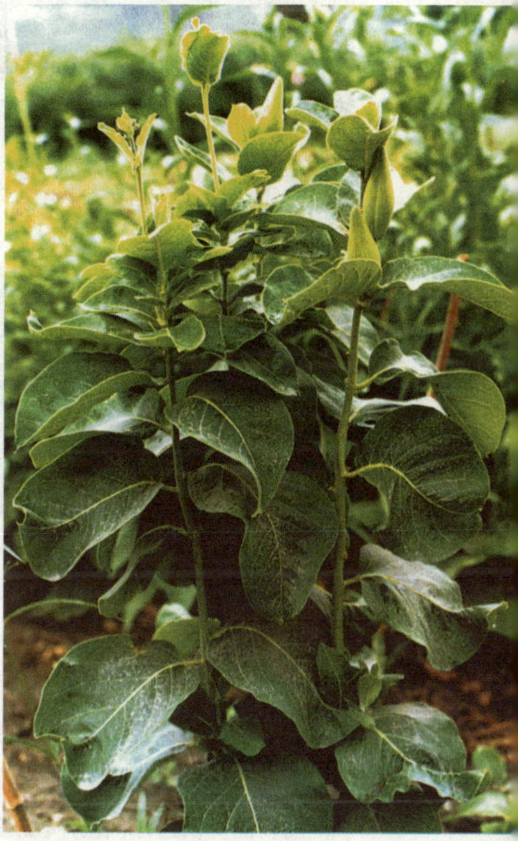

又名白马薇、白微、龙胆白薇、白幕、白尾、薇草。为萝藦科植物白薇或蔓生白薇的干燥根及根茎。多年生草本，高50厘米。茎直立，常单一，被短柔毛，有白色乳汁。叶对生，宽卵形或卵状长圆形，长5~10厘米，宽3~7厘米。两面被白色短柔毛。伞状聚伞花序，腋生，花深紫色，直径1~1.5厘米，花冠5深裂，副花冠裂片5，与蕊柱几等长，并围绕于其顶端。雄蕊5，花粉块每室1个，下垂。蓇葖果单生，先端尖，基部钝形。种子多数，有狭翼，有白色绢毛。蔓生白薇与上种的不同点：半灌木状，茎下部直立，上部蔓生，全株被绒毛，花被小，直径约1毫米，初开为黄色，后渐变为黑紫色，副花冠小，较蕊柱短。白薇根茎呈类圆柱形，有结节，长1.5~5厘米，直径0.5~1.2厘米。上面可见数个圆形凹陷的茎痕，直径2~8毫米，有时尚可见茎基，直径在5毫米以上，下面及两侧簇生多数细长的根，似马尾状。根呈圆柱形，略弯曲，长5~20厘米，直径1~2毫米；表面黄棕色至棕色，平滑或具细皱纹。质脆，易折断，折断面平坦，皮部黄白色或淡色，中央木部小，黄色。气微、味微苦。蔓生白薇根茎较细，长2~6厘米，直径4~8毫米。残存的茎基也较细，直径在5毫米以下。根多弯曲。主产于山东、安徽、辽宁、四川、江苏、浙江、福建、甘肃、河北、陕西等省。苦、咸，寒。归肝、胃经。清热，凉血，解毒，通淋。用于阴虚发热、热淋、血淋、疮疡痈肿、咽喉肿痛、毒蛇咬伤等症。6~12克。内服：煎汤，或入丸、散。外用：适量，捣敷或研末敷。脾虚便溏者慎服。

白鲜皮

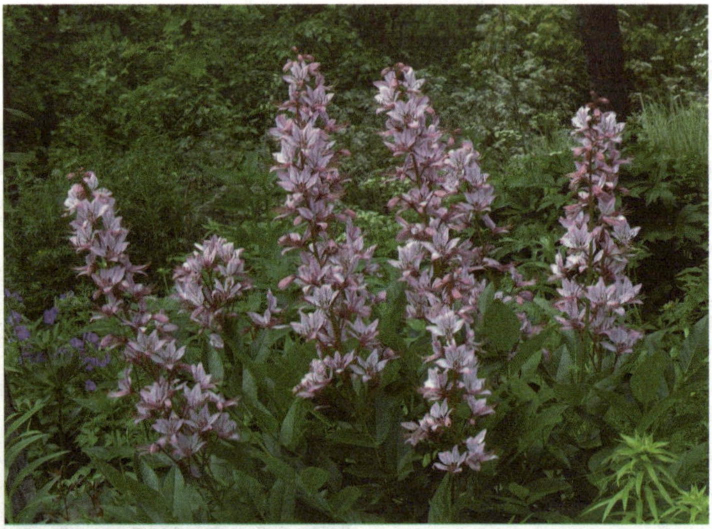

又名北鲜皮、羊膻草根、白膻皮。为芸香科植物白鲜的干燥根皮。多年生草本，基部木本，高可达1米，全株有强烈香气。根肉质，黄白色，多分枝。茎幼嫩部分密被白色的长毛及凸起的腺点。单数羽状复叶互生，小叶9～13，卵形至卵状披，针形，边绷有馈齿，沿脉被柔毛，密布腺点(油室)，叶柄及叶轴两侧有狭翅。总状花序顶生，密被腺毛和腺点；花梗具条形苞片1枚，花白色，有淡红色条纹，萼片5，花瓣5，雄蕊10。蒴果5裂，密被棕黑色腺点及白色预想毛。皮呈卷筒状，少有双卷筒状，长5～15厘米，直径1～2厘米，厚2～5毫米。外表面灰白色或淡灰黄色，具细纵纹及细根痕，常有突起的颗粒状小点，内表面类白色，平滑。质松脆，易折断，折断时有白粉飞扬，断面乳白色，略带层片状，迎光可见细小亮点。主产于辽宁、河北、山东、江苏等地。苦，寒。归脾、胃经。清热解毒，祛风燥湿。用于湿热疮毒、湿疹、疥癣、皮肤瘙痒、湿热黄疸、风湿热痹等症。6～15克。内服：煎汤，或入丸，散。外用：适量，煎水洗。本品苦寒，虚寒之证禁服。

石 斛

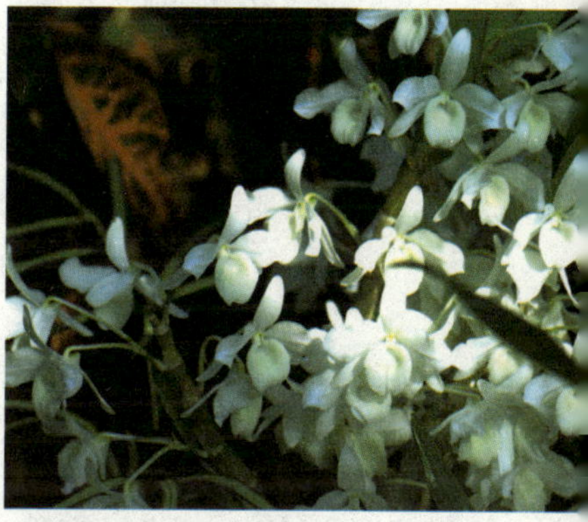

又名石斗、林兰、黑节草、禁生、枫斗、杜兰、吊兰花、石兰、黄草、金钗花、千年润。为兰科植物石斛及同属多种植物的新鲜或干燥茎。多年生附生草木。茎丛生，直立，上部多回折状，稍扁，基部收窄而圆，高30~50厘米，粗达1.3厘米，具槽纹，多节。叶近革质，矩圆形，长6~12厘米，宽1~3厘米，先端偏斜状凹缺。总状花序生于上部节上，基部被鞘状总苞片一对，有花1~4朵，具卵状苞片；花大，花径6~8厘米，下垂，白色带淡红或淡紫色，唇瓣卵圆形，边缘微波状，基部有一深紫色斑块，两侧有紫色条纹。主产于四川凉山、甘孜、西昌、雅安，贵州罗甸、兴仁、安顺、都匀，广西靖西、凌乐、田林、睦边，安徽霍山，云南砚山、巍山、师宗等地。甘，微寒。归胃、肾经。养胃生津，滋阴除热。用于津伤口渴、食少便秘、虚热不退、目暗昏花等症。6~12克，鲜品15~30克。内服：煎汤。或入丸、散。湿温病无化燥伤津者不用；杂病脾胃虚寒、苔厚腻、便溏者亦不宜用。

知识全接触

五 虚

五脏精气虚损的综合证候。出自《素问·玉机真藏论》，指脉弱、肤冷、气少、泄泻而小便清利、饮食不入等五脏皆虚的严重证候。病程中，五虚并见反映五脏功能严重衰退，预后不良，急需培补元阳，维护胃气。经治疗后，若能进食、腹泻止，说明元阳、胃气已经恢复，是病情转危为安的标志。

石菖蒲

又名香草、菖蒲、水蜈蚣、昌阳、石蜈蚣、尧韭、水剑草、阳春雪、香菖、望见消。为天南星科植物石菖蒲的干燥根茎。多年生草本，根茎横卧。叶二列，基生，无柄；叶片剑状线形。两面光滑无毛，脉平行，无中脉。肉穗花序，佛焰苞叶状，较短，为肉穗花序长的1~2倍。花两性，淡黄绿色。浆果肉质。扁圆柱形，稍弯曲，常有分枝。表面灰黄色，环节明显，有时节上残留毛须，根茎上方有叶痕呈三角形，左右交互排列，下面有残留须根或圆点状根痕。质坚硬而脆，折断面纤维性，类白色或微红色，有不明显的环纹。横切面在放大镜下可见棕色油点。主产于四川、浙江、江苏、福建等地。辛，温。归心、胃经。祛痰开窍，化湿开胃，宁神益智。用于神志昏迷、惊悸、失眠、痴呆、健忘、胸腹胀痛、风寒湿痹、疥癣等症。5~10克。生用。内服：煎汤，鲜品加倍。外用：适量。阴虚阳亢者慎服。

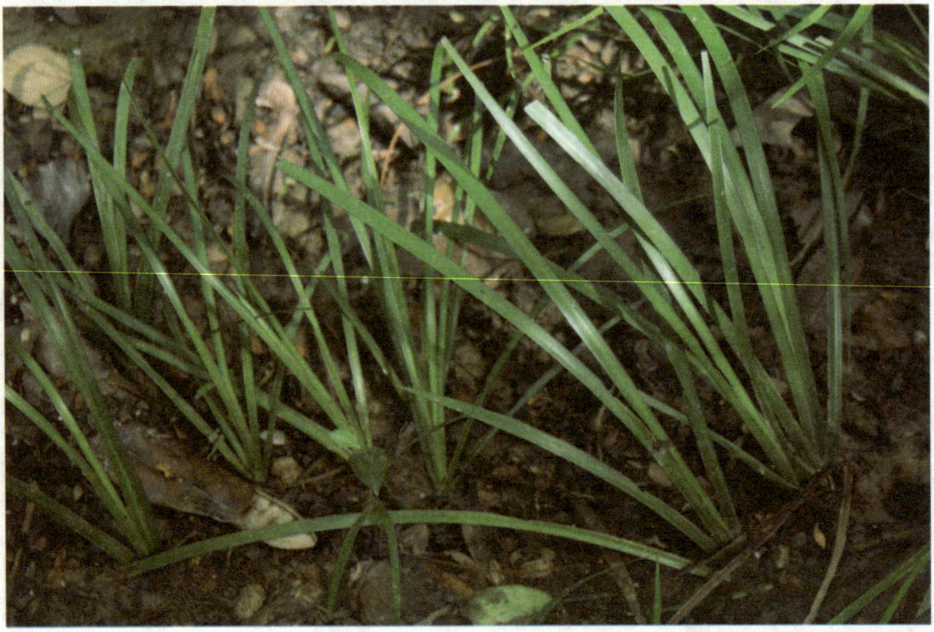

龙胆

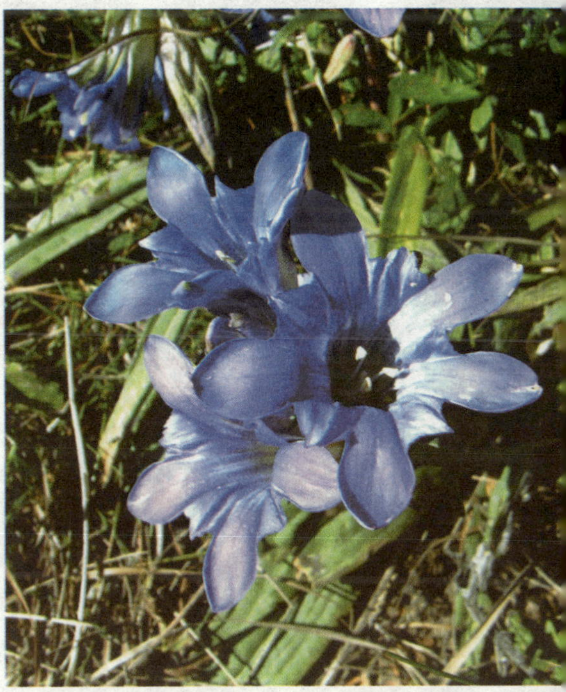

又名水龙胆、陵游、山龙胆、草龙胆、胆草、龙胆草、龙须草、地胆草。为龙胆科植物龙胆、三花龙胆、条叶龙胆或坚龙胆的干燥根及根茎。前三种习称“龙胆”，后一种习称“坚龙胆”。龙胆为多年生草本，全株绿色稍带紫色。茎直立，单一粗糙。叶对生，基部叶甚小，鳞片状，中部及上部的叶卵形或卵状披针形，长2.5~8厘米，宽1~2厘米，叶缘及叶背主脉粗糙，基部抱茎，主脉3条，无柄的花多数簇生于茎顶及上部叶腋；萼钟形，花冠深蓝色至蓝色，钟5裂，裂片之间有褶状三角形副冠片；雄蕊5；花丝基部有宽翅；蒴果长圆形，种子边缘有翅。三花龙胆与龙胆的不同点是：叶线状披针形，宽0.5~1.2厘米，叶缘及脉光滑不粗糙；花3~5朵簇生于茎顶或叶腋，花冠裂片先端钝。条叶龙胆与三花龙胆近似，不同点是：叶片长圆披针形或条形，宽4~14毫米，叶缘反卷；花1~2朵生于茎顶，花冠裂片三角形，先端急尖。龙胆根茎呈不规则块状，上端有茎痕或残留茎基，周围和下端着生多数细长的根。根圆柱形，略扭曲，长10~20厘米，直径0.2~0.5厘米；表面淡黄色或黄棕色，上部多有显著的横皱纹，下部较细，有纵皱纹及支根痕。质脆，易折断，断面皮部黄白色或淡黄棕色，中心有数个筋脉点(维管束)。龙胆、三花龙胆主产于东北地区。条叶龙胆、坚龙胆主产于云南、四川、贵州。苦，寒。归肝、胆经。清热燥湿，泻肝胆火。用于湿热黄疸、阴肿、白带、肝胆实火、目赤耳聋、高热惊风等症。3~10克；或入丸、散；健胃，1~3克。内服：煎汤，外用：适量，煎汤洗；研末敷。脾胃虚寒者禁服。

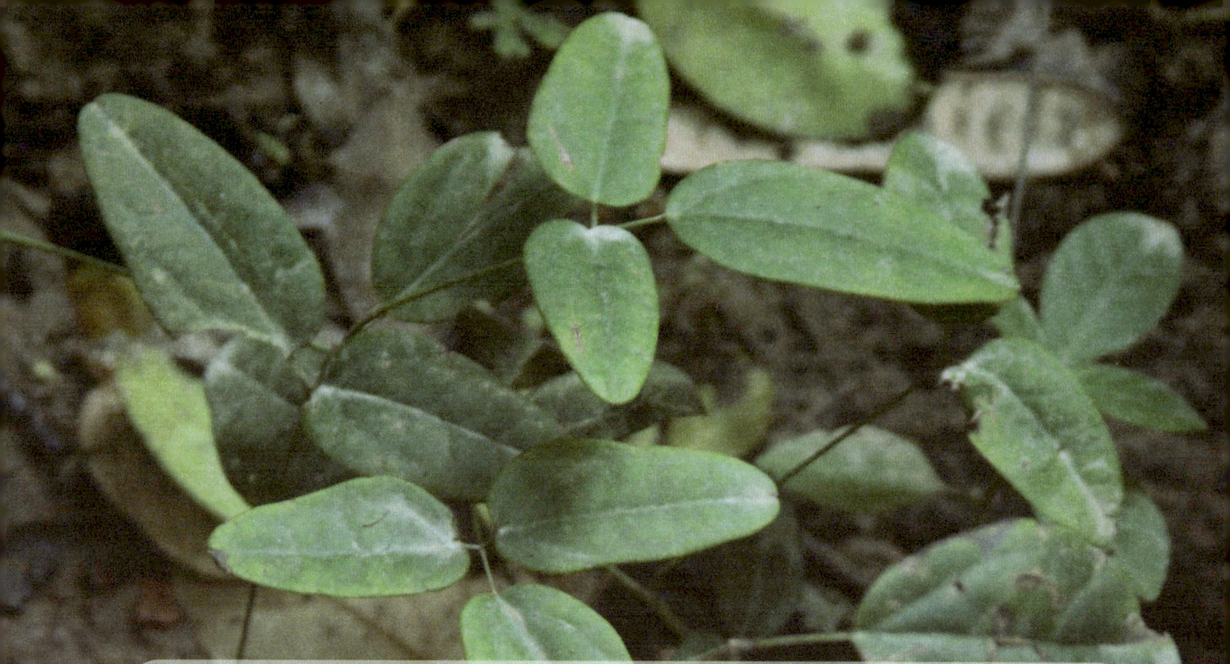

关木通

又名木通马兜铃、苦木通、马木通。为马兜铃科植物木通马兜铃的干燥藤茎。缠绕性木质大藤本，长达6~14米；外皮呈灰色，有纵皱纹，嫩枝绿色，生白色短柔毛。叶互生；叶柄长6~13厘米，叶片心形；先端钝尖，基部心形，全缘；嫩叶两面密被白色柔毛，老叶仅叶脉疏生白毛。花多单生；花被筒状，弯曲，先端3裂，黄绿色；具紫色条纹，雄蕊6枚，成对贴附于柱头外面；子房下位。蒴果圆柱形或棱状椭圆形，黄褐色，有6条纵脊。种子多数。茎呈长圆柱形，稍扭曲，长1~2米，直径1~6厘米，表面灰黄色或棕黄色，有浅纵沟及棕褐色残余粗皮的斑点。节部略粗稍膨大，体轻，质坚实，不易折断，断面皮部黄白色，质松软，皮部薄，木部黄色，宽广，质硬，满布细小导管的孔洞，呈整齐的轮状排列，近中心则排列紧密且颜色较深，射线多，呈类白色放射状，髓部不明显。主产于吉林、辽宁、黑龙江等省。苦，寒。归心、小肠、膀胱经。清心火，利小便，通经下乳。3~6克。生用。内服：煎汤，或入丸、散。木通用量不宜过大，孕妇及心肾功能不全者禁服。

地 榆

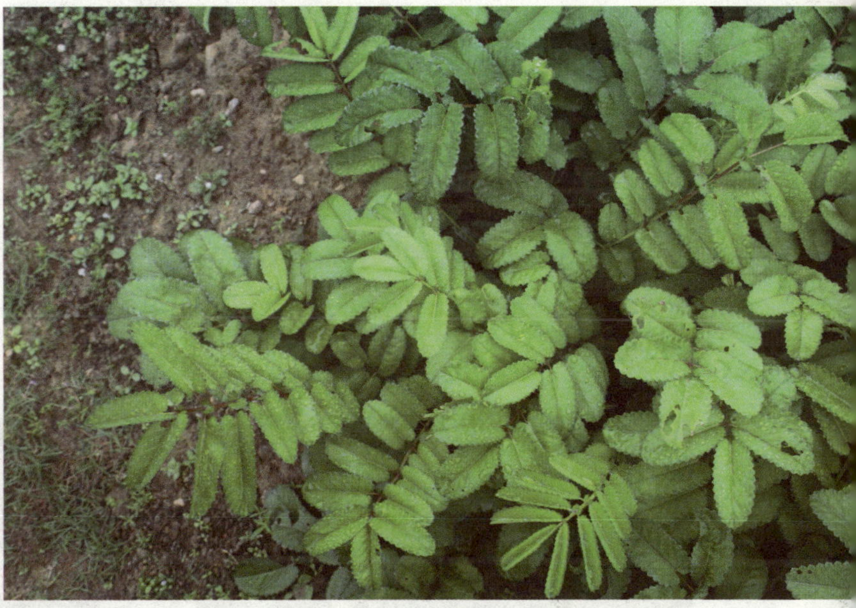

又名线形地榆、白地榆、花椒地榆、山红枣根、枣儿红、赤地榆、山枣参、紫地榆。为蔷薇科植物地榆的干燥根。为多年生草本，高50~100厘米。茎直立，有细棱。奇数羽状复叶，基生叶丛生，具长柄，小叶通常4~9对，小叶片卵圆形或长卵圆形，边缘具尖锐的粗锯齿，小叶柄基部常有小托叶；茎生叶有短柄，托叶抱茎，镰刀状，有齿。花小，为暗紫红色，密集成长椭圆形穗状花序。瘦果暗棕色，被细毛。根呈不规则的纺锤形或圆柱形，略弯曲，长5~14厘米，直径0.5~2厘米。表面棕黑色或暗紫色，粗糙有纵沟纹。质坚，难折断，断面黄红色或淡黄色，略平坦，中心木质部色稍深，有放射状纹理。我国多数地区均产。主产于东北及西北地区。春、秋二季采挖，除去地上部分及细根、泥沙，晒干；或趁鲜切片晒干。苦、酸，微寒。归肝、胃、大肠经。凉血止血，解毒敛疮。10~15克。生用凉血清热；炒炭用止血力强。内服：煎汤，或入丸、散；研末服，2~3克。外用：适量，煎水洗，研末调敷。本品酸涩性凉，虚寒性出血及出血挟瘀者慎服。大面积烧、烫伤，不宜大量以地榆外涂，以免引起药物性肝炎。

延胡索

又名元胡索、延胡、元胡、玄胡索。为罂粟科植物延胡索的干燥块茎。多年生草本，茎纤弱。高约20厘米。叶互生，有长柄，2回3出复叶，小叶片长椭圆形至线形，全缘。总状花序顶生。花红紫色，横生于小花梗上。花瓣4片，2轮，上部1片尾部延伸成长矩。蒴果长圆形。块茎呈不规则的小圆球形，直径0.3～2厘米。表面黄棕色，有不规则的细皱纹，外皮有时脱落。上端有茎凹陷的痕。质坚硬，破碎面黄色至姜黄色，角质，有蜡样光泽。主产于浙江、江苏、湖北、湖南等地。辛、苦，温。归心、肝、脾经。活血祛瘀，行气止痛。3～10克；研末，每次1～1.5克。内服：煎汤。孕妇及血虚者禁服。

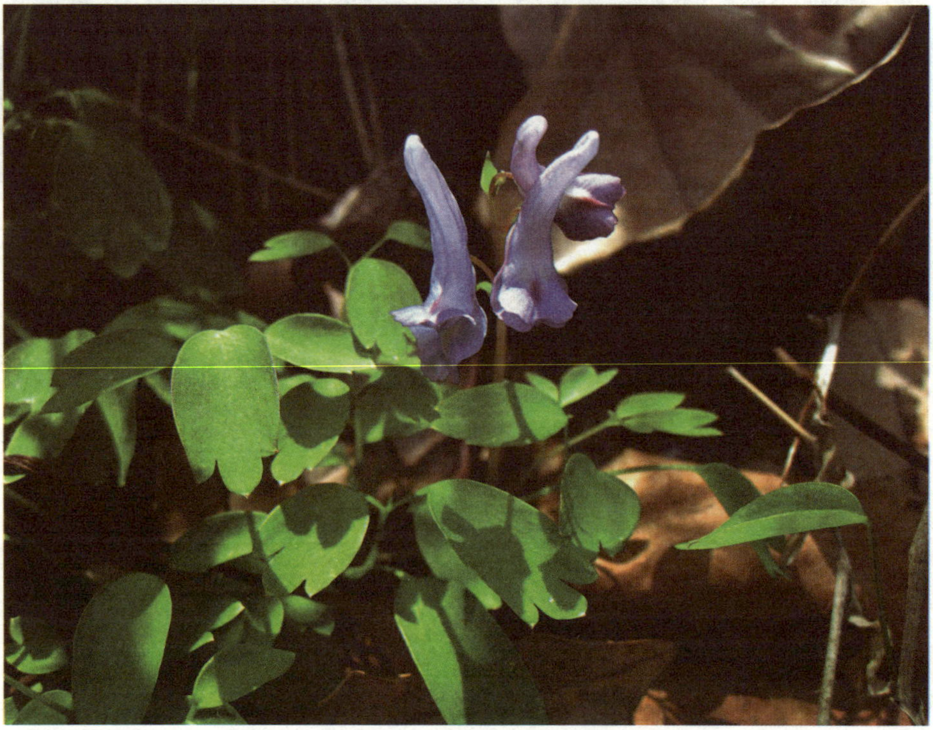

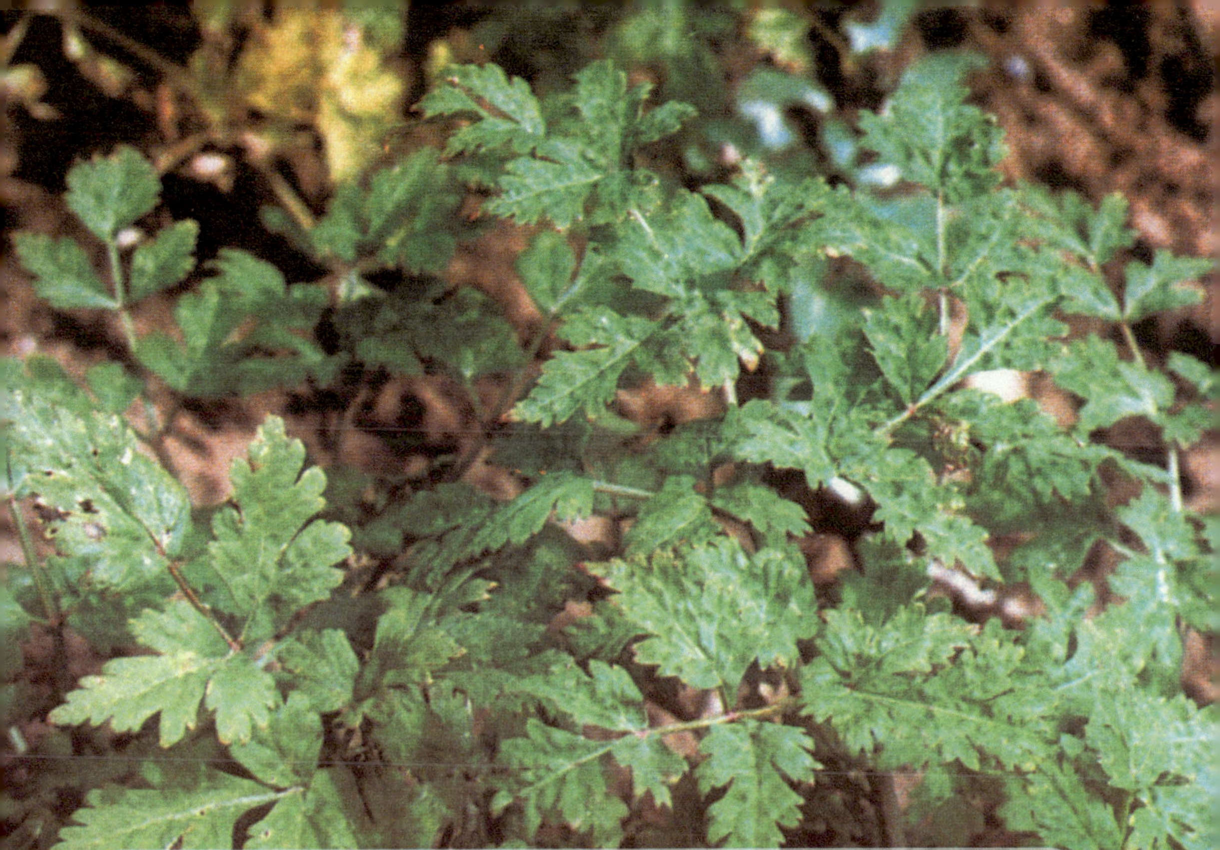

当归

又名文无、干归、夷灵芝、山蕲。为伞形科植物当归的干燥根。多年生草本，高40~100厘米。茎直立，带紫色，有纵直槽纹。叶互生，2~3回奇数羽状全裂，裂片边缘有缺刻，有大形叶鞘。复伞形花序，顶生，花小，白色。双悬果，副(侧)棱成宽而薄的翅，主根圆柱形，下有支根数条。外表棕色至暗棕色，有许多纵纹。主根顶端有横纹。干燥者质坚硬，受潮后变软。断面形成层明显。有分泌腔散在。主产于甘肃、云南、四川。陕西、湖北、贵州亦产。甘、辛，温。归肝、心、脾经。补血调经，活血止痛，润肠通便。6~15克。生用以润肠通便力胜，多用于便秘肠燥；酒炒补血和血力强，多用于血虚体亏，月经不调，跌打伤痛；炒炭止血力强，用治崩中漏下。内服：煎汤。大便滑泄者慎服。

灯心草

又名赤须、虎须草、灯心、碧玉草。为灯心草科多年生草本植物灯心草的干燥茎髓。灯心草科，生于池沼水田间之多年生草本。茎圆而长，绿色如线状，夏日茎之上部侧生花茎，分歧甚多，各缀以花，花小黄绿色。全国各地均产。主产于江苏、湖南、四川、云南、贵州等地。甘、淡，微寒。归心、肺、小肠经。利水通淋，清心除烦。1.5~2.5克。心烦、夜啼朱砂拌用。

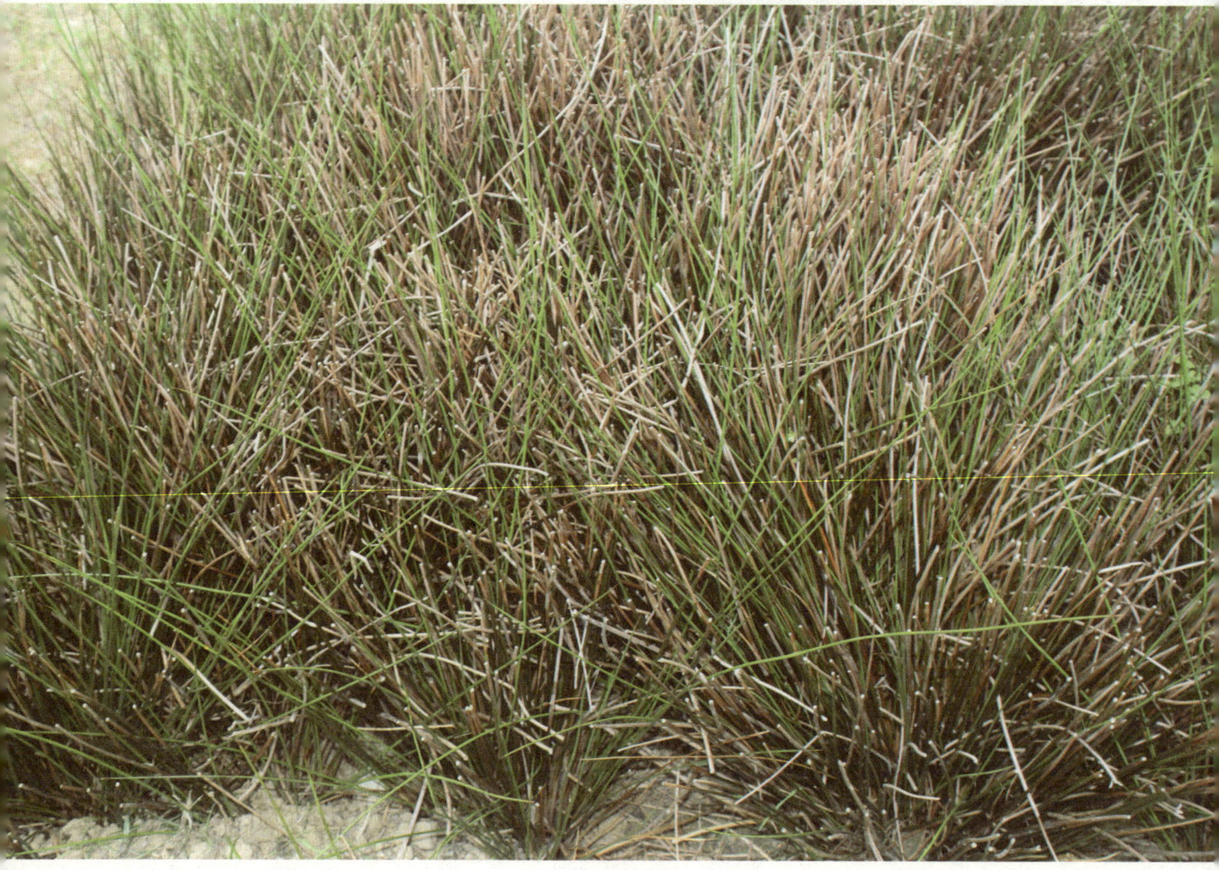

百 部

又名百部草、百条根、牛虱鬼、百奶、山百根、九丛根、闹虱药、九虫根。为百部科植物直立百部、蔓生百部或对叶百部的干燥块根。直立百部为多年生草本，高30~60厘米。块根肉质，很多块根簇生。叶3~4片轮生，卵形或近椭圆形，长4~6厘米，宽2~4厘米，全缘，弧形条3~5条，无柄或柄极短，花多数生于茎下部鳞状叶腋间，花梗向上，花被4，卵状披针形，淡绿色，雄蕊4，紫色，药隔膨大成披针形附属物，子房扁三角形。蒴果卵形。蔓生百部与上种不同点，为攀援状多年生草本，茎长60~100厘米。叶2~4片轮生，卵形或卵状披针形，具长柄。花梗着生于叶片中脉。对叶百部不同于上述两种的主要特征为：茎缠绕，长4~5米，叶对生较大，叶片宽卵形，长10~20厘米，宽3~10厘米，基部心形，叶脉7~13条，花梗腋生，生有1~3朵较大的花。直立百部和蔓生百部块根呈纺锤形，皱缩弯曲，上端稍细长，长5~12厘米，直径0.5~1厘米。表面黄白色或淡黄色，有不规则的深纵沟，并有深皱纹。质脆，易吸潮变软，断面黄白色，微带角质状，中柱部可见浅色维管束小点，多扁缩。直立百部和蔓生百部主产于江苏、安徽、湖北、山东等省。对叶百部主产于湖北、广东、福建、四川、贵州等省。甘、苦，平。归肺经。润肺止咳，灭虱杀虫。3~15克。生用杀虫灭虱力强；炒用温肺止咳，治风寒咳嗽；蜜炙用润肺止咳，治肺痨咳嗽。内服：煎汤，或入丸、散。外用：适量，煎汤洗或灌肠；或研末调涂；或酒浸搽。易伤胃滑肠，脾虚便溏者慎服。本品有小毒，服用过量，可引起呼吸中枢麻痹。

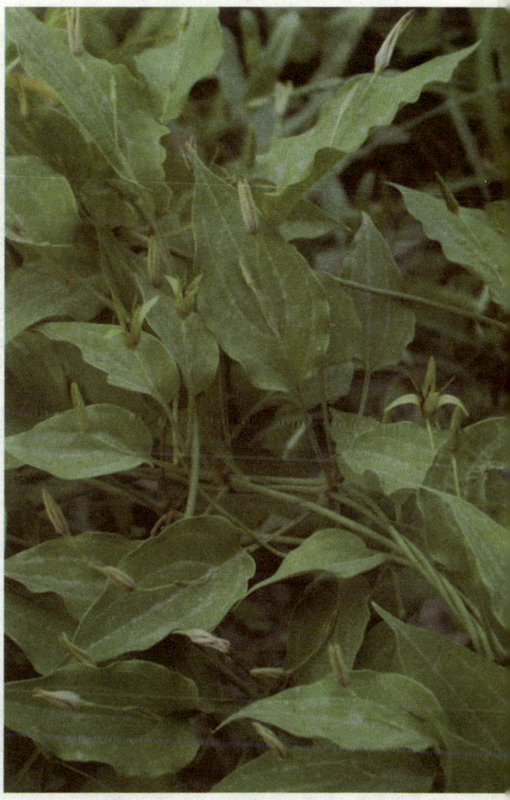

羊蹄

又名牛舌大黄、东方宿、土大黄、鬼目、鸡脚大黄、羊蹄大黄。为蓼科酸模属三种植物的干燥根。羊蹄根呈类圆锥形，长6~18厘米，直径0.8~1.8厘米。根头部有茎基残余及支根痕。根部表面棕灰色，具纵皱纹及横向突起的皮孔样疤痕。质硬易折断，折断面黄灰色颗粒状。全国大部分地区均有。主产于江苏、安徽、浙江、江西、福建、台湾、湖北、湖南、广东、广西、四川等地。苦、涩、寒。归心、肝、大肠经。凉血止血，解毒杀虫，泻下。10~15克。内服，煎服，鲜品加倍；或捣汁饮。外用：适量，捣敷或研末调敷。脾胃虚寒、大便溏薄者慎服。

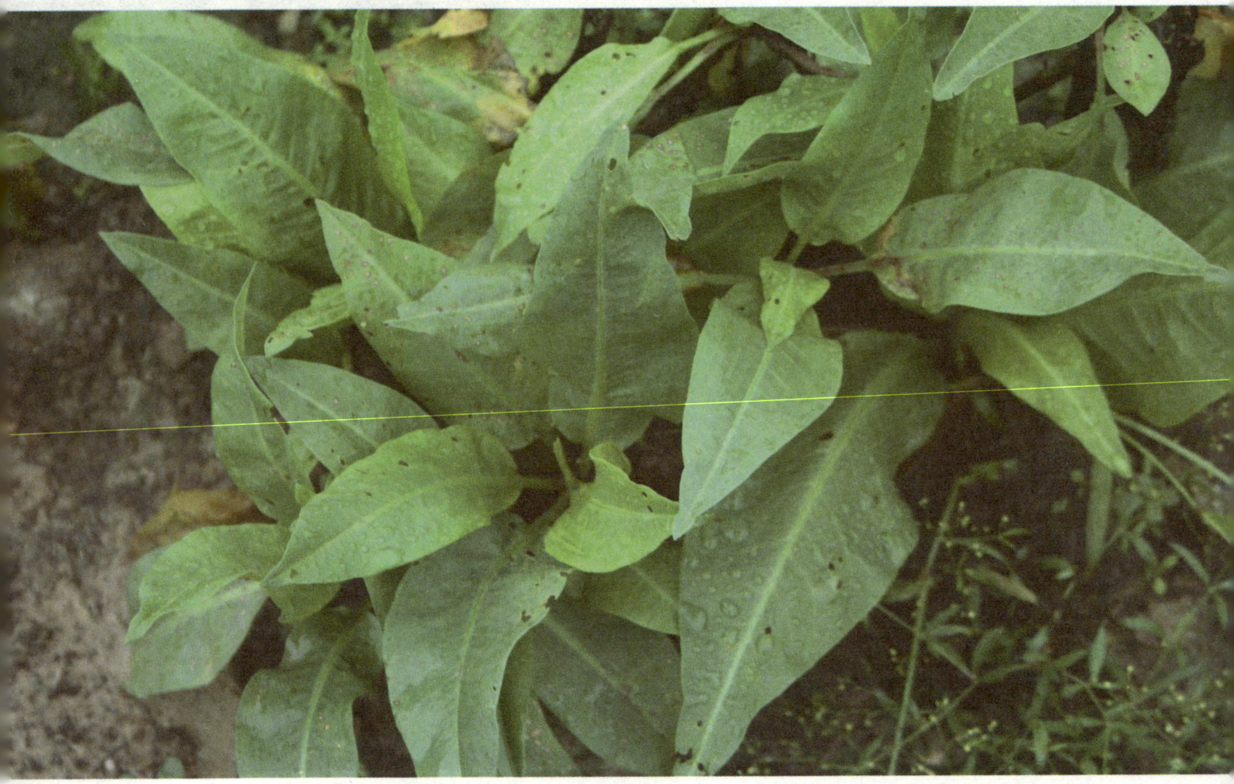

肉苁蓉

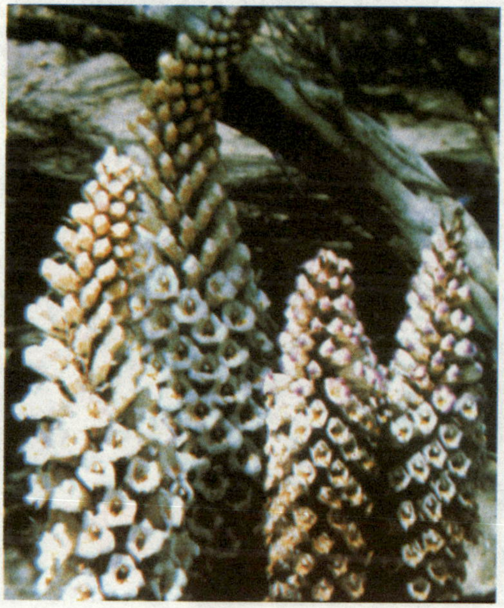

又名金笥、肉松蓉、苁蓉、纵蓉、寸芸、地精、大芸、金笋、地丁。为列当科一年生寄生草本植物肉苁蓉的干燥带鳞片的肉质茎。呈圆柱状而稍扁，一端稍细，常弯曲，长10～30厘米，直径3～6厘米。表面暗棕色至黑棕色或红棕色，密被肥厚的肉质鳞片，排列成复瓦状。质坚实略有韧性，肉质而带油性，不易折断，断面棕色。主产于内蒙古阿拉善盟、乌盟及河套地区，新疆戈壁滩、奇台、阿勒泰，甘肃张掖地区、永昌、山丹、高台，青海共和、兴海等地。甘、咸，温。归肾、大肠经。补肾阳，益精血，润肠通便。6～13克。内服：煎汤，或入丸剂。胃弱便溏者慎服；相火旺，精关失固的遗精禁服。

知识全接触

五 实

五脏俱受实热闭阻的综合证候。出自《素问·玉机真脏论》。指脉盛、皮肤灼热，腹胀、二便不通、精神昏乱等五脏皆有实热的严重证候。这种情况经治疗后，如果有汗出、二便通畅，是邪气有出路的现象，为病情趋向转好的标志。

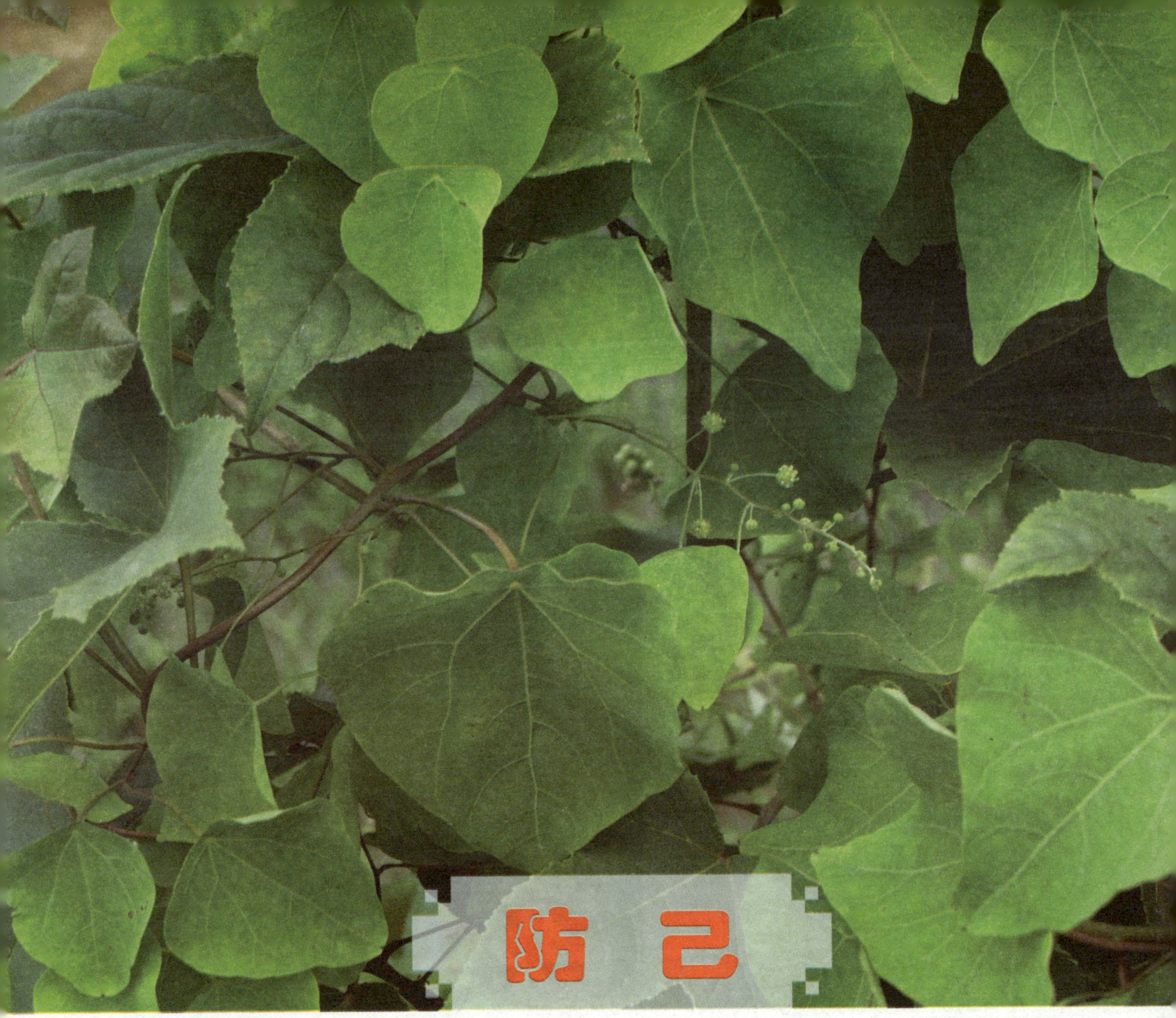

防 己

又名解离、石解、载君行。为马兜铃科植物广防己的干燥根。木质藤本。主根圆柱形。单叶互生，长椭圆形或卵状披针形，先端短尖，基部圆形，全缘，下面密被褐色短柔毛总状花序，有花1~3朵，被毛花被下部呈弯曲的筒状，长约5厘米，上部扩大，三浅裂，紫色带黄色斑纹，子房下位。蒴果长圆形，具6棱，种子多数。根呈圆柱形或半圆柱形，直径1.5~4.5厘米，略弯曲，弯曲处有横沟。表面粗糙，灰棕色或淡黄色，质坚硬不易折断，断面粉性，可见放射状的木质部(俗称车轮纹)。主产于广东、广西等省区。苦，寒。归膀胱、肺经。祛风止痛，利水消肿。3~9克。生用。内服：煎汤，外用：适量。本品苦寒较甚，内服不宜过量，恐伤胃气；味辛性善行，故阴虚者禁服。

防风

又名川防风、铜芸、关防风、茴芸、风肉、茴草、百屏风、百蜚、云防风。为伞形科，植物防风干燥根。药材习称“关防风”。多年生草本，高达80厘米，茎基密生褐色纤维状的叶柄残基。茎单生，二歧分枝。基生叶有长柄，2~3回羽裂，裂片楔形，有3~4缺刻，具扩展叶鞘。复伞形花序，总苞缺如，或少有1片；花小，白色。双悬果椭圆状卵形，分果有5棱，棱槽间，有油管1，结合面有油管2，幼果有海绵质瘤状突起。根呈长圆柱形，下部渐细，有的略弯曲，长15~30厘米，直径0.5~2厘米。根头部较粗有明显密集的环纹，习称“蝗蚓头”，环纹上有的有棕褐色纤维状叶柄残基。表面灰棕色，粗糙，有纵皱纹、横长皮孔及点状突起的细根痕。体轻、质松，易折断，断面不平坦，皮部浅棕色，有裂隙，木质部浅黄色。主产于东北及内蒙古东部。辛、甘，微温。归膀胱、肝、脾经。祛风解表，胜湿止痛，解痉。3~10克。内服：煎汤。血虚发痉及阴虚火旺者禁服。

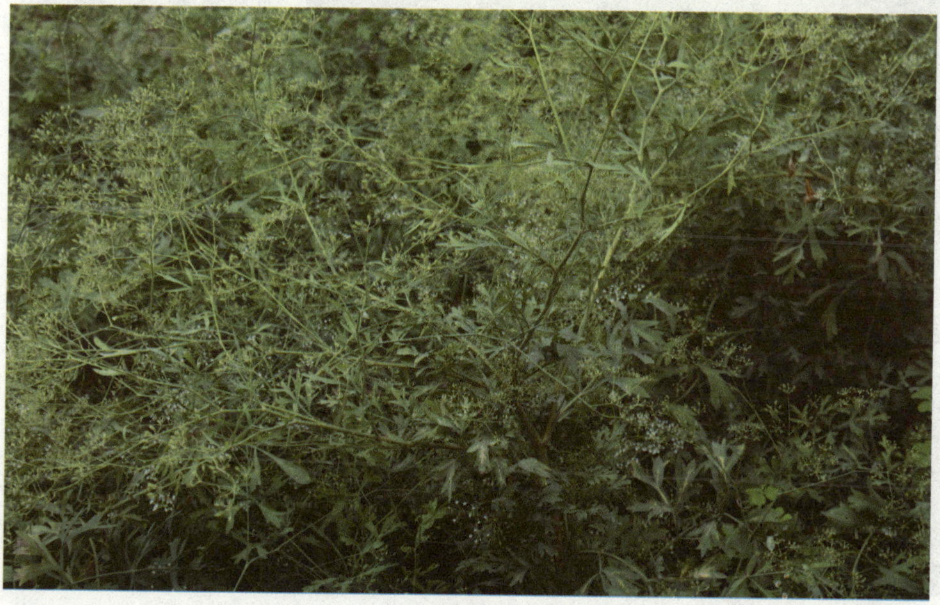

何首乌

又名黄花乌根、地精、马肝石、赤敛、红内消、首乌、小独根、陈知白。为蓼科植物何首乌的干燥块根。多年生缠绕性草本，茎有节基部略呈木质，上部草质。叶互生，心脏形，具长柄，全缘，基部心形，表面光滑无毛，托叶膜质鞘状。圆锥花序顶生或腋生，花多数，细小白色。瘦果有三棱，黑色有光泽，包被于宿存的花被内。块根肥大，多呈纺锤形或不规则球形块状。表面红褐色或红棕色。凹凸不平，有不规则的浅沟或皱纹，皮孔横长。两端有明显的细根断痕，呈纤维状。横切面呈浅红棕色或淡黄棕色，有粉性，皮部常散列一圈圆形的异型维管束，中央有一较大的形成层环，中心常有一木心，形成梅花状的花纹，俗称“云锦花纹”。主产于河南嵩县、卢氏，湖北建始、恩施，广西南丹、靖西，广东德庆，贵州铜仁，四川乐山、宜宾，江苏江宁等地。苦、甘、涩，微温。归肝、肾经。补益精血，截疟，解毒，润肠通便。生首乌，润肠通便，解毒作用较强，多用于便秘，疮疡瘰疬，疟疾；制首乌补肝肾，益精血较好，多用于须发早白，头目眩晕等证。内服：煎汤，生首乌10~15克，制首乌12~30克；熬膏，浸酒，或入丸、散。外用：煎汁涂。大便溏泄及有痰湿者慎服。

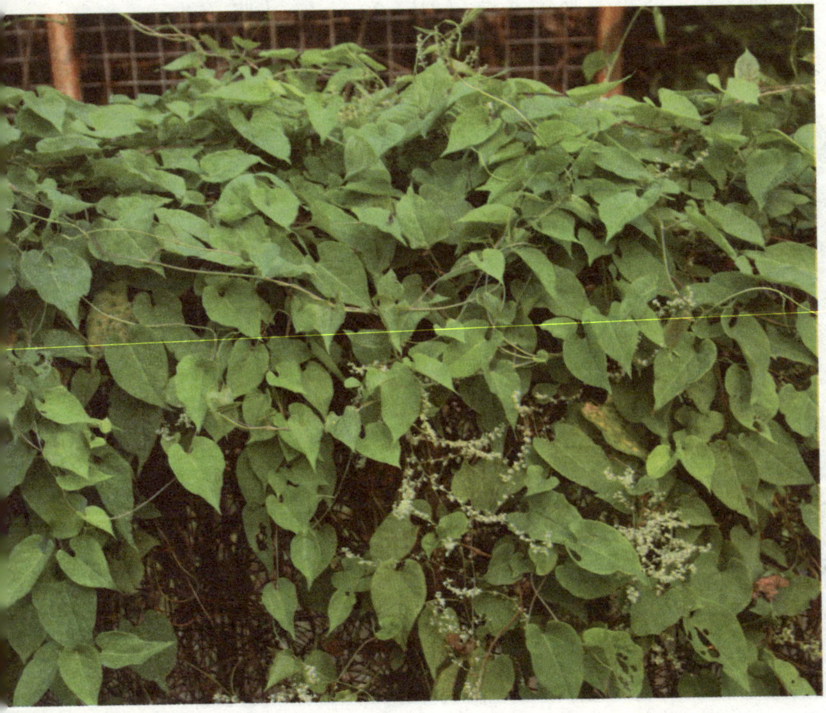

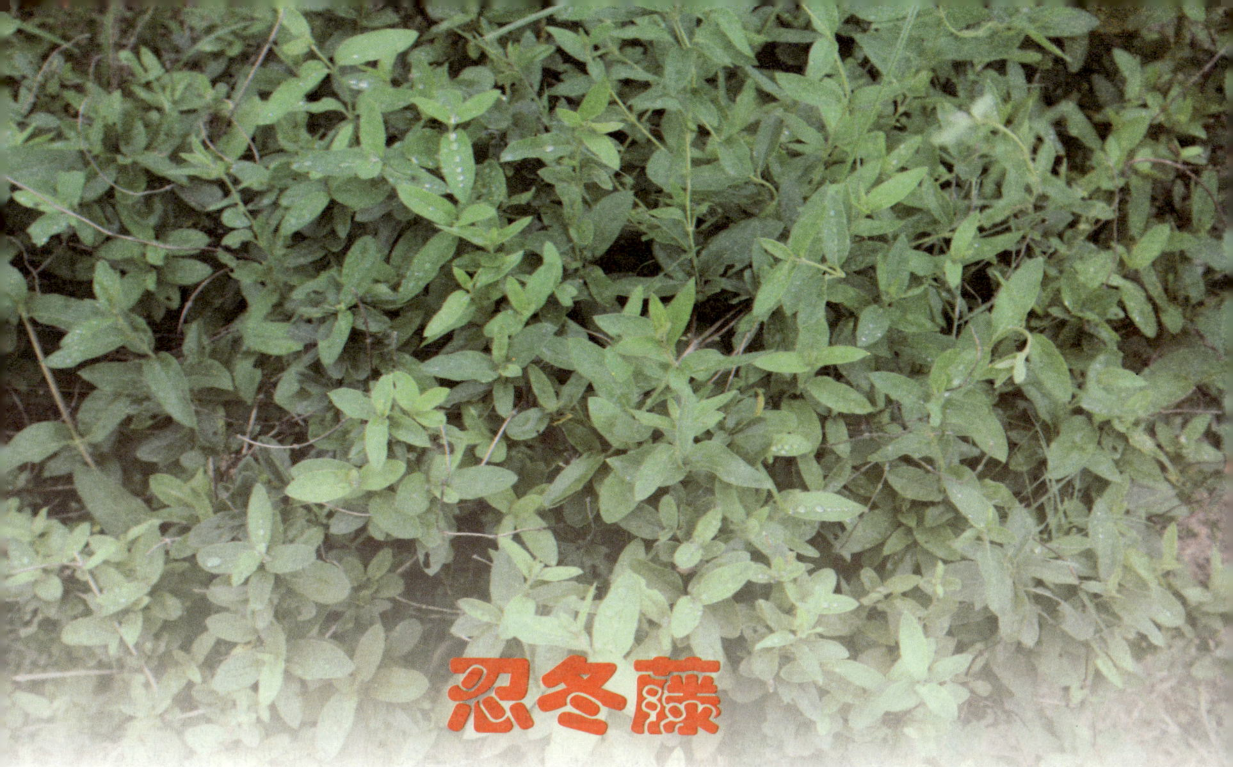

忍冬藤

又名银花藤、金银藤。为忍冬科植物忍冬的干燥茎枝。干燥茎呈细长圆柱形，直径1.5～7毫米，表面晒红色或灰棕色，有细柔毛，尤以嫩枝为多。皮部易剥落，常撕裂作纤维状。茎上叶绿黄色，多破碎不全。质坚脆，断面灰白色或黄白色，中央髓部有空隙。气弱，味淡。忍冬主产河南；次产山东、广西、安徽、浙江、陕西、四川、贵州、湖南、湖北、江苏、江西、广东及辽宁；其他省区大都有分布。红腺忍冬产于贵州、广西、湖南、湖北、江西、浙江、江苏、安徽、福建、广东及云南；台湾有分布。山银花主产广东、广西及云南。毛花柱忍冬产于广西。秋、冬割取带叶的茎藤，扎成小捆，晒干。味甘，性寒。归心肺经。清热，解毒，通络。用于温病发热、咽肿、肺痈、痄腮、痢疾、风湿痹痛、痈肿疮毒、疥癣等症。配黄芪、当归、甘草，治痈疽发背，肠痈，乳痈，无名肿毒；配稀莶草、鸡血藤、老鹳草、白薇，治风湿痹痛。9～30克。内服：水煎剂，入丸、散或浸酒。

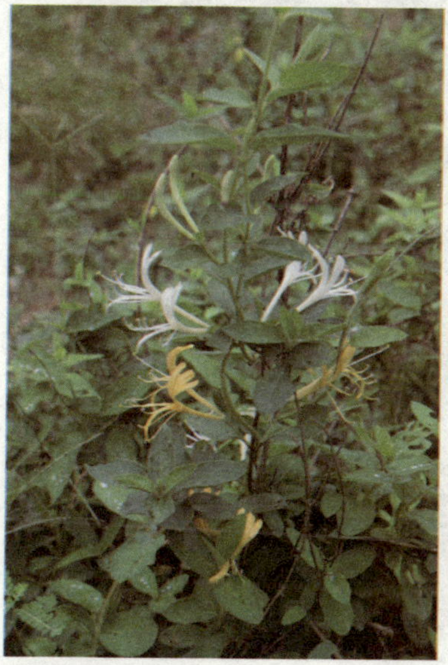

沉香

又名速香、蜜香、没香、沉水香、木蜜。为瑞香科植物白木香及沉香含有树脂的心材。白木香：常绿乔木，高达15米，小枝被柔毛，芽密被长柔毛。单叶互生，革质，叶片卵形或倒卵形至长圆形，长5~10厘米，宽2~4厘米，先端渐尖，基部楔形，全缘，两面被疏毛，后渐脱落而光滑。伞形花序，被灰色柔毛；花梗长4~12厘米，花被钟状，5裂，黄绿色，被柔毛，蒴果倒卵形。种子卵形，有附属体。沉香与以上的不同点是，叶椭圆状披针形或倒披针形，先端长渐尖。伞形花序无梗或具短梗，花白色。白木香：呈不规则块状、条状。表面凹凸不平，有刀削痕，可见黑褐色与黄白色相间的斑块及小点。孔洞及凹窝表面呈朽木状。质疏松，刀削有颗粒或粉末脱落。大多不沉于水。断面为不整齐刺状。香气特异，味微苦，点燃时发生强烈香气及浓烟，并有黑色油状物渗出。以体重、色棕黑油润、香气浓者为佳。沉香：圆柱状、棒状、盔状，大小不一，两端及表面均有刀削痕迹，有时呈朽木状。表面淡黄棕色至灰黑色，密布断续的棕黑色细纹，有时并见渗出的棕黑色树脂斑痕。质坚硬而重，能沉水或半沉水。横断面可见致密的棕黑色小斑点。白木香主产于广东省，广西、福建等省区亦产。沉香主产于印度尼西亚、马来西亚、柬埔寨及越南等国。辛、苦，微温。归脾、胃、肾经。行气止痛，温中止呕，温肾纳气。3~5克，后下；研末，0.5~1.5克。生用。内服：煎汤，或入丸、散。阴虚火旺及气虚下陷者慎服。

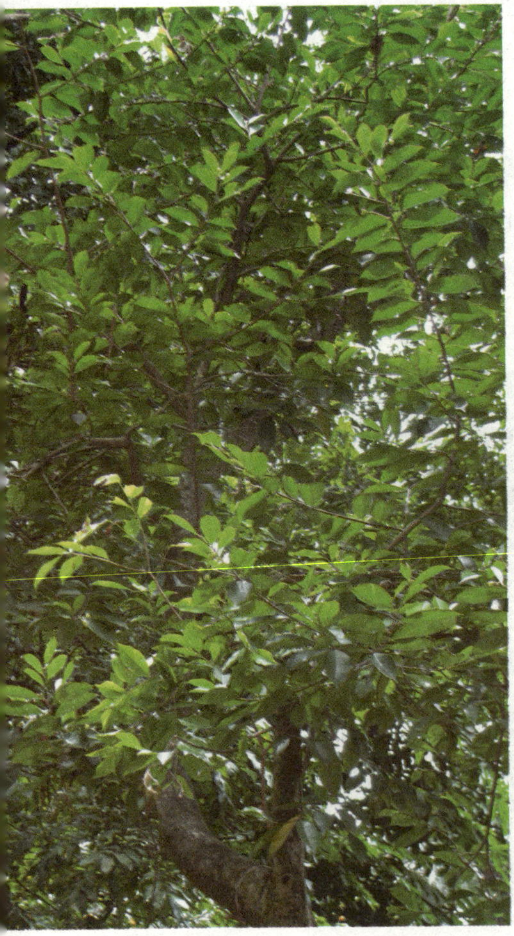

羌 活

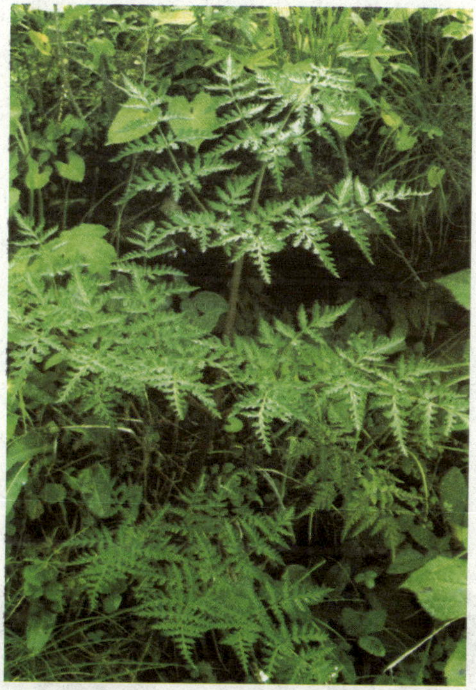

又名羌滑、羌青、胡王使者、护羌使者、黑药。为伞形科植物羌活或宽叶羌活的干燥根茎及根。多年生草本，高60～150厘米；茎直立，淡紫色，有纵沟纹。基生叶及茎下部叶具柄，基部两侧成膜质鞘状，叶为2～3回羽状复叶，小叶3～4对，卵状披针形，小叶2回，羽状分裂至深裂，最下一对小叶具柄；茎上部的叶近无柄，叶片薄，无毛。复伞形花序，伞幅10～15；小伞形花序约有花20～30朵，花小，白色。双悬果长圆形、主棱均扩展成翅，每棱槽有油管3个，合生面有6个。宽叶羌活与上种区别点为：小叶长圆状卵形至卵状披针形，边缘具锯齿，叶脉及叶缘具微毛。复伞形花序，伞幅14～23；小伞形花序上生多数花，花淡黄色。双悬果近球形，每棱槽有油管3～4个，合生面有4个。羌活主产于四川、云南、青海、甘肃等省。宽叶羌活主产于四川、青海、陕西、河南等省。辛、苦，温。归膀胱、肝、肾经。祛风散寒，胜湿止痛。3～10克。血虚痹痛、阴虚头痛者慎用。

苍术

又名地葵、赤术、山芥、马蓟、仙姜、青术、京茅术、仙术、枪头菜、茅术山、刺菜、关南术、南术、茅君宝等。为菊科植物茅苍术或北苍术的干燥根茎。茅苍术为多年生草本，高达80厘米；根茎结节状圆柱形。叶互生，革质，上部叶一般不分裂，无柄，卵状披针形至椭圆形，长3~8厘米，宽1~3厘米，边缘有刺状锯齿，下部叶多为3~5深裂，顶端裂片较大，侧裂片1~2对，椭圆形。头状花序顶生，叶状苞片1列，羽状深裂，裂片刺状；总苞圆柱形，总苞片6~8层，卵形至披针形；花多数，两性，或单性多异株，全为管状花，白色或淡紫色；两性花有多数羽毛状长冠毛，单性花一般为雌花，具退化雄蕊5枚，瘦果有羽状冠毛。北苍术与茅苍术的不同点在于：叶片较宽，卵形或狭卵形，一般羽状5深裂，茎上部叶3~5羽状浅裂或不裂。头状花序稍宽。茅苍术呈不规则结节状圆柱形，略弯曲，长3~10厘米，直径1~2厘米。表面灰棕色。有皱纹及残留的须根，顶端具茎痕及残茎基。质坚实，断面黄白色或灰白色，散有多数橙黄色或棕红色油点，习称“朱砂点”。香气特异，味微辛、苦。北苍术呈疙瘩块状或结节状圆柱形，长4~9厘米。表面棕黑色，除去外皮者黄棕色。质较疏松，断面散有黄棕色油点。茅苍术主产于江苏、湖北、河南等省。北苍术主产于华北及西北地区。辛、苦，温。归脾、胃经。燥湿健脾，辟秽化浊，祛风湿。5~10克。内服：煎汤，外用：适量，研末调敷。阴虚内热、津液亏虚、表虚多汗者禁服。

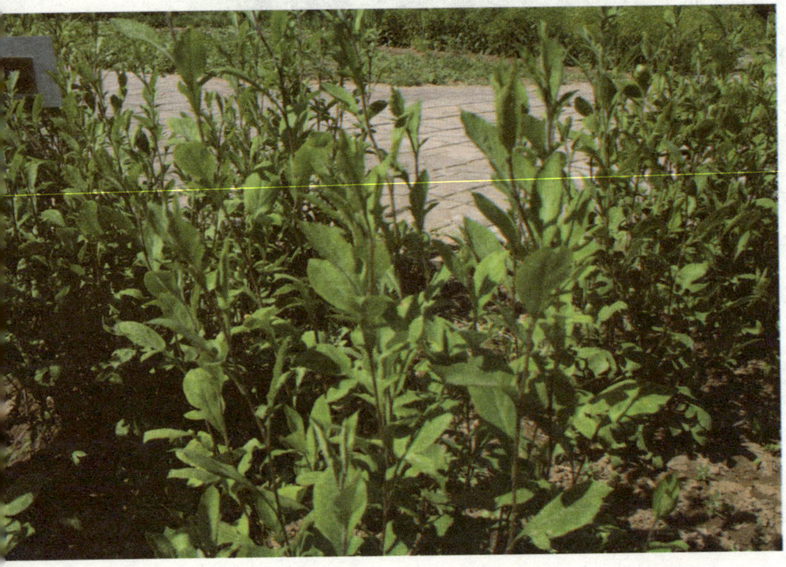

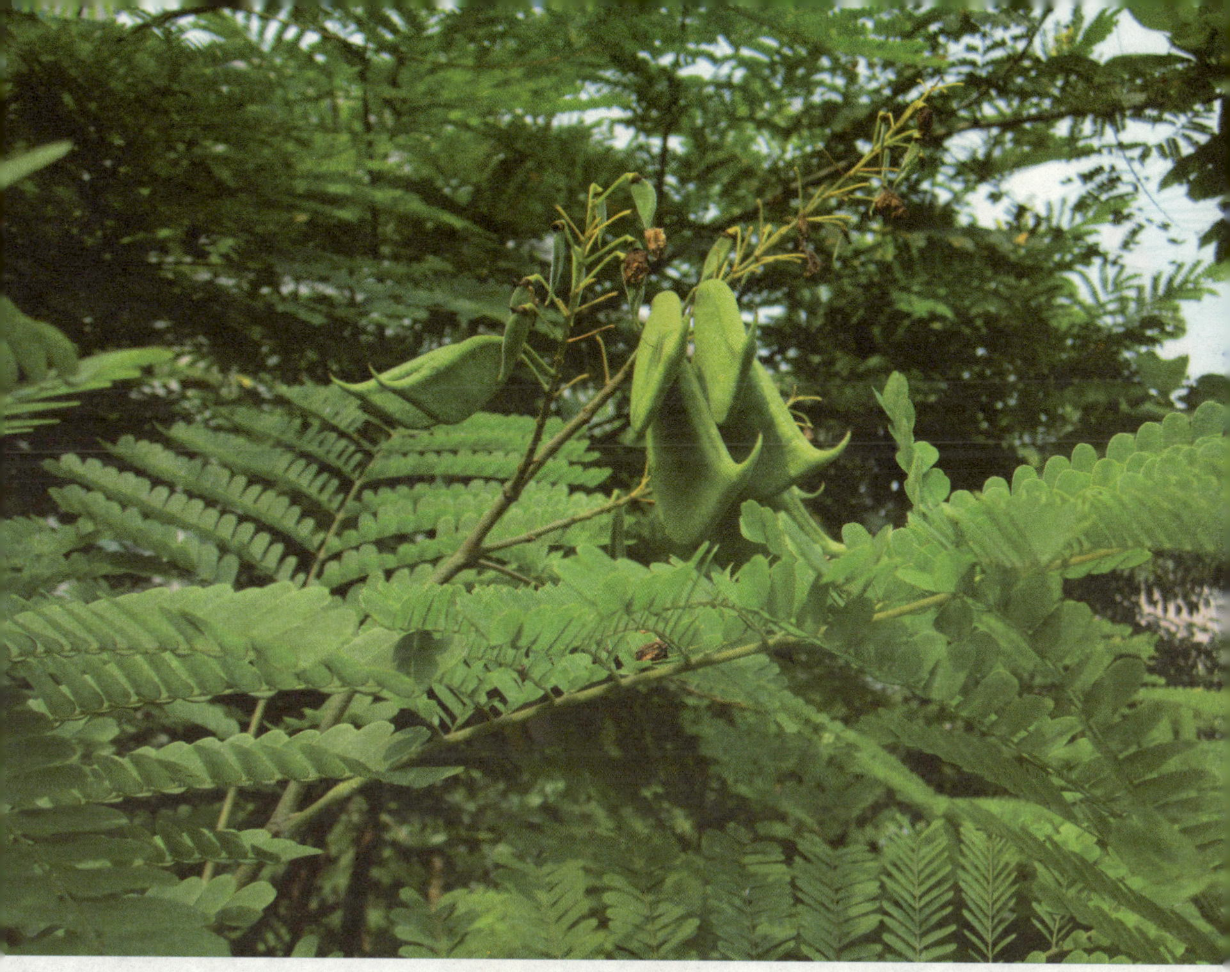

苏木

又名苏方木、红柴、赤木。为豆科植物苏木的干燥心材。干燥心材呈圆柱形，有的连接根部，呈不规则稍弯曲的长条状，长8~100厘米，直径3~10厘米。表面暗棕色或黄棕色，可见红黄色相间的纵走条纹，有刀削痕及细小的凹入油孔。横断面有明显的年轮，有时中央可见黄白色的髓，并具点状闪光。质致密，坚硬而较重，无臭，味微涩。以本品投放热水中，水染成鲜艳的桃红色，加醋则变为黄色，再加碱又变成红色。主产于广西百色、龙津，云南景东、元江、麻栗坡、马关、丽江及海南、台湾等地。甘、咸、辛，平。归心、肝、脾经。散瘀消肿，活血调经。3~10克。生用。多用破血，少用和血。内服：煎汤，或研末、熬膏服。外用：适量，研末敷。孕妇禁服。血虚无淤滞者慎服。

赤芍

又名红芍药、芍药、臭牡丹根、赤芍药。为毛茛科植物芍药及川赤芍的干燥根。川赤芍为多年生草本。茎直立。茎下部叶为2回3出复叶，小叶通常二回深裂，小裂片宽0.5~1.8厘米。花2~4朵生茎顶端和其下的叶腋；花瓣6~9，紫红色或粉红色；雄蕊多数；心皮2~5。蓇葖果密被黄色绒毛。根为圆柱形，稍弯曲。表面暗褐色或暗棕色，粗糙，有横向突起的皮孔，手搓则外皮易破而脱落（俗称糟皮）。质硬而脆，易折断，断面平坦，粉白色或黄白色，富粉性（俗称粉碴），气微香，味微苦涩。主产于内蒙古、辽宁、黑龙江、吉林、陕西；甘肃、四川、贵州、云南等地亦产。苦，微寒。归肝经。清热凉血，活血化瘀，止痛。6~15克。煎服。血寒经闭者不宜用。反藜芦。

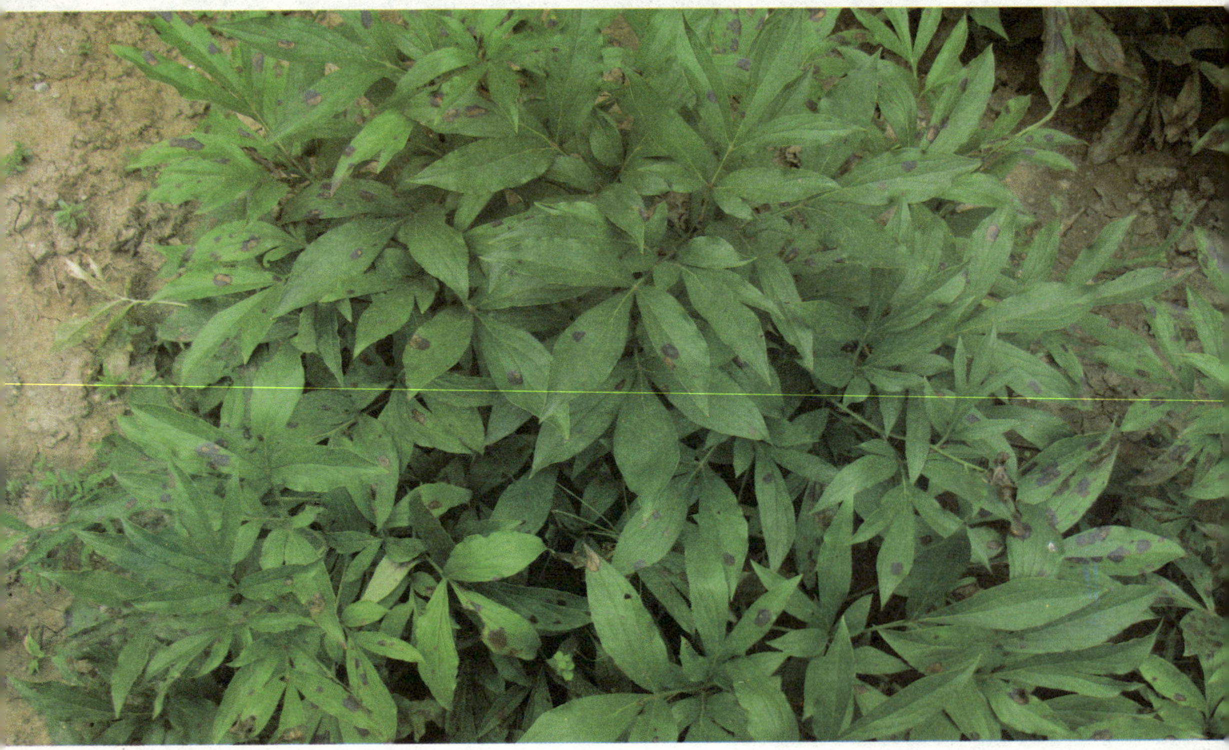

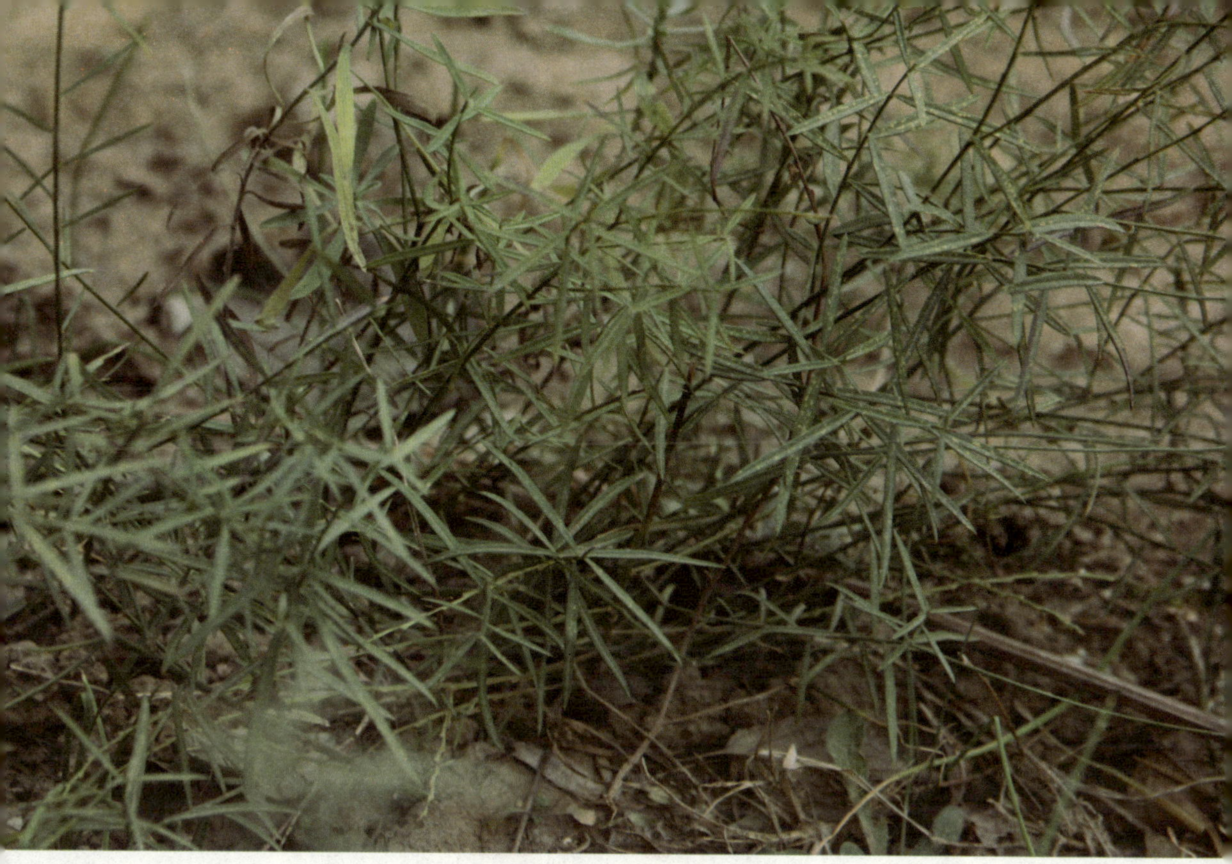

远志

又名小鸡根、细草、线茶、棘菀、小草、苦远志、关远志、醒心杖。为远志科植物远志的干燥根。多年生矮小草本，高约30厘米，茎丛生，纤细，近无毛。叶互生，线形或狭线形，近无柄。总状花序，花偏向一侧；花绿白色带紫，萼片5，外轮3片小，内轮2片花瓣状；花瓣3，下部联合，中间花瓣呈龙骨瓣状，顶端有丝状附属物；雄蕊8，花丝基部合生成鞘状。蒴果扁，倒卵形，边缘有狭翅。种子扁平、黑色、密被白色细茸毛。根呈细圆柱形，多弯曲，长3~10厘米，直径0.2~1厘米。表面灰棕色或灰黄色，有多数深陷的横沟纹或横裂，老根的横纹更密集深陷而呈结节状。主产于山西、陕西、吉林、河南等省。苦、辛，微温。归心、肺、肾经。能开心气散郁结，交通心肾而安神益智。3~10克。内服：煎汤，或浸酒服，或入丸、散。外用：适量，酒调敷或煎汁涂。本品温燥，实火或阴虚阳亢者慎服。本品对胃黏膜刺激性较强，内服过量易引起呕吐。

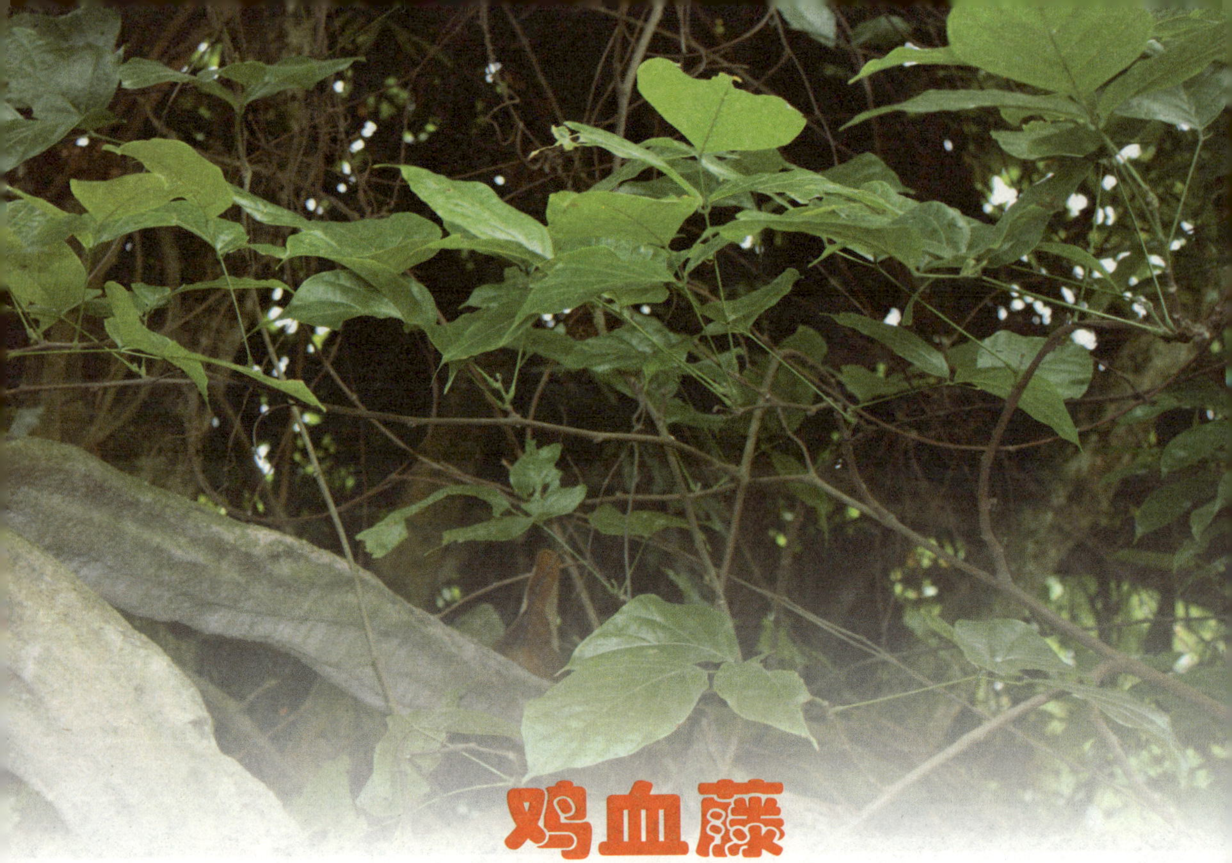

鸡血藤

又名血节藤、血风藤、山鸡血藤、血藤、鸡血屯、血风。为豆科植物密花豆的干燥茎藤。质大藤本，长数十米，茎干无毛，呈扁圆柱形，砍断后有红色汁液流出。复叶互生，小叶三枚。阔椭圆形或宽卵形，长12~20厘米，宽7~15厘米，上面疏被短硬毛，下面沿脉疏被短硬毛，小托叶针状。圆锥花序腋生，花多数，近无柄，花长约10毫米，花萼肉质筒状，被白色短硬毛；花冠蝶形，白色，雄蕊10枚，2体；子房亦被白色毛。荚果刀状，长18~10.5厘米，宽2.5~3厘米，被绒毛，仅顶部有1枚种子。茎呈长圆柱形，稍偏而略弯曲，直径2~7厘米，表面灰棕色，栓皮脱落处呈红棕色，有纵沟纹及小点状皮孔。体轻，质硬，难折断，折断面呈不整齐的裂片状。本品切片呈椭圆形或长矩圆形斜切片，厚0.3~1厘米。切面木部淡红色或红棕色，有多数小孔(导管)不规则排列，韧皮部的红棕色或黑棕色树脂状分泌物与木部相间排列。呈偏心性半圆形环。髓部小，偏向一侧。气微味涩。分布于广西、广东、湖南。苦、甘，温。归肝、肾经。既能行血补血，又能舒筋活络，风湿痹痛兼血虚或淤滞者均可选用。9~30克。鸡血藤膏，宜烊化冲服。有实验表明，鸡血藤有促进微循环障碍发展的作用。

麦门冬

又名寸冬、沿阶草根、麦门冬。为百合科植物沿阶革的块根。多年生草本，地下具细长匍匐枝，须根顶端有膨大的块根。叶丛生，叶片窄线形。由根抽生，总状花序。花小，淡紫色，花被6片，雄蕊6枚，花丝不明显，子房半下位。浆果球形，熟时黑蓝色。块根呈纺锤形，两端略尖，扁圆不一，长1.5~3厘米，中部直径3~6厘米。表面黄白色或淡黄色，半透明，具细纵纹。质柔韧，断面黄白色，角质状、半透，中央有细小木心(中柱)。主产于浙江、四川。甘、微苦，微寒。归肺、心、胃经。能养肺阴、润肺燥，且能化痰止咳。6~15克，大剂量可用至3克。生用专于润肺，多治燥咳，肺虚痨嗽；炒用养胃生津力强，多用于消渴，便秘；朱砂拌多用于清心除烦。内服：煎汤。脾胃虚寒，痰湿内阻，暴感风寒之咳嗽均慎服。

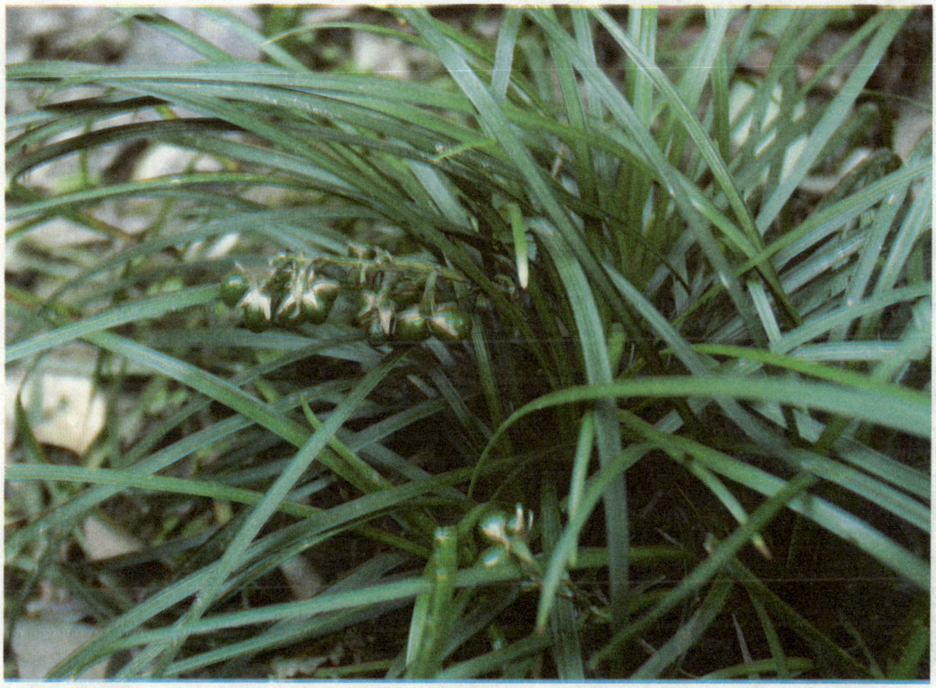

佩兰

又名香草、女兰、兰草、省头草、水香、千金草、燕尾香、孩儿菊、香水兰、香草木樨。为菊科植物佩兰的干燥地上部分。多年生草本，高70～120厘米。根茎横走；茎直立，带红紫色，上部及花序枝上的毛较密，中下部脱毛。叶对生，通常3深裂，中裂片较大，长圆形或长圆状披针形，长5～12厘米，宽2.5～4厘米，边缘有锯齿，背面沿脉有疏毛，无腺点，揉之有香气。头状花序排列成聚伞状；总苞长6～9毫米，排成2～3列，苞片长圆形至倒披针形，常带紫红色；每个头状花序有花4～6朵；花两性，全为管状花，白色或微红色。瘦果圆柱形，熟时黑褐色。茎平直，圆形，直径1.5～4毫米；少分枝；表面黄棕色、黄绿色或略带紫色，有细纵棱线，节明显，节间长约7厘米。质脆，易折断，断面纤维状，类白色，木部有疏松的孔，髓部约占直径1/2，有时中空。对生的叶片多皱缩破碎或脱落，少有完整者，呈绿褐色或微带黄色。完整叶展平后通常3裂，分裂者中间裂片呈披针形或长圆状披针形，基部狭窄，边缘有锯齿。产于河北、山东、江苏、浙江、广东、广西、四川、湖南、湖北等省区。辛，平。归脾、胃、肺经。既能化湿，又能解暑。5～10克。生用，解暑辟秽鲜品尤宜。内服：煎汤，鲜品倍量。阴虚血燥、气虚者慎服。

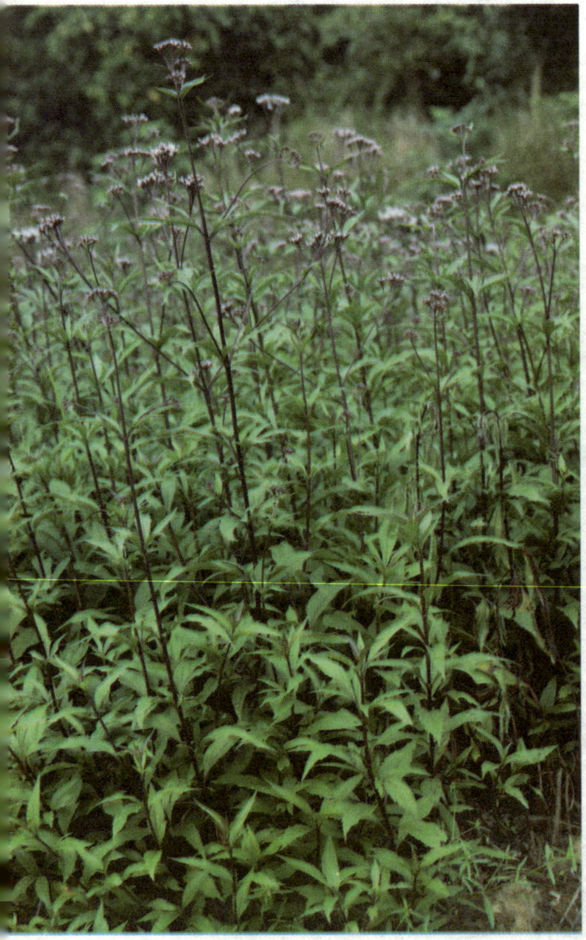

刺五加

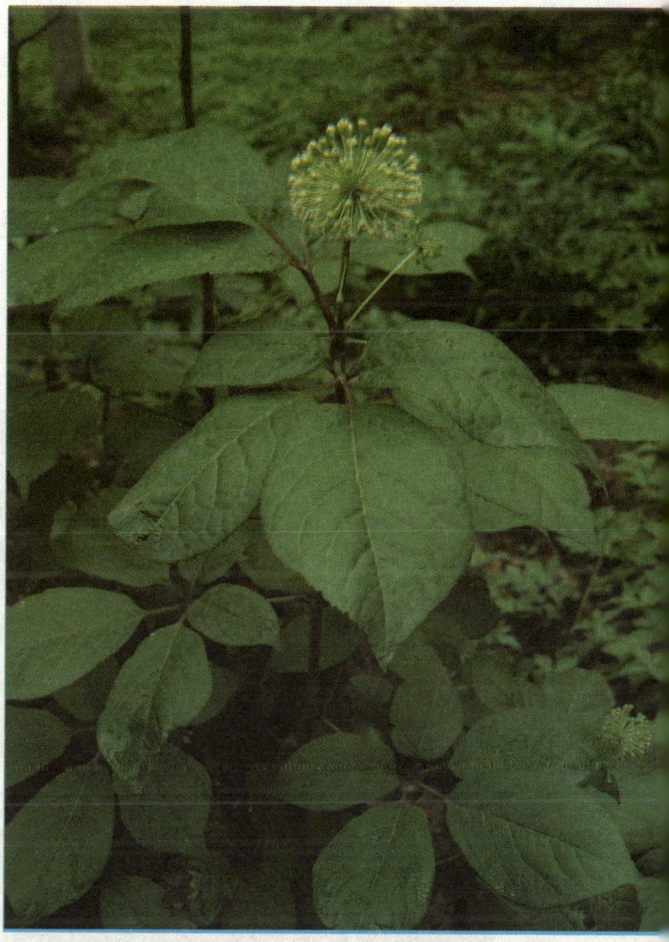

又名五加皮、五加、香五加、南五加、刺拐棒。为五加科植物刺五加的根及根茎。根茎呈结节状不规则圆柱形，直径1.4~4.2厘米，有分枝，上端可见不定芽发育的细枝，下部与根相接；表面灰棕色，有纵皱，弯曲处常有密集的横皱纹，皮孔横长，微突起而色淡。根圆柱形，多分枝，直径0.3~1.5厘米，长3.5~12厘米，表面灰褐色或黑褐色，粗糙，有细纵沟及皱纹，皮较薄，有的剥落，剥落处呈灰黄色。质硬，断面黄白色，纤维性。主产于黑龙江呼玛、铁力、伊春、五常、阿城、尚志、宁安、虎林等地。此外吉林、辽宁、河北、山西、陕西等地亦产。辛、微苦，温。归脾、肾经。既善补脾胃之气以助运化，又可温肾助阳以暖脾土，且兼安神之功，故用于脾肾阳气不足之腰膝酸软、体重乏力、失眠多梦、食欲不振等症，常用刺五加浸膏、刺五加冲剂等，独取本品一味。15~45克。煎服。本品虽具广泛和缓补益作用，然总属性温之品，阴虚内热之症应慎用之。

明党参

又名明沙参、土人参、山花、百丈光、金鸡爪、天瓠、红党参、粉沙参、明参。为伞形科植物明党参的干燥根。根圆柱形，长纺锤形或不规则条块，略扭曲，长6~20厘米，直径0.5~2厘米。表面黄白色，光滑，半透明，常有纵沟纹，有的具红棕色斑点。质硬而脆，角质样，短粗状的不易折断，折断面平坦，黄白色，皮部较薄，黄白色，易与木部剥离，木部色较淡，粗短者，有时中空。气微，味淡。分布于江苏、浙江、安徽、江西、湖北、四川等地。甘、微苦，凉。归肝、脾经。甘能生津、苦能清热，有清肺热，补气生津之功。5~10克。本品性寒，脾虚泄泻者慎用。本品大量服食易引起浮肿。

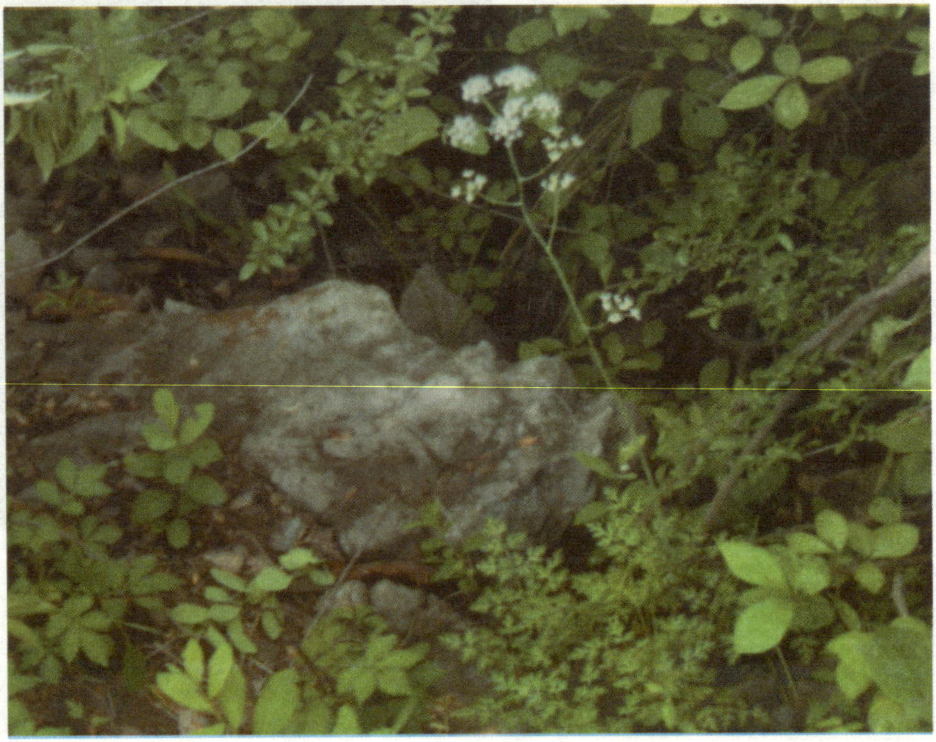

泽 泻

又名及泻、水泻、鹄泻、芒芋、牛唇。为泽泻科植物泽泻的干燥块茎。呈类球形、椭圆形或卵圆形，长2~7厘米，直径2~6厘米。表面黄白色或淡黄棕色，有不规则的横向球状凹陷，并散有众多突起的须根痕，在块茎的基部尤密。质坚实，破折面黄白色，颗粒性，在扩大镜下观察薄壁组织海绵样，有多数细孔，并可见纵横散生的棕色维管束。主产福建、四川及江西；广东、广西、湖北及湖南也产；其他各区亦有分布。甘、淡，寒。归肾、膀胱经。用于小便不利、水肿胀满、痰饮泄泻、带下淋浊、阴虚火亢。5~10克。生用渗湿利水作用强，用于水肿、淋症、黄疸等；炒用渗湿和脾，用于泄泻、眩晕；盐炒入肾，治腰痛、遗精。内服：煎汤。

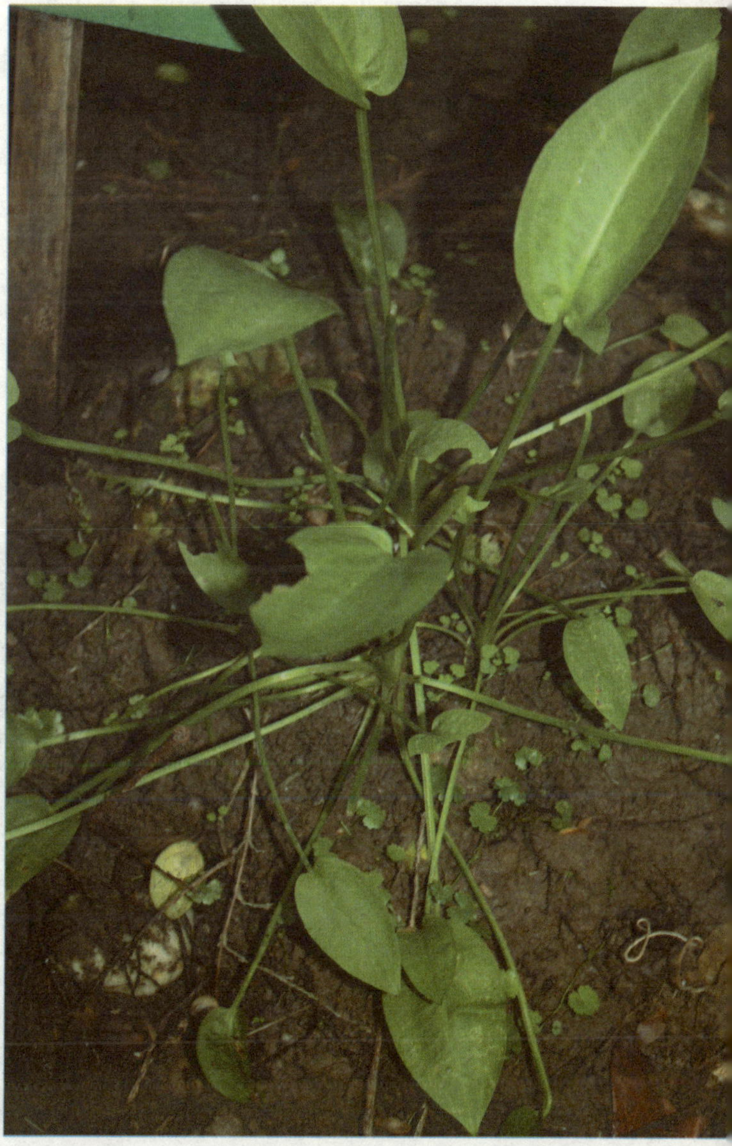

知 母

为百合科植物知母的干燥根茎。多年生草本，根茎横走，密被膜质纤维状的老叶残基。叶丛生，线形，质硬。花茎直立，从叶丛中生出，其下散生鳞片状小苞片，2~3朵簇生于苞腋，成长形穗状花序，花被长筒形，黄白色或紫堇色，有紫色条纹。蒴果长圆形，熟时3裂。种子黑色。毛知母呈长条状，微弯曲，略扁，少有分枝，长3~15厘米，直径0.8~1.5厘米，顶端有残留的浅黄色叶痕及茎痕，习称“金包头”，上面有一凹沟，具环节，节上密生残存的叶基，由两侧向上方生长，根茎下有点状根痕。质硬，断面黄白色。无臭，味甘、苦，有黏性。知母肉表面黄白色较平滑，有扭曲的沟纹，有的可见叶痕及根痕。主产于河北、山西、内蒙古、陕西及东北的西部地区。苦、甘、寒。归肺、胃、肾经。清热泻火，滋阴生津。6~12克。生用泻火力专，多用于肺火、胃火症；炒用滋阴润燥为优，用于肺、胃阴伤；盐水炒滋肾，用于肾虚火旺症。内服：煎汤。本品性寒质润，能伤胃滑肠，故不宜多服、久服，脾虚便溏者忌服。

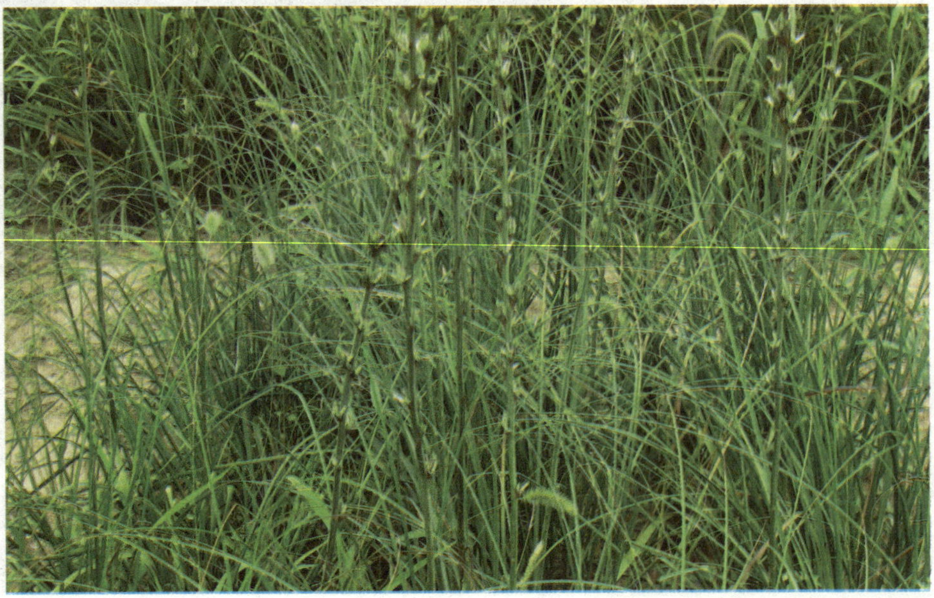

苦 参

又名地参、苦骨、山槐树根、川参、野槐根、凤凰爪、苦槐子根、牛参。为豆科植物苦参的干燥根。本植物为落叶灌木，高0.5~1.5米。叶为奇数羽状复叶，托叶线形，小叶片11~25，长椭圆形或长椭圆披针形，长2~4.5毫米，宽8~2厘米，上面无毛，下面疏被柔毛。总状花序顶生，花冠蝶形，淡黄色，雄蕊10，离生，仅基部联合，子房被毛。荚果线形，于种子间缢缩，呈念珠状，熟后不开裂。根呈圆柱形，下部有时分枝，长10~35厘米，直径1~2.5厘米。表面棕黄色或灰黄色，有明显的纵皱纹，并有横长皮孔，栓皮薄，易剥落向外卷。而现黄色光亮的内层栓皮。质坚韧，难折断，断面纤维性，黄白色，具放射状纹理及裂隙。全国大部分地区均产。均为野生。苦，寒。归心、肝、胃、大肠、膀胱经。清利湿热，祛风止痒。生用。内服：煎汤3~10克，或入丸剂。外用：适量，煎汤洗。本品苦寒，脾胃虚寒者禁服。不宜与藜芦同用。

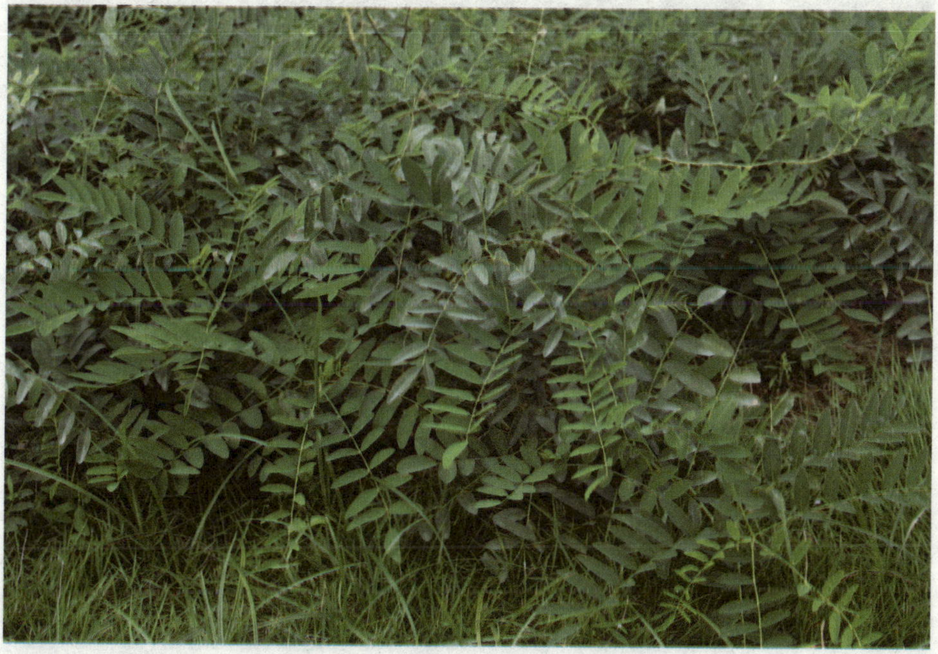

虎杖

又名斑根、苦杖、蛇总管、酸杖、阴阳莲、斑杖。为蓼科多年生草本植物虎杖的根茎和根。多为圆柱形短段或不规则厚片，长1~7厘米，直径1.5~2.5厘米。外皮棕褐色，有明显的纵皱纹、须根和点状须根痕。切面皮部较薄，木部宽广，棕黄色，射线放射状，皮部与木部较易分离。根茎髓中有隔或呈空洞状。质坚硬。气微，味微苦、涩。我国大部分地区均产。苦，寒。归肝、胆、肺经。能活血通经，祛瘀止痛、清热利湿、清热解毒、清热化痰。10~30克。生用。内服：煎汤，外用：适量，捣敷或研末敷，或煎水浸洗。孕妇慎服。

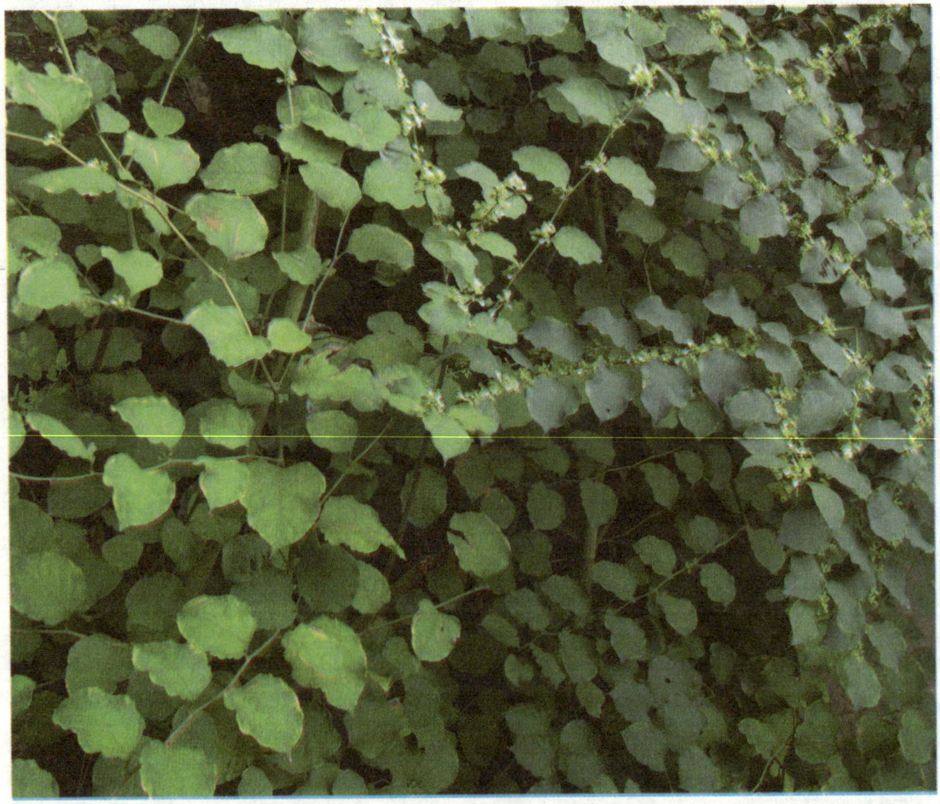

贯 众

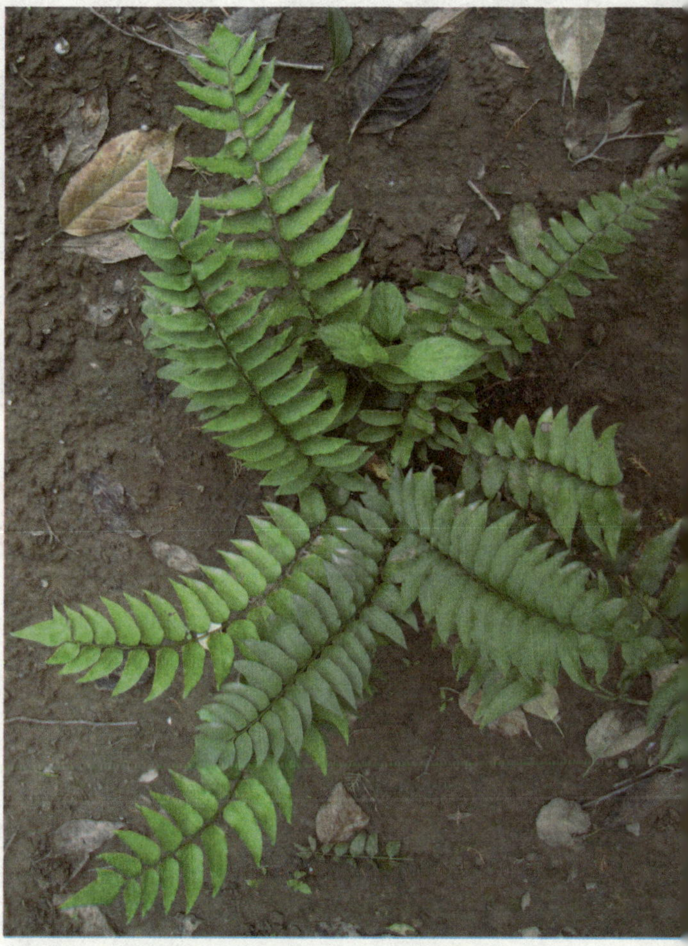

又名伯萍、篇荷、黄钟、贯节、药渠、贯渠、伯芹、百头、渠母、虎卷、贯来、扁符、贯中、乐藻、贯钟。为鳞毛蕨科植物粗茎鳞毛蕨的干燥根茎和叶柄残基。为多年生草本。地下茎粗大，有许多叶柄残基及须根，密被锈色或深褐色大形鳞片。叶簇生于根茎顶端，具长柄。叶片广倒披针形，最宽在上部1/3处，长40~80厘米，宽16~28厘米，二回羽状全裂或浅裂，羽片无柄，线关披针形，先端渐尖，羽片再深裂，小裂片多数，密接，矩圆形，圆头，叶脉开放。孢子囊群圆形，着生于叶背近顶端1/3处，每片有2~4对，近中肋下部着生；囊群盖圆肾形，直径1毫米，棕色。根茎呈长圆锥形，上端钝圆或截形，下端较尖，略弯曲。长约10~20厘米，粗5~8厘米。外表黄棕色至黑棕色，密被排列整齐的叶柄残基及鳞叶。主产于东北地区辽宁、吉林、黑龙江三省。苦，微寒，有小毒。归肝、脾经。有凉血止血之功，用治血热妄行所致各种出血症，尤以崩漏下血最为相宜。10~15克。杀虫、清热解毒宜生用，止血宜炒炭用。本品有小毒，用量不宜过大，又忌与油类泻药配伍用，以防中毒。

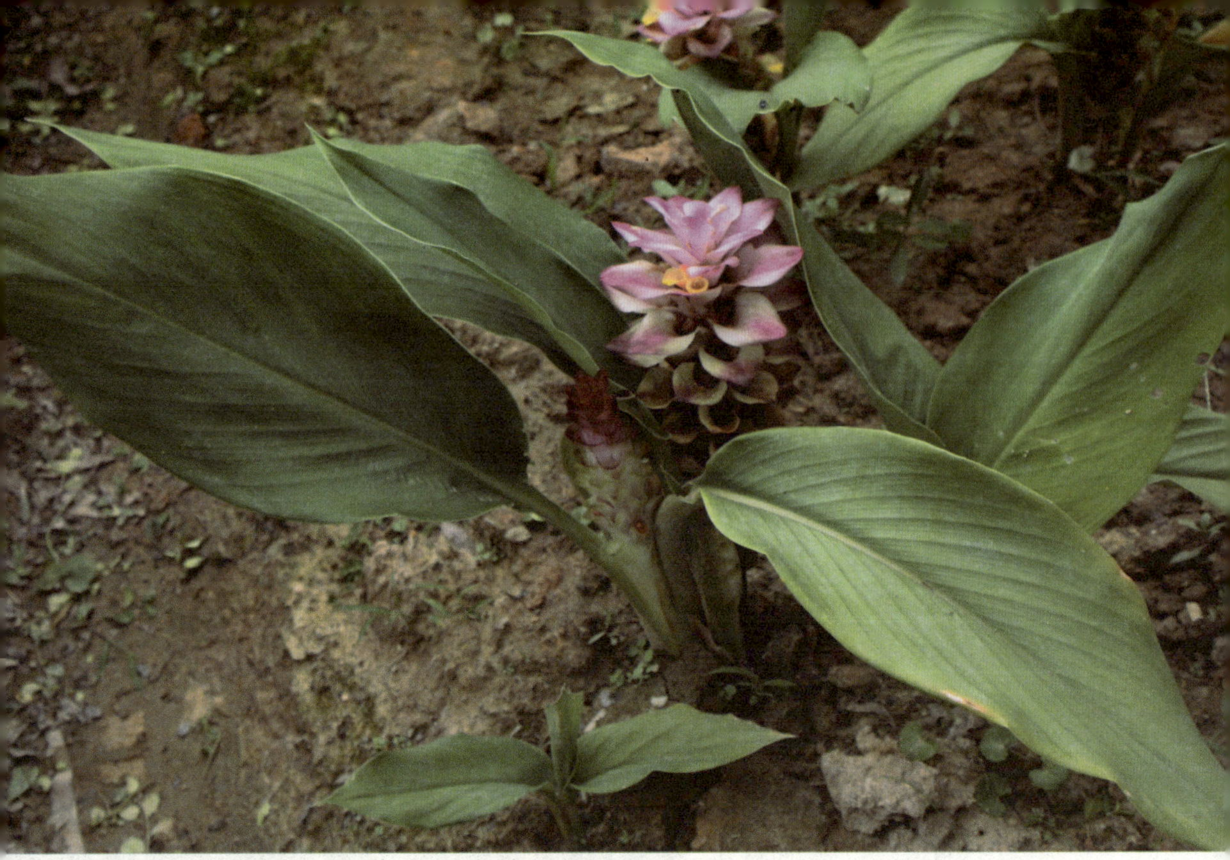

郁 金

又名广郁金、黄郁、白丝郁金、马蒁、黄丝郁金、黄流、温郁金、黄姜、玉金。为姜科植物温郁金、姜黄、广西莪术、文术、川郁金的干燥块根。呈卵圆形至长纺锤形，有的稍扁或弯曲，长2~6厘米，直径0.5~2厘米。表面灰黄棕色至灰褐色，具纵直或杂乱的皱纹，纵纹隆起处色较浅。质坚实。断面角质样，中部有一内皮层环纹。气微，味淡。姜黄：本品除作郁金用外，还以干燥根茎作姜黄用。其采制及性状鉴别和作郁金用的相近似。莪术：本品除作郁金用外，还以干燥根茎作姜黄用。其采制和性状鉴别亦与作郁金同的基本相同。当前郁金、姜黄、莪术三者的原植物与药材彼此关系较为复杂，名称易混，且对某些种的用法也未完全统一，不过对上述品种的安排和处理大家都比较一致。主产浙江、四川、江苏、福建、广西、广东、云南等地。辛、苦，寒。归心、肝、胆经。3~10克，研末，2~3克。生用。内服：煎汤，或入丸、散。孕妇慎服。畏丁香。

降香

又名降香紫、降真、藤香、降真香。为豆科植物降香檀的树干和根的干燥心材。高大乔木，树皮褐色，小枝具密集的白色小皮孔。叶互生，近革质，单数羽状复叶，小叶9～13片，叶片卵圆形或椭圆形，长4～7厘米，宽2～3厘米，小叶柄长4～5厘米。圆锥花序腋生，花小，长约5毫米，萼钟状，5齿裂，花冠淡黄色或乳白色，雄蕊9枚一组，子房狭椭圆形，花柱短。荚果舌状椭圆形，长4.5～8厘米，宽1.5～2厘米，种子1枚，稀2枚。降香呈长条形或不规则碎块，大小不一。表面紫红色或红褐色，有细密纹理。质坚硬，显油性。火烧产生黑烟并有油冒出，残留灰烬白色。主产于海南岛。辛，温。归肝、脾经。能化淤止血，且有止痛作用。煎服，3～6克，宜后下。研末服每次1～2克。外用适量。研末外敷。

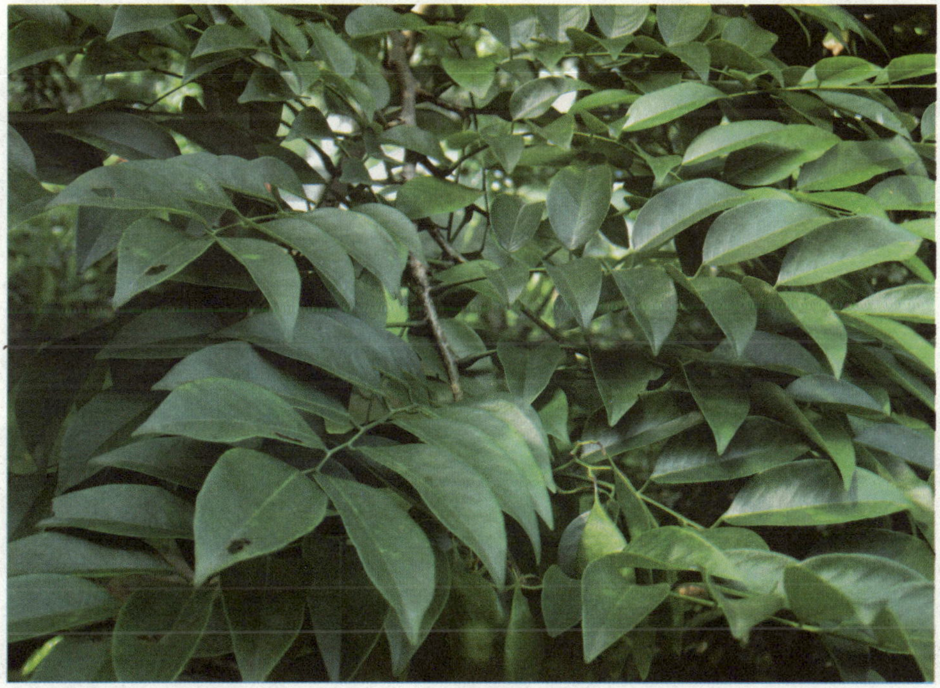

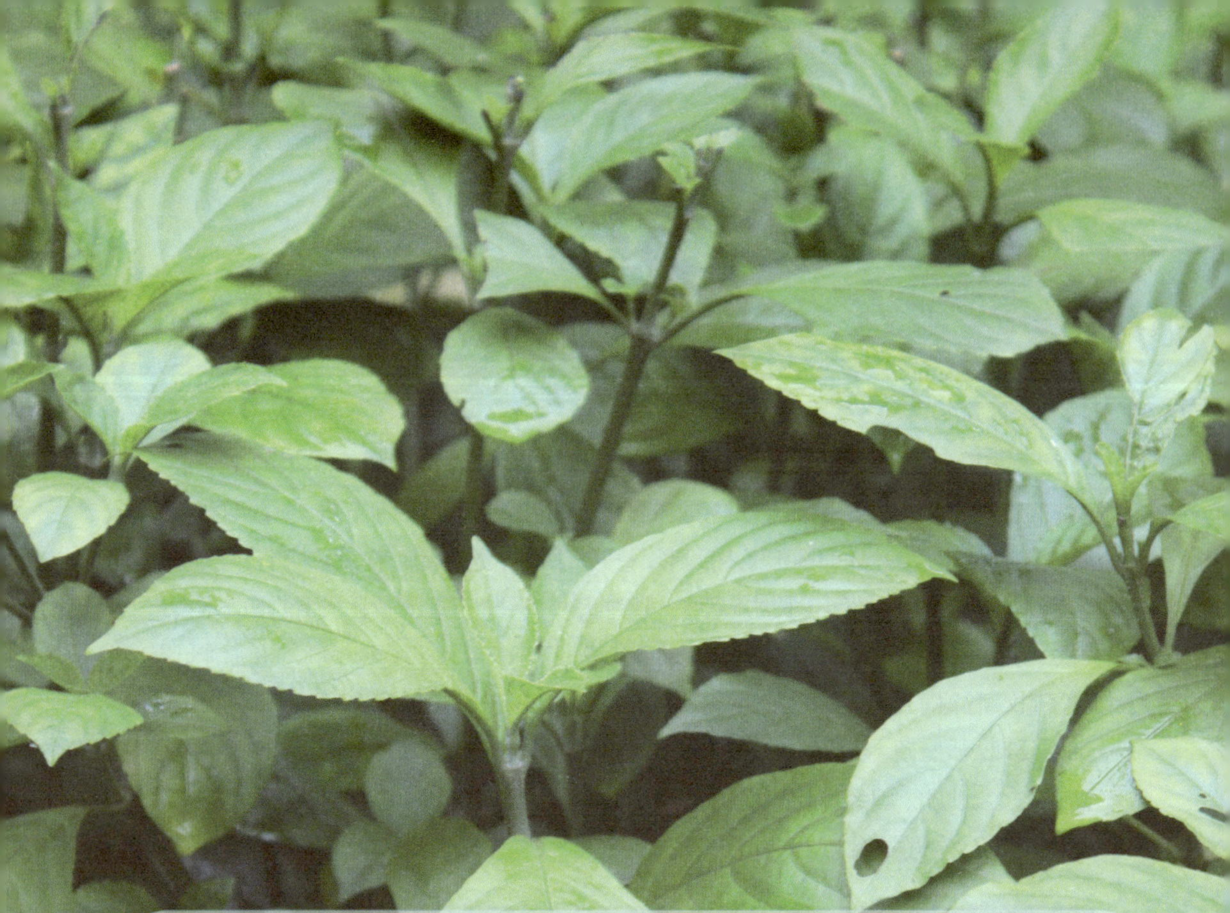

青　黛

又名青缸花、靛花、花露、青蛤粉。为爵床科植物马蓝蓼科植物蓼蓝或十字花科植物菘蓝的叶或茎叶经加工制得的干燥粉末或团块。为很细的粉末，质量较好者，多呈不规则的团块，并见白色小点，全体呈灰蓝色，粉末甚细而轻，容易飞扬，手搓之，有细颗粒感。团块状者较坚实，难敲碎。主产于福建仙游、江苏、河北、云南等地。味咸，性寒。入肝、肺、胃经。凉血解毒，清肝泻火。多入丸、散。入汤剂应布包煎。内服：吞服，0.3~1克；煎汤，1.5~6克。外用：适量，干撒或调涂患处。服用量较大时，可出现轻度恶心、呕吐、腹胀、腹痛，腹泻等消化道反应。中焦虚寒者禁用。

前 胡

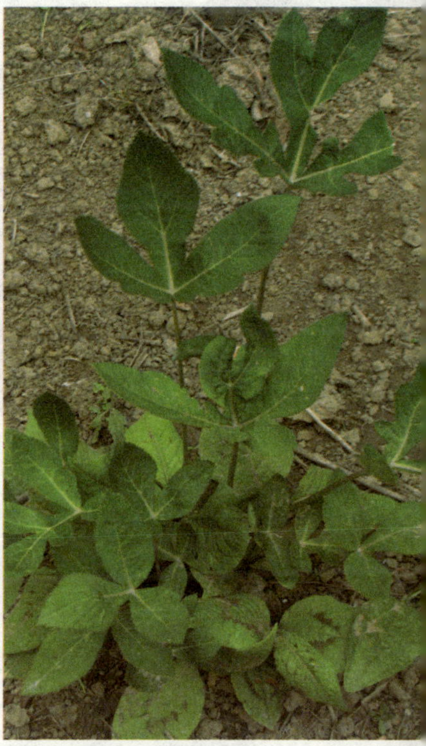

又名射香菜、信前胡。为伞形科植物白花前胡及紫花前胡的干燥根。白花前胡：多年生草本，高1米左右。主根粗壮，圆锥形。茎直立，上部呈叉状分枝。基生叶具长柄，基部扩展成叶鞘，叶2~3回羽状分裂，最终裂片菱状卵形，不规则羽裂，边缘有粗锯齿，上面沿中脉有短柔毛，下面无毛或沿叶脉疏生细短柔毛；茎上部叶较小，分裂少，叶柄短。复伞形花序，伞幅6~18，总苞片线状披针形，小总苞片7~10，花小，白色。双悬果椭圆形或卵形，分果有5棱，每棱槽中有油管3~5，合生面有油管6~10。紫花前胡：植株高达2米。叶为3出或1~2回羽状分裂，顶生裂片和侧生裂片基部联合，基部下延翅状，上部的叶简化成叶鞘。花深紫色。果实棱槽内有油管1~3，合生面油管4~6。白花前胡呈不规则圆柱形或圆锥形，下部常有分枝，但支根多已除去，长3~15厘米，直径1~2厘米，根头部粗短，表面凹凸不平，上部有密集的叶痕及横皱纹，周围有叶鞘残基。表面棕褐色或灰黄色，具多数纵沟纹及横长皮孔。质硬脆，断面疏松，形成层附近有棕色环，木部暗棕黄色，有放射状纹理，并有多数模糊的小油点。气芳香，味微苦辛。紫花前胡根圆柱形或圆锥形，有少数支根，长3~15厘米，直径0.8~1.7厘米。表面棕色至黑棕色，有细纵纹、灰白色横向皮孔及须根痕，皮部与木部易分离，皮部较狭，散有黄色油点，木部黄白色。白花前胡主产于浙江、湖南、四川，以浙江产量大、质佳；紫花前胡主产于江西、安徽、湖南、浙江。苦、辛，微寒。归肺经。味苦能降气，辛能化痰，微寒清热。3~9克。内服：煎汤，或入丸、散。阴虚气弱咳嗽者慎服。

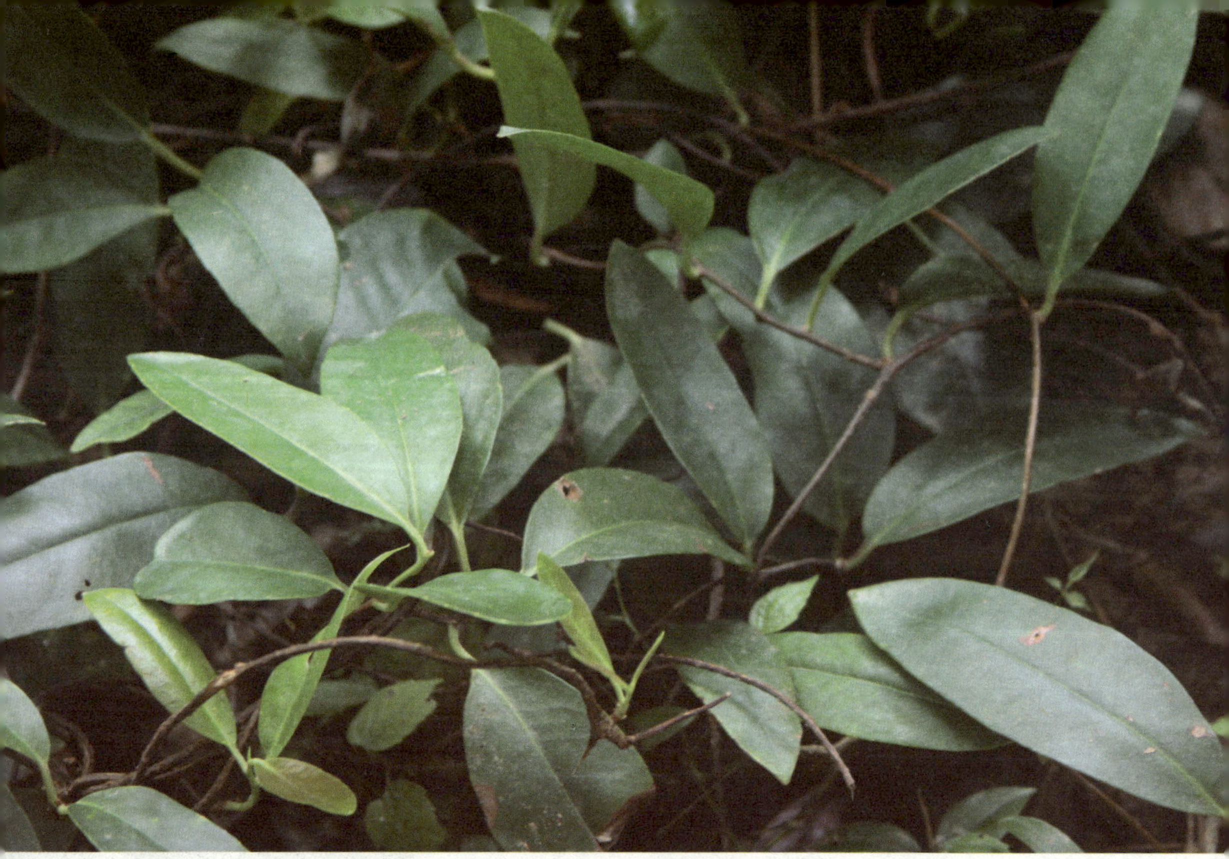

威灵仙

又名黑威、铁脚威灵仙、山蓼、百条根、狭叶铁钱莲、灵仙、软灵仙、老虎须、辣椒棵、铁扫帚、黑须根、黑木通、粉灵仙。为毛茛科植物威灵仙及同属植物的干燥根和根茎。为藤本，干时地上部分变黑。根茎丛生多数细根。叶对生，羽状复叶，小叶通常5片，稀为3片，狭卵形或三角状卵形，长1.2～6厘米，宽1.3～3.2厘米，全缘，主脉3条。圆锥花序顶生或腋生；萼片4(有时5)花瓣状，白色，倒披针形，外被白色柔毛；雄蕊多数；心皮多数，离生，被毛。瘦果，扁卵形，花柱宿存，延长成羽毛状。根茎呈圆柱状，表面淡棕黄色，上端残留茎基，下侧着生多数细根。根呈细长圆柱形，稍弯曲，长7～15厘米，直径1～3毫米；表面黑褐色，有细纵纹，有的皮部脱落，露出黄白色木部。主产于江苏、浙江、江西、安徽、四川、贵州、福建、广东、广西等省区。辛、咸，温。归膀胱经。有通经络、祛风湿、止痹痛之功。5～12克。水煎服。本品作用强烈，体弱者慎用。

独 活

又名独摇草、长生草、独滑。为伞形科植物重齿毛当归及毛当归的干燥根。前者药材习称“川独活”，后者习称“香独活”。重齿毛当归为多年生草本，高60~100厘米，根粗大。茎直立，带紫色。基生叶和茎下部叶的叶柄细长，基部成鞘状；叶为2~3回3出羽状复叶，小叶片3裂，最终裂片长圆形，两面均被短柔毛，边缘有不整齐重锯齿；茎上部叶退化成膨大的叶鞘。复伞形花序顶生或侧生，密被黄色短柔毛，伞幅10~25，极少达45，不等长；小伞形花序具花15~30朵；小总苞片5~8；花瓣5，白色，雄蕊5。双悬果背部扁平，长圆形，侧棱翅状，分果槽棱间有油管1~4个，合生面有4~5个。毛当归与上种区别点，在于小叶边缘有钝锯齿；分果棱槽间有油管2~3上，合生面有4~5个。主根呈圆柱形，粗短，下部有分枝，长10~30厘米，直径1.4~3厘米，根头膨大，有密集的环状叶痕及凹陷的茎基。表面棕褐色至灰褐色，具多数纵皱纹，有隆起的横长皮孔及细根痕。质硬，吸潮变软，断面皮部灰白色，木部黄棕色，形成层附近有一棕色环，并多数棕色油点。香气特异，味苦辛，微麻舌。重齿毛当归主产于湖北、四川等省。毛当归主产于安徽、浙江、江西、湖北、广西、新疆等省区。辛、苦，温。归肝、肾、膀胱经。既温燥寒湿，又辛散风寒湿邪，具祛风湿、止痹痛之效。3~10克。水煎服。

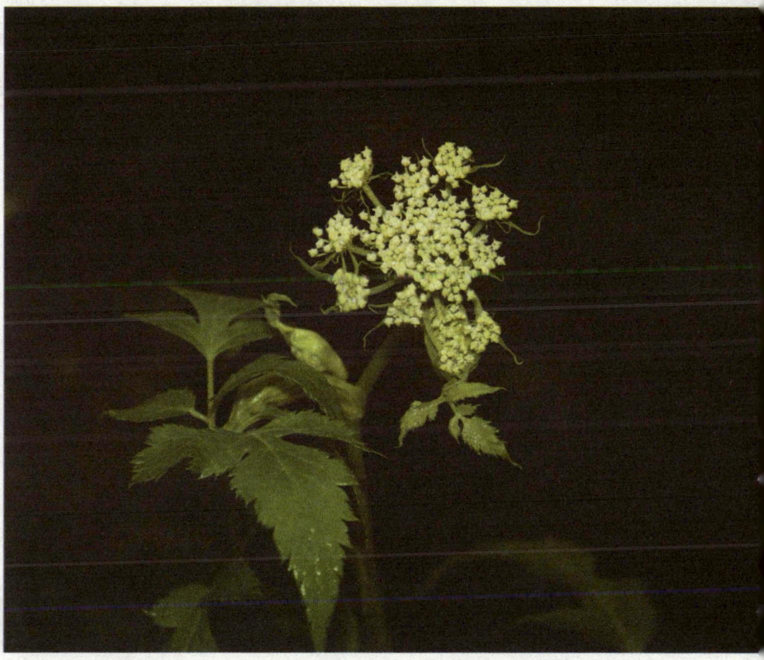

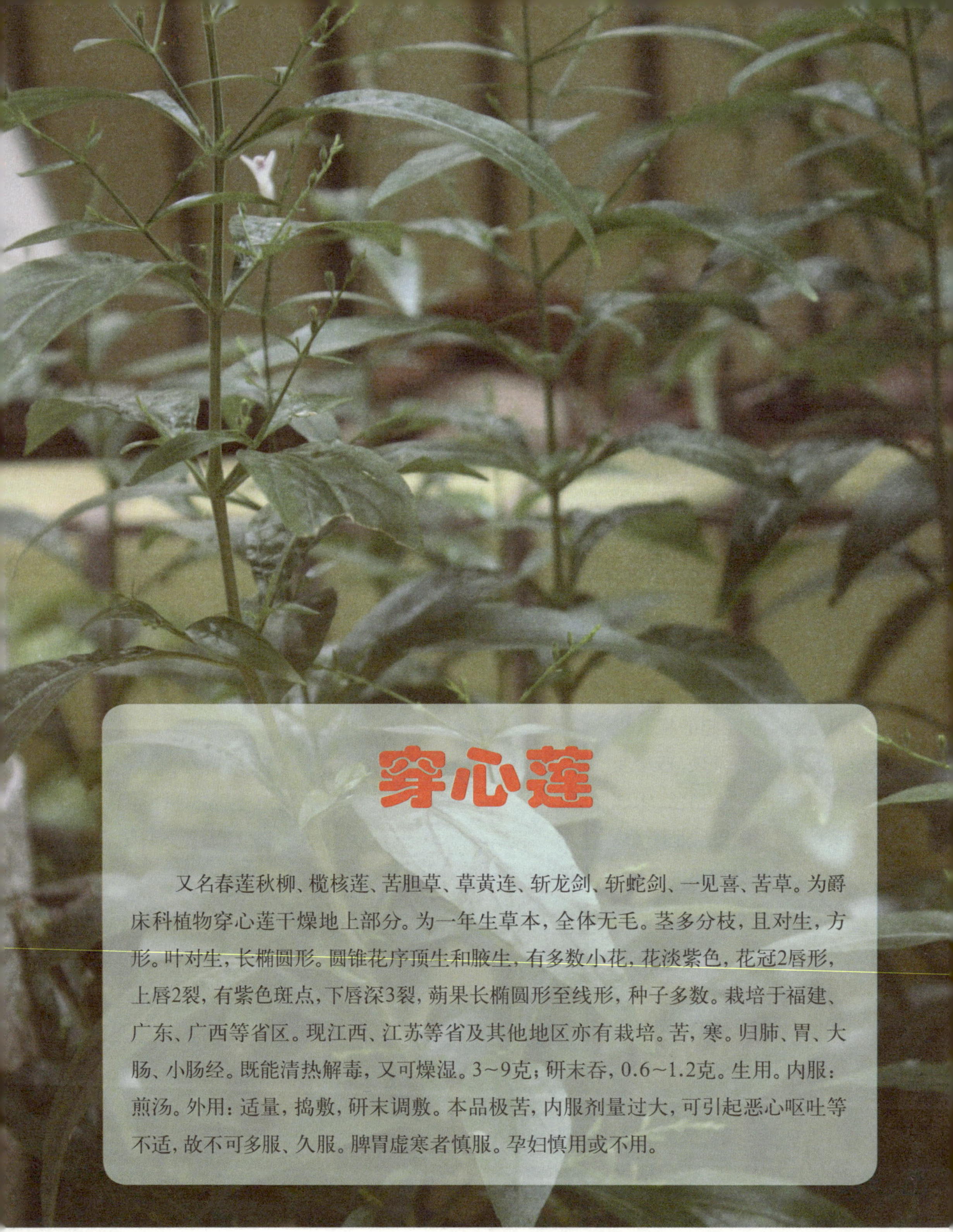

穿心莲

又名春莲秋柳、榄核莲、苦胆草、草黄连、斩龙剑、斩蛇剑、一见喜、苦草。为爵床科植物穿心莲干燥地上部分。为一年生草本，全体无毛。茎多分枝，且对生，方形。叶对生，长椭圆形。圆锥花序顶生和腋生，有多数小花，花淡紫色，花冠2唇形，上唇2裂，有紫色斑点，下唇深3裂，蒴果长椭圆形至线形，种子多数。栽培于福建、广东、广西等省区。现江西、江苏等省及其他地区亦有栽培。苦，寒。归肺、胃、大肠、小肠经。既能清热解毒，又可燥湿。3~9克；研末吞，0.6~1.2克。生用。内服：煎汤。外用：适量，捣敷，研末调敷。本品极苦，内服剂量过大，可引起恶心呕吐等不适，故不可多服、久服。脾胃虚寒者慎服。孕妇慎用或不用。

络石藤

又名沿壁藤、爬山虎、石龙藤、吸壁藤。为夹竹桃科植物络石的干燥带叶藤茎。干燥的茎枝圆柱形，弯曲，多分枝，长短不一，直径1~5毫米。表面红褐色或棕褐色，有纵细纹，点状皮孔及不定根痕，茎节略膨大；质坚硬，断面淡黄白色，常中空。叶对生，有短柄，叶柄呈椭圆形或卵状披针形，长1~8厘米，宽0.7~3.5厘米，全缘，略反卷，上表面暗绿色或棕绿色，下表面较淡，革质。主产于江苏、安徽、湖北、山东等地。苦，微寒。归心、肝、肾经。能清热凉血，利咽消肿，可用治热毒炽盛之喉痹、痈肿。生用。内服：煎汤，6~15克，重症可用至30克，鲜品加倍。外用：适量。阳虚畏寒、便溏者慎服。

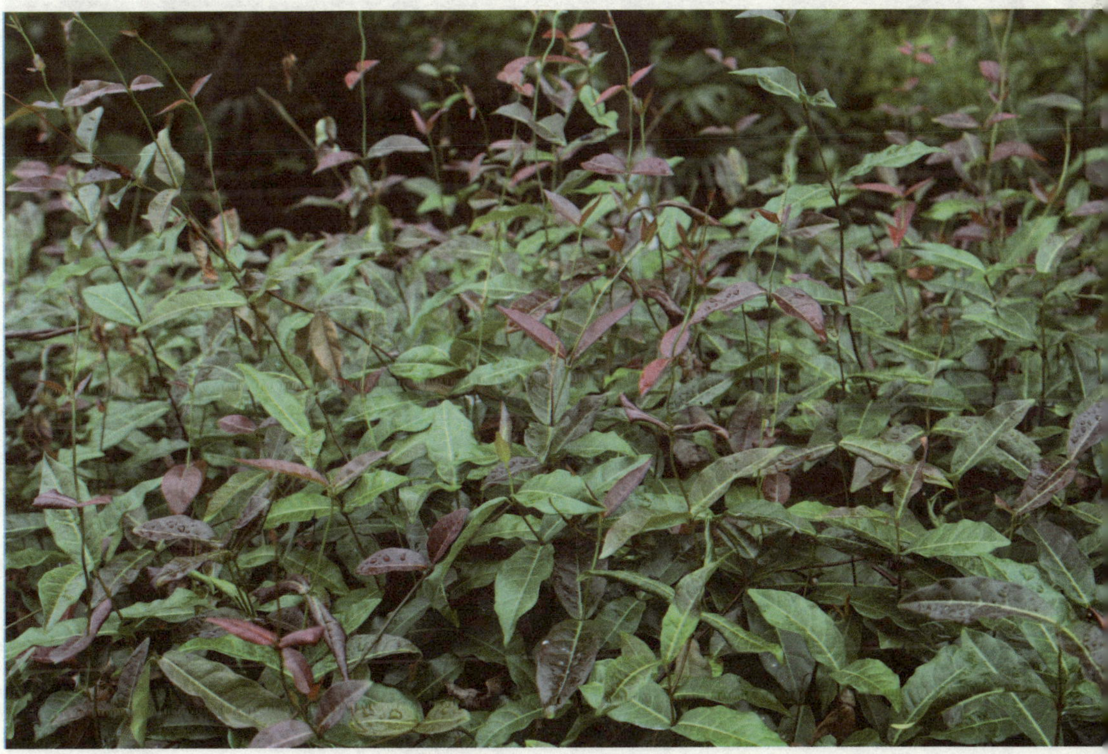

茜草

又名四方红根子、血见愁、土丹参、过山龙、小活血龙、地苏木、红棵子根、活血丹、红茜根、红龙须根。为茜草科植物茜草的根及根茎。根茎呈结节状，丛生粗细不等的根。根呈圆柱形，有的弯曲。长10～25厘米，直径1～1.5厘米，表面暗棕色或红棕色，具细纵皱纹及少数细根痕；皮部脱落处呈黄红色，质脆，易折断，断面平坦，皮部狭，紫红色，木部宽广，浅黄色，导管孔多数。主产陕西、河南、安徽、河北及山东。湖北、江苏、浙江、甘肃、辽宁、山西、广东、广西及四川均有野生和生产。苦，寒。归肝经。凉血止血，化淤。5～10克。内服：煎汤，或入丸、散。脾胃虚寒及无淤滞者慎服。

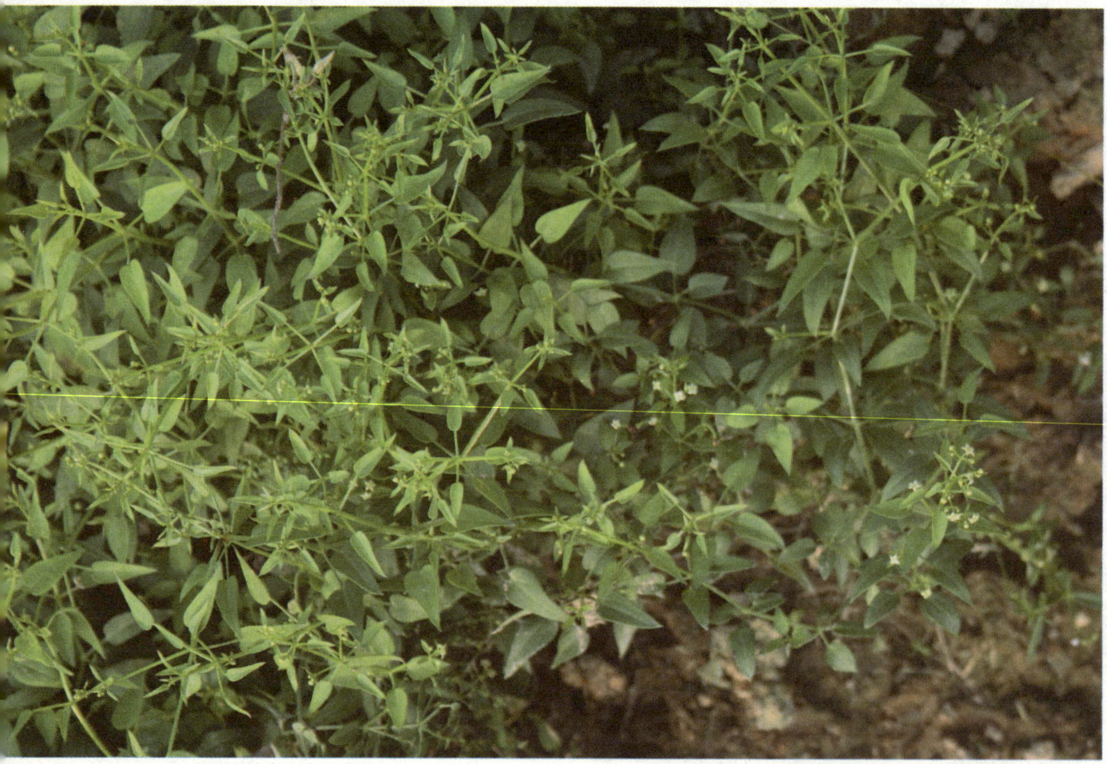

香附

又名毛香附、雀头香、东香附、莎草根、三棱草根、香附子、猪通草菇、雷公头、香附米、蓑草、苦羌头。为莎草科植物莎草的干燥根茎(块茎)。多年生草本。根茎匍匐，块茎椭圆形。茎三棱形，光滑。叶丛生，叶鞘闭合抱茎。叶片长线形，长20~60厘米，宽0.2~0.5厘米。复穗状花序，顶生，3~10个排成伞状，花深茶褐色，有叶状苞片2~3枚，鳞片2列，排列紧密，每鳞片着生一花，雄蕊3枚，柱头3裂，呈丝状。小坚果长圆倒卵形，具3棱。入药根茎多呈纺锤形，长2~3.5厘米，直径0.5~1厘米。表面棕褐色或黑褐色，有纵皱纹；并有隆起的环节；毛香附节上常有棕色毛须，及根痕，光香附较光滑，环节不明显。质硬，如经蒸煮者断面角质状，晒干者粉性，内皮层环明显。中部有维管束点。主产于山东、浙江、河南等省。辛、微苦、微甘，平。归肝、三焦经。能疏散肝气之郁结，味苦能降泄肝气之横逆，味甘能缓肝之急，为疏肝理气解郁、通调三焦气滞之良药。内服：煎汤，5~10克；或入丸、散。外用：适量，研末敷。血虚气弱者不宜单用，阴虚血热者慎服。

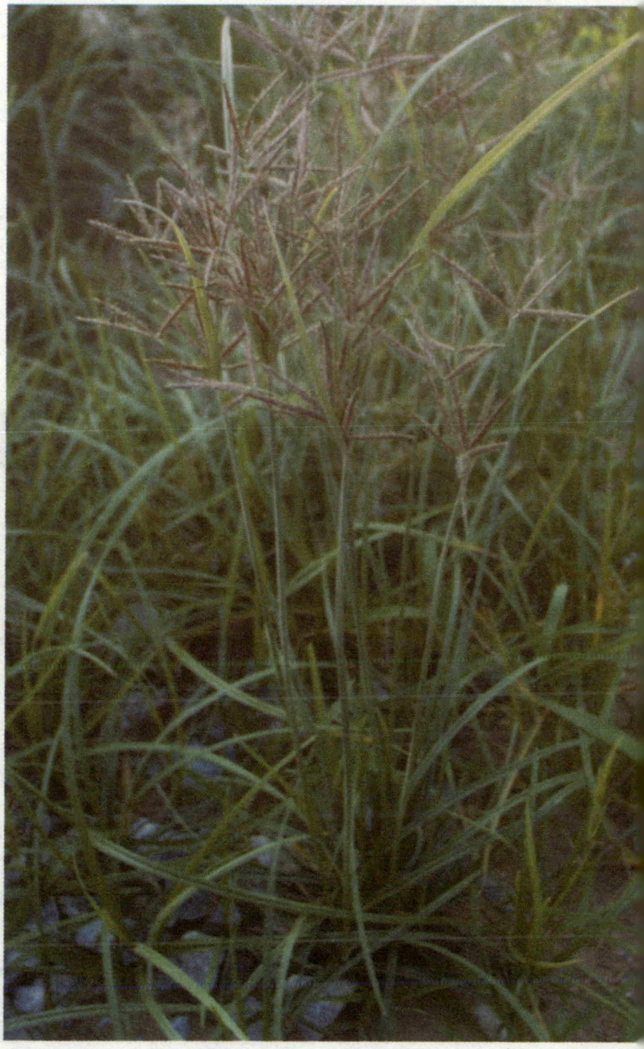

党 参

又名狮子头、上党人参、中灵草、黄参。为桔梗科植物党参的干燥根。多年生草本，全株有乳汁。茎缠绕，长而多分枝。叶互生或对生，叶片卵形或广卵形，全缘。花单生于叶腋，花梗细，花冠钟形，淡黄绿色，有淡紫堇色斑点，先端5裂。蒴果圆锥形。种子细小多数。根圆柱形，顶端有疣状突起的茎痕，俗称“狮子盘头芦”。表面灰黄色或浅棕色，上部有多数杨纹，直径0.5~2厘米，质较坚脆易折断，断面黄白色，有裂隙及菊花心。形成层环明显，浅棕色。主产于东北、华北、西北、四川、湖南，贵州亦产。甘，平。归脾、肺经。善于补中益气，善补肺气。生用益气生津力强，多用于气液两伤，气津两亏；炒用补气健脾力强，多用于脾虚泄泻、中气下陷；蜜炙用补益润燥，可用于肺虚喘咳。内服：煎汤，10~15克；大剂量可用30克。不宜与藜芦同用。气滞火盛无虚者慎服。

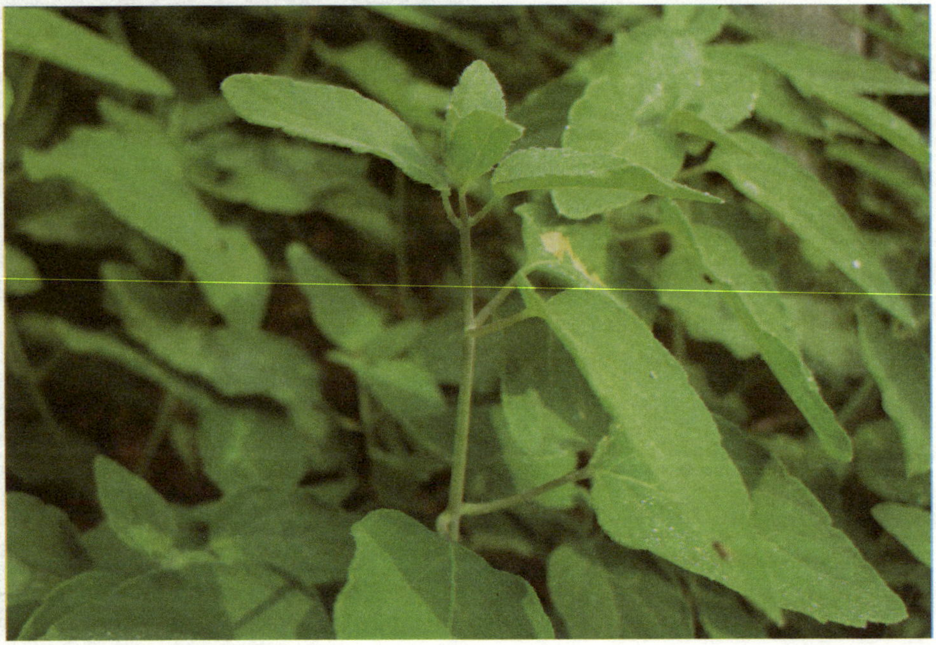

射 干

又名煎刀草、乌扇、山蒲扇、乌蒲、金绞煎、鬼扇、金蝴蝶、野萱花、扁竹兰、扁竹、黄花扁蓄、地篇竹、寸干。为鸢尾科植物射干的干燥根茎。多年生草本，高50~120厘米，根茎横走，呈结节状。叶剑形，扁平，嵌迭状排成二列，叶长25~60厘米，宽2~4厘米。伞房花序，顶生，总花梗和小花梗基部具膜质苞片，花橘红色，散生暗色斑点，花被片6，雄蕊3枚，子房下位，柱头3浅裂。蒴果倒卵圆形，种子黑色。根茎呈不规则结节状，有分枝，长3~10厘米，直径1~2厘米。表面黄棕色、暗棕色至黑棕色，皱缩不平，有较密而扭曲的环纹。上面有数个圆盘状凹陷的茎痕，下面有残留的须根及根痕。质硬，折断面黄色，颗粒性。主产湖北、河南、江苏、安徽等省。苦，寒。归肺经。清热解毒，归肺经，主要用于肺热咽喉肿痛，常与升麻、马勃配伍，如射干汤。生用或炒用。内服：煎汤，3~9克；或捣汁，为丸服。外用：适量，捣敷。脾虚便溏及孕妇禁服。

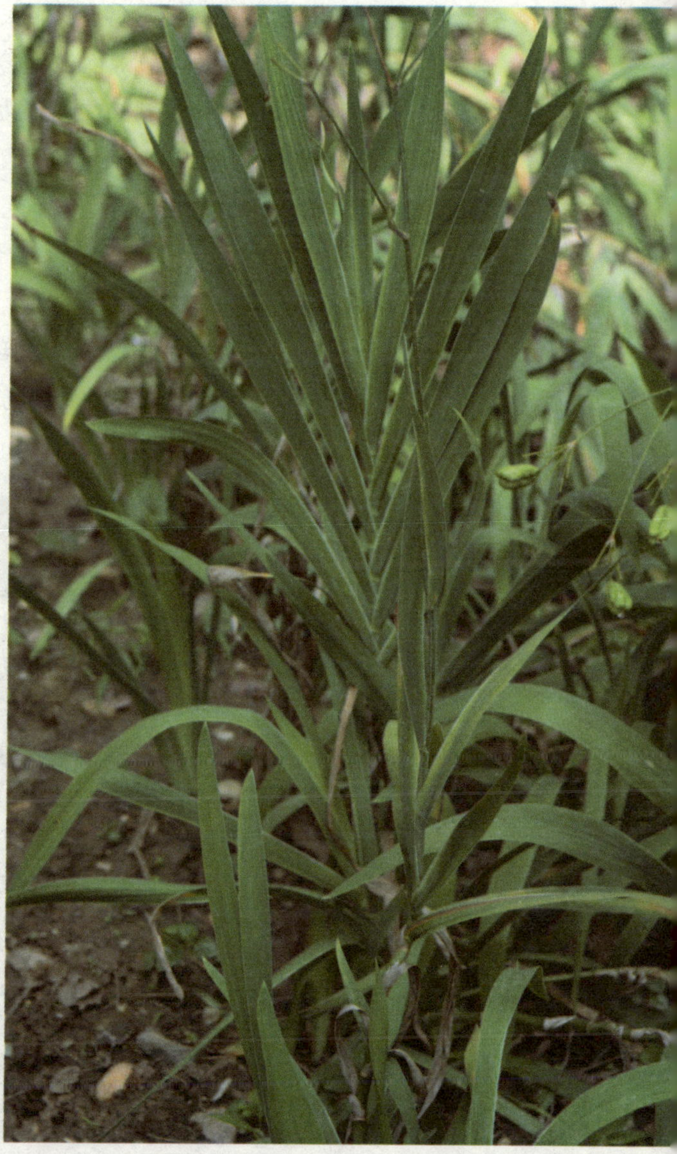

拳参

又名刀枪药、紫参、石蚕、疙瘩参、虾参、草河车、马峰七、红蚤休。为蓼科植物拳参的干燥根茎。多年生草本，高35～85厘米。根茎厚，黑褐色。茎单一，无毛，具纵沟纹。基生叶有长柄，叶片长圆披针形或披针形，长10～20厘米，宽2～5厘米，叶基圆钝或截形，延叶柄下延成窄翊，茎生叶互生，向上柄渐短至抱茎。托叶鞘筒状，膜质。总状花序成穗状圆柱形顶生。花小密集，淡红色或白色。瘦果椭圆形，棕褐色，有三棱，稍有光泽。根茎呈扁圆柱形，常弯曲成虾状。长1～1.5厘米，直径1～2.5厘米，两端圆钝或稍细。表面紫褐色或紫黑色，粗糙，一面隆起，一面稍平坦或略具凹沟。质硬，断面肾形，浅红棕色，有多数环状排列的维管束细点。主产于华北、西北、山东、江苏、湖北等地。苦，凉。归大肠经。具有清热解毒，消肿散结的功效。3~12克。煎服，外用适量。无实火热毒及阴证外疡忌用。

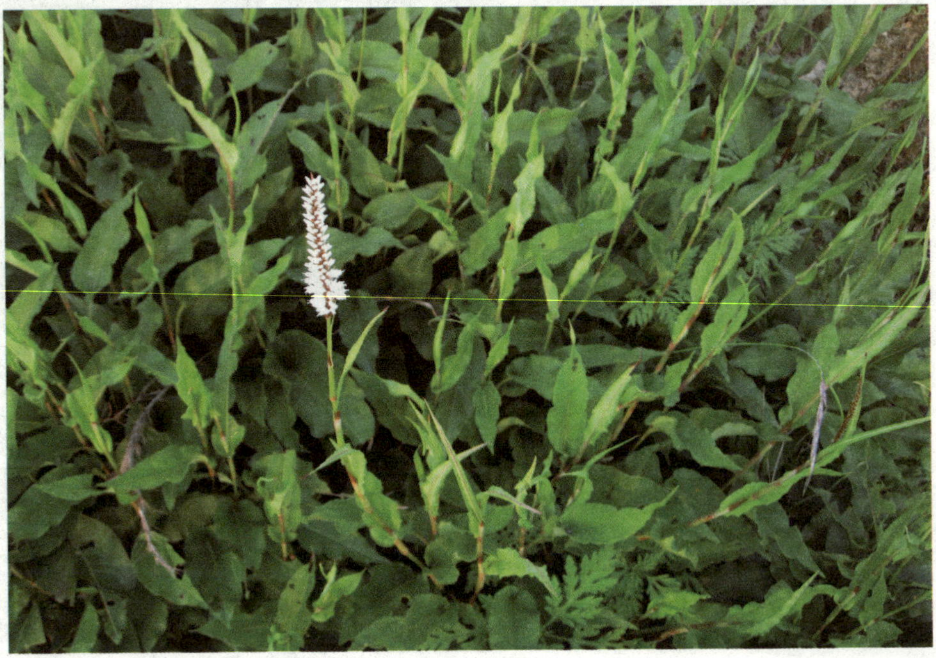

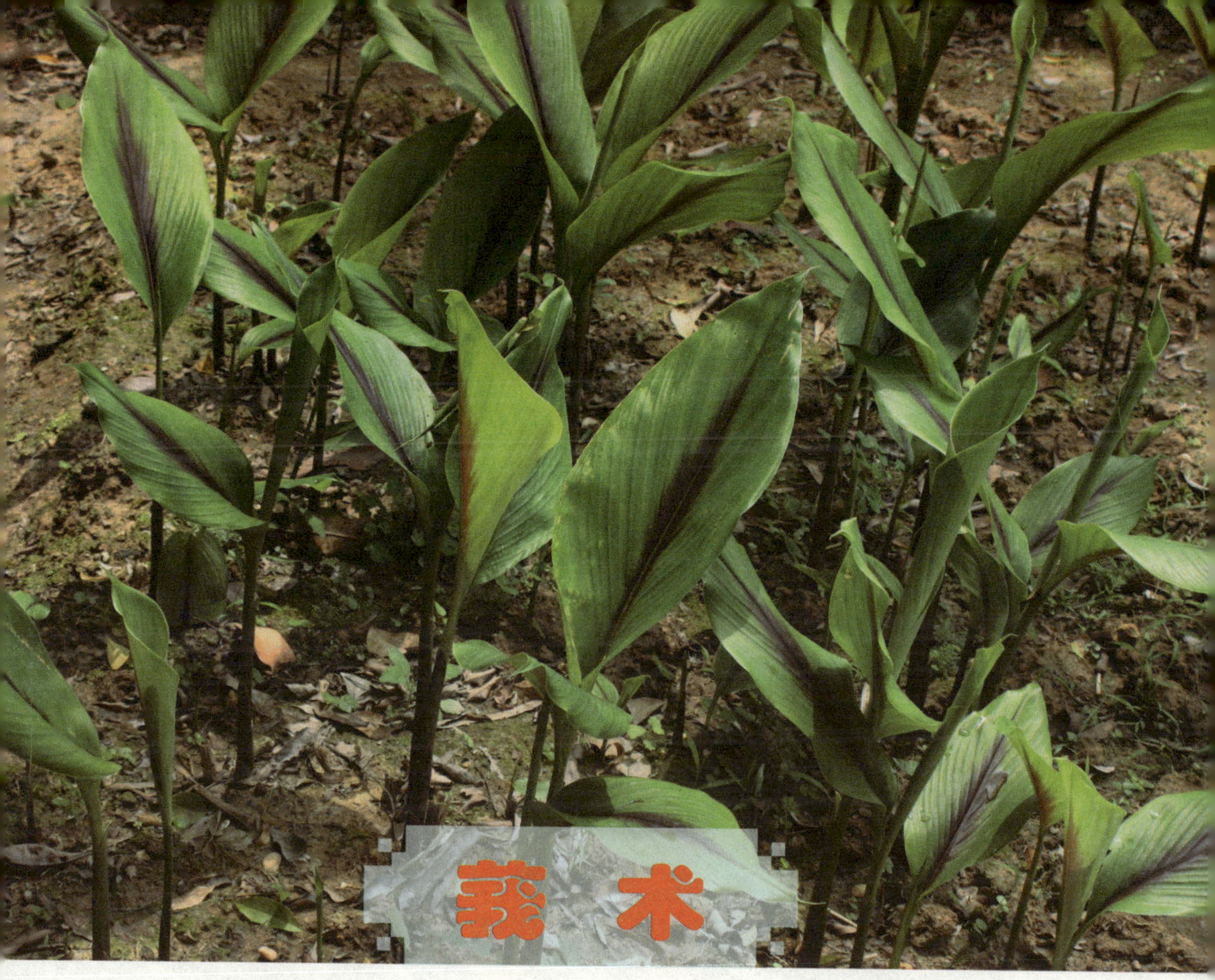

莪术

又名文术、蓬莪术、蓬术、莲药。为姜科植物广西莪术、温莪术的干燥根茎。广西莪术，多年生草本。块根肉质，断面白色。叶4~7片，二列，两面密被淡黄色短毛，有的中脉两侧有紫晕。花序由叶鞘中抽出长8~15厘米。上部苞片淡绿色，下部苞片先端粉红色至淡紫色，花冠管长105厘米，漏斗状，淡黄色，侧生退化雄蕊花瓣状，能育雄蕊1枚。子房下位，被柔毛。广西莪术：长圆形或长卵圆形，长2~6厘米，直径1.8~3厘米，一端钝圆，另一端钝尖。表面灰黄色至灰棕色，粗糙，环节明显，节上有须根痕或残留须根。体重质坚，难折断，断面浅棕色，角质。气香，味微辛苦。温莪术：长2~5.5厘米，直径1.5厘米。表面土黄色至灰黄色，有刀削痕，断面黄棕色或黄灰色。广西莪术主产于广西。温莪术主产浙江，多为栽培。味辛、苦，性温。归肝、脾经。行气破血，消积止痛。3~9克。内服：煎汤。孕妇及气血亏虚无积滞者禁服。

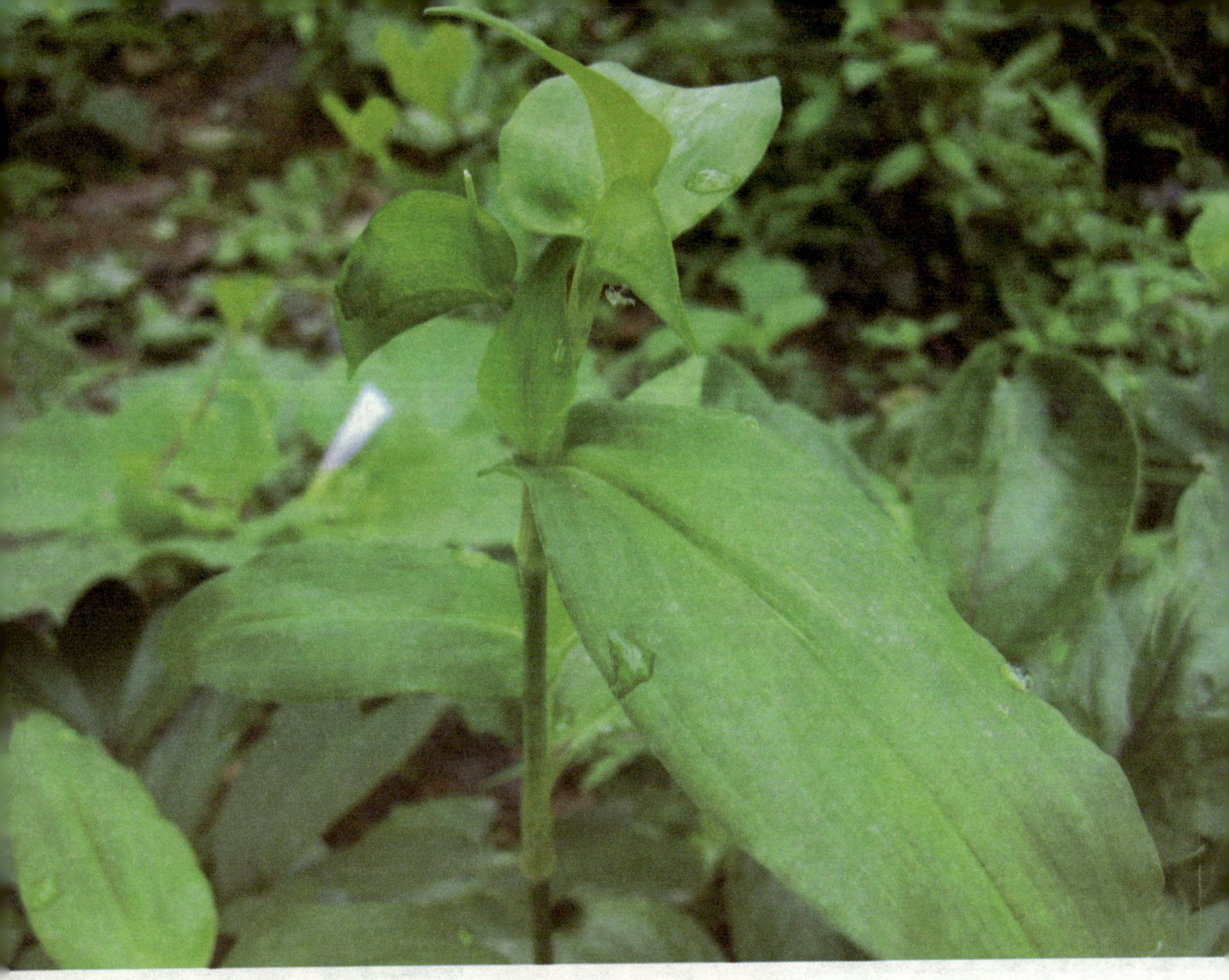

鸭跖草

又名鸭食草、鸡舌草、竹叶兰、碧竹子、水竹子、碧竹草、竹叶菜、竹鸡草、鸭仔草。为鸭跖草科一年生草本植物鸭跖草的干燥地上部分。长可达60厘米，黄绿色或黄白色，较光滑。茎有纵棱，直径约0.2厘米，多有分枝或须根，节稍膨大，节间长3~9厘米；质柔软，断面中部有髓。叶互生，多皱缩、破碎，完整叶片展开后呈卵状披针形或披针形，长3~9厘米，宽1~2.5厘米；先端尖，基部下延成膜质叶鞘，抱茎，全缘，叶脉平行。花多脱落，总苞呈佛焰苞状，心状卵形、蚌壳状，但不相连，光滑无毛，有时有粗毛；花瓣皱缩，蓝色。全国大部分地区有分布。味甘、淡，性寒。归肺、胃、小肠经。清热解毒，利尿消肿。10~15克；鲜品60~150克，生用。内服：煎汤，捣汁饮。

淫羊藿

又名黄连祖、刚前、干鸡筋、仙灵脾、千两金、仙灵毗、弃杖草、放杖草、三枝九叶草。为小檗科植物箭叶淫羊藿、淫羊藿的干燥茎叶。箭叶淫羊藿：多年生草本。茎生叶1~3片，3出复叶，叶柄细长；小叶卵状披针形，长4~9厘米，基部心形，两侧小叶基部呈不对称浅心形，边缘有细刺毛，表面无毛。圆锥花序或总状花序顶生，花多数；萼片8，花瓣4，黄色，有短矩；雄蕊4；子房上位。蓇葖果卵圆形，种子数粒。淫羊藿：花茎具两枚复叶，每一复叶有9片小叶，小叶卵形或近圆形；聚伞花序，花序轴及花梗上有明显腺毛。主产于陕西秦岭山区、商县、山阳、镇安、石泉、佛坪、太白区，山西沁源、阳帛，湖南常德、黔阳，河南嵩县、栾川、卢氏、洛宁等地。辛、甘，温。归肝、肾经。补肾壮阳。用于肾阳虚衰所致的阳痿、尿频、腰膝无力，可单用浸酒服，多与仙茅、巴戟天等补肾壮阳药同用。6~15克。治风寒湿痹，宜生用；治阳痿、不孕，宜炙用。内服：煎汤。或入丸、散，或浸酒。内蕴邪热者禁服。

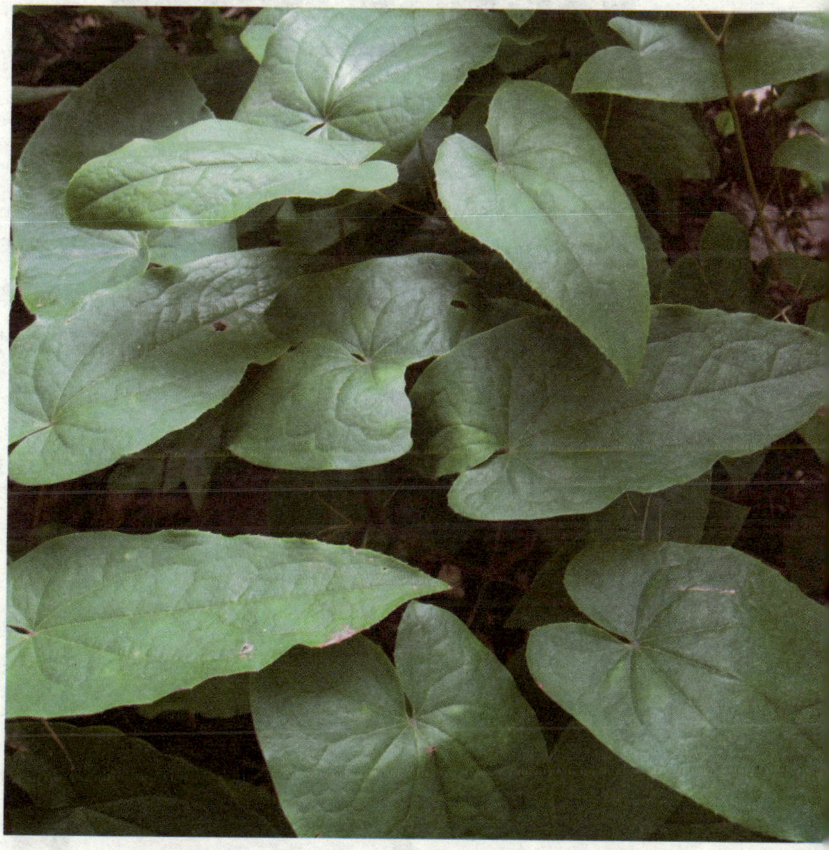

黄芩

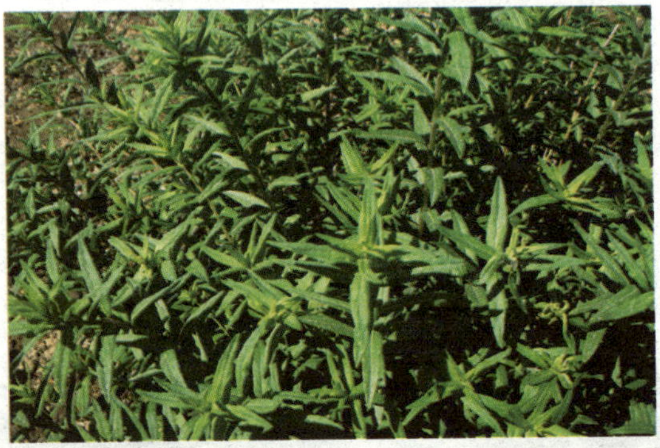

又名山茶根、腐肠、土金茶根、黄文、元芩、空肠、黄金茶根。为唇形科植物黄芩的干燥根。多年生草本，茎高20~60厘米，四棱形，多分枝。叶披针形，对生，茎上部叶略小，全缘，上面深绿色，无毛或疏被短毛，下面有散在的暗腺点。圆锥花序顶生。花蓝紫色，二唇形，常偏向一侧，小坚果，黑色。常呈扭曲的倒圆锥状，长10~25厘米，直径1~4厘米。表面棕黄色，有纵皱纹及不规则网状纹理，并有多数疣状支根痕。质硬而脆，易折断，断面深黄色；老根的木部中央呈暗棕色或可见棕黑色朽木状，俗称“枯芩”。经水浸渍后外表往往显绿色。主产于东北、山西、河南、山东等省区。苦，寒。归肺、胆、胃、大肠经。黄芩苦能燥湿、寒，能清热，善清胃肠、肝胆湿热，为多种湿热病证的常用药。3~9克。内服：煎汤。外用：适量。本品味较苦，脾胃虚寒或无实火者禁服。

知识全接触

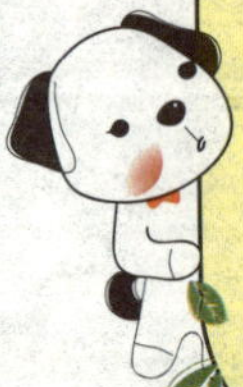

七冲门

指整个消化系统中的七个冲要之门。出自《难经·四十四难》，七冲门指“飞门”（唇）、“户门”（齿）、“贲门”（胃的上口）、“幽门”（胃的下口）、“吸门”（会厌）、“阑门”（大小肠交界处）和“魄门”（肛门）。

黄芪

又名芰草、大有芪、王孙、黄耆、百本、西芪。为豆科植物蒙古黄芪及膜荚黄芪的干燥根。蒙古黄芪为多年生草本。茎直立，高40～80厘米。奇数羽状复叶，小叶12～18对。叶片宽椭圆形或长圆形，长5～10毫米，宽3～5毫米，上面无毛，下面被柔毛；托叶披针形。总状花序腋生；花萼钟状，花冠黄色至淡黄色，旗瓣长圆状倒卵形，翼瓣及龙骨瓣均有长爪；子房无毛。荚果膜质，膨胀，半卵圆形，有长柄，无毛。膜荚黄芪与上种相似，但小叶6～13对，叶片长7～30毫米，宽3～12毫米，上面近无毛，下面伏生白色柔毛。花冠黄色至淡黄色，或有时稍带淡紫红色；子房有毛。荚果被黑色短伏毛。根茎呈圆柱形，切成一定的长度。表面土黄色，有纵皱纹，皮易剥落而露出网状纤维。质韧，富纤维性，断面黄色，可见放射状裂隙。老根中央偶有枯朽。主产于山西、甘肃、黑龙江、内蒙古等省区。甘，微温。归脾、肺经。有益卫气、固表止汗之功。9～30克。大剂量可用30～60克。粉剂或片剂用量可用其1/5。

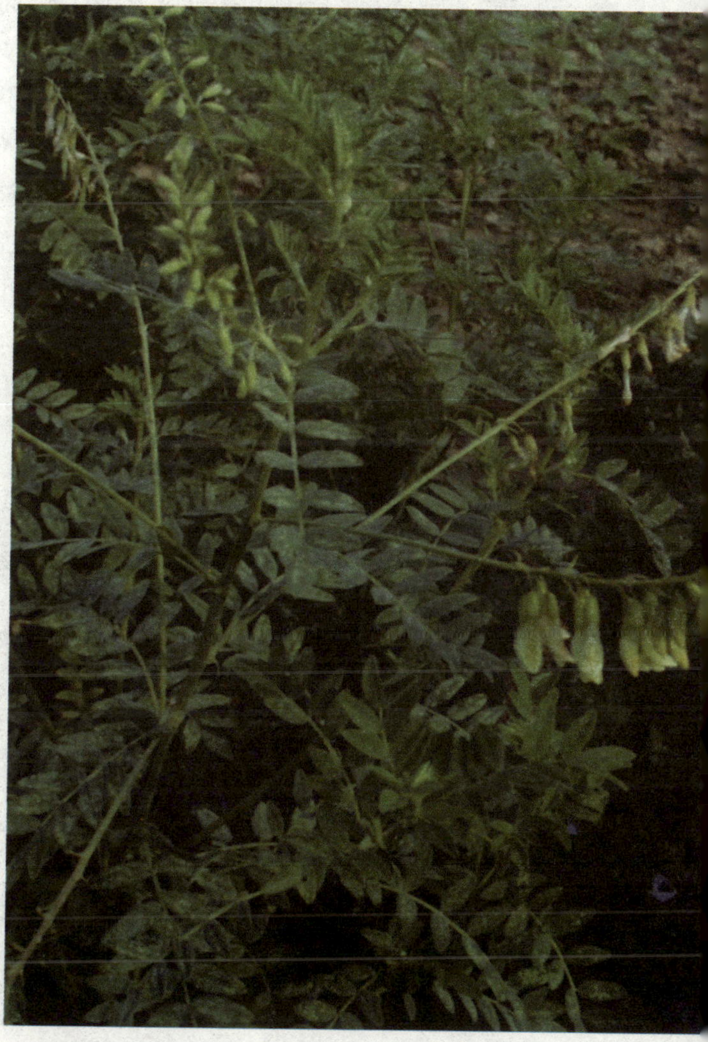

黄连

又名野连云连、王连、凤尾连、支连、峨眉连、味连、雅连、川连、土黄连、鸡爪黄连。为毛茛科植物黄连、三角叶黄连或云南黄连的干燥根茎。药材依次习称“味连”、“雅连”、“云连”。黄连，多年生草本，高15~25厘米。根茎黄色、成簇生长。叶基生，具长柄，叶片稍带革质，卵状三角形，三全裂，中央裂片稍呈棱形，具柄，长约为宽的1.5~2倍，羽状深裂，边缘具锐锯齿；侧生裂片斜卵形，比中央裂片短，叶面沿脉被短柔毛。花葶1~2，二歧或多歧聚伞花序，有花3~8朵，萼片5，黄绿色，长椭圆状卵形至披针形，长9~12.5毫米；花瓣线形或线状披针形，长5~7毫米，中央有蜜槽；雄蕊多数，外轮比花瓣略短；心皮8~12。蓇葖果具柄。三角叶黄连，与上种的不同点为：叶的裂片均具十分明显的小柄，中央裂片为三角状卵形，4~6对羽状深裂，二回裂片彼此密接；雄蕊长为花瓣之半，种子不育。云南黄连与其他黄连的不同点为：叶裂片上的羽状深裂片间的距离通常更为稀疏；花瓣匙形，先端钝

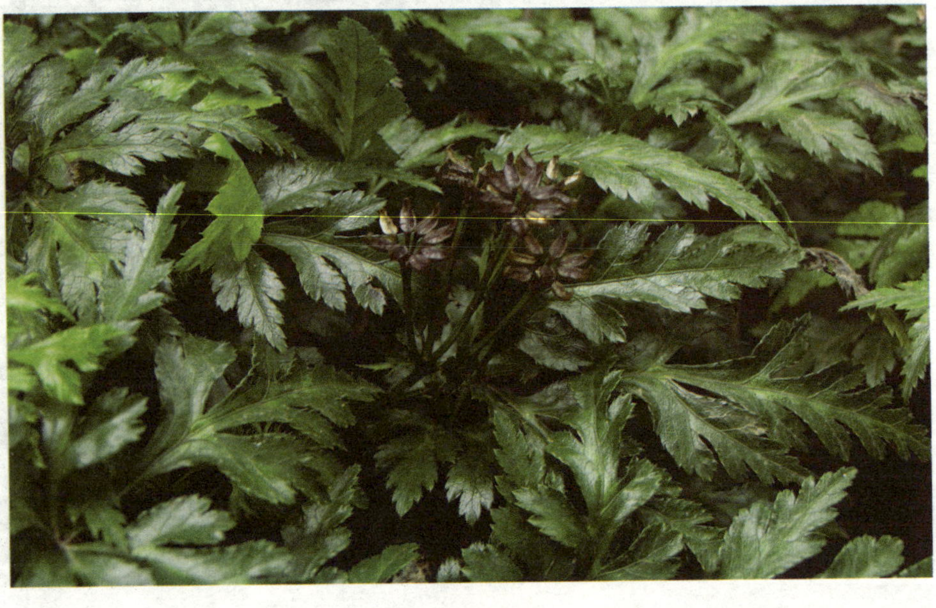

圆，中部以下变狭成为细长的爪。川连：多分枝形如鸡爪。根茎上有多数坚硬的须根残迹，部分节间平滑，习称“过桥”。质坚硬，折断面皮部暗棕色，木部亮黄色。味极苦。雅连：多单枝，略呈圆柱形，长4~8厘米，直径0.5~1厘米。“过桥”较长，顶端有少许残茎。云连：多为单枝，较细小，长2~5厘米，直径2~4毫米。表面棕黄色。折断面较平坦，黄棕色。味连主产于四川省，湖北及陕西亦产，为栽培品。雅连主产于四川省，多为栽培。云连主产于云南西北部，原属野生，现有栽培。苦，寒。归心、胃、肝、大肠经。黄连大苦大寒，善清中焦湿热，对胃肠湿热所致的泄泻、痢疾、呕吐最为常用。2~10克。清心除烦，心火偏亢，心烦失眠宜酒炒；下焦湿火宜用盐水炒；中焦湿热，胃失和降，恶心呕吐用姜汁炒。用于泻火解毒，治温热病壮热，热毒壅盛，火邪迫血妄行可生用。内服：煎汤，或入丸、散。外用：适量，煎水洗、研末敷、熬膏涂。本品极苦大寒，易伤阳气，损伤脾胃，故不可过量或久服，中病即止。脾胃虚寒者禁服。

知识全接触

阴虚

精血或津液亏损的病理现象。由于精血和津液都属阴，故称阴虚，多见于劳损久病或热病之后而导致阴液内耗的患者。因阴虚不能制火，火炽则灼伤阴液而更虚，两者常相互影响。主症为五心烦热或午后潮热、颧红、盗汗、舌红少苔、消瘦等。阴虚可与阳虚、阳亢精亏、津液亏虚、气虚、血虚及燥邪等证候同时慢性存在或互为因果。

阴虚多因血虚，“阴虚生内热”，表现为口干咽燥、神烦气粗、五心烦热、尿黄便干等；体质虚衰、头晕眼花、心悸气短；月经不调、面色无华、黄褐斑滋生；更年期困扰等。多见于女性及各种机能亢进性疾病如肺结核、长期低烧等。阴虚的人应滋阴潜阳，多吃些滋补肾阴的食物，如芝麻、糯米、藕、黑木耳、豆腐、甘蔗、西瓜、山药、乌贼、甲鱼、海参、鲍鱼、螃蟹、牛奶、海蜇、鸭肉、猪皮等。

黄精

又名老虎姜、鹿竹、白芨黄精、重楼、玉竹黄精、苟格、黄芝、笔菜、山捣臼。为百合科植物黄精、多花黄精或滇黄精的干燥根。依次称为：鸡头黄精、姜形黄精、大黄精。为多年生草本，根茎横走，先端突出似鸡头状，茎高50~90厘米，叶4~6枚轮生，线状披针形，长8~12厘米，宽0.4~1.6厘米，先端常卷曲。花腋生，2~4朵，下垂，总花梗1~2厘米，花被筒状，白色至淡黄绿色，长0.9~1.2厘米，6浅裂，雄蕊6。浆果成熟时黑色。多花黄精：叶互生，卵状披针形至长圆状披针形，花梗着花2~7朵，排成伞形，花被黄绿色，长1.8~2.5厘米；花丝有小乳突或微毛，顶端膨大至具囊状突起。滇黄精：茎高1~3米，顶端常呈缠绕状。叶4~8轮生，线形至线状披针形，长6~20厘米，宽0.3~3厘米，先端渐尖并拳卷。花梗着花2~3朵，花被粉红色。

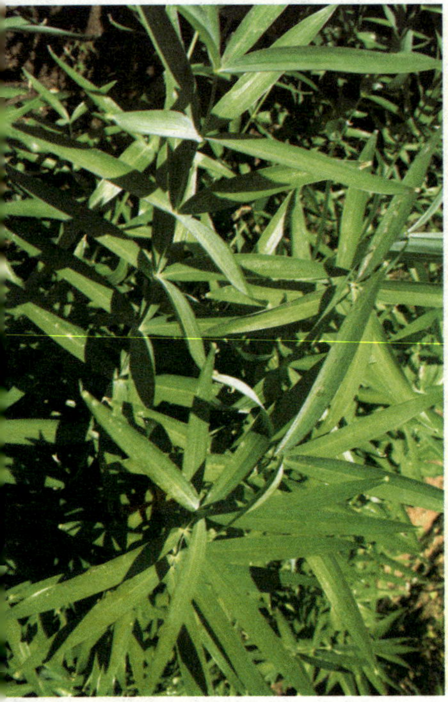

浆果成熟时红色。鸡头黄精呈不规则圆柱形或圆锤形，一端膨大，并有地上茎圆痕，形似鸡头，长3~10厘米，直径0.5~1.5厘米。表面黄白色至黄棕色，半透明，表面有明显的环节，并有细皱纹，地上茎痕呈圆盘状，并有点状突起根痕。断面角质，有黄白色维管束小点。气微、味甜、有黏性。姜形黄精呈结节状，有分枝，形似姜，长2~18厘米，直径2~4厘米，表面较粗糙，节较密集，并有多数圆盘状茎痕。大黄精呈肥厚块状或串珠状，长达10厘米以上，直径3~6厘米。每一结节有茎基，呈凹陷的圆盘状。黄精主产于河北、陕西、内蒙古等省区。多花黄精主产于安徽、浙江、湖南、云南、贵州等省。滇黄精主产于贵州、云南、广西等省区。甘，平。归肺、脾、肾经。滋阴润肺。既能补脾气，又可益脾阴。9~18克。黄酒蒸熟用。内服：煎汤，熬膏或入丸服。外用：煎水洗，或以酒精制成糊状或提取物局部涂布。消化不良及有痰湿者禁服。

紫 草

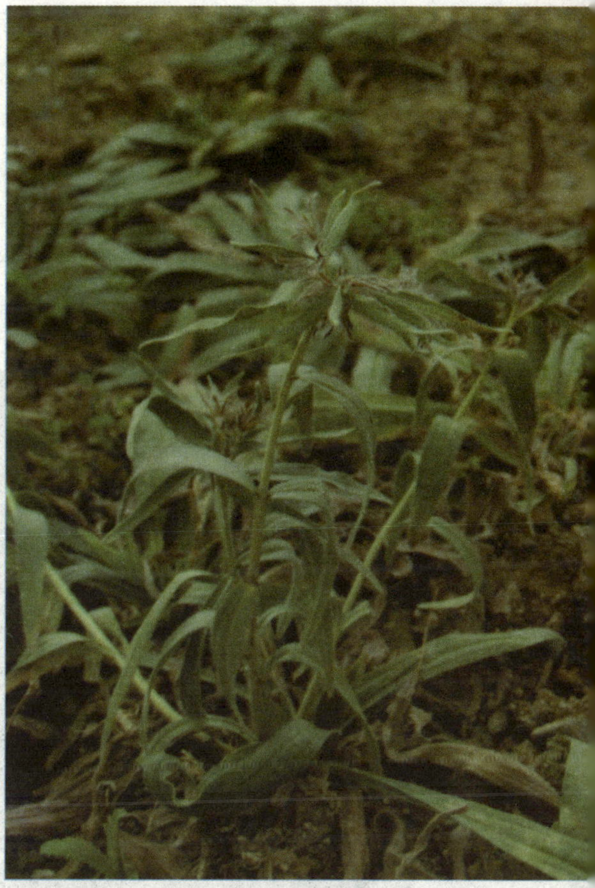

又名紫丹、山紫草、红石根、硬紫草。为紫草科植物新疆紫草或紫草的干燥根。前者药材称“软紫草”，后者称“硬紫草”。新疆紫草为多年生草本，高15~35厘米，全株被白色糙毛。根粗壮，紫色。基生叶丛生，叶线状披针形，长5~12厘米，宽2~5毫米；茎生叶互生，较小，无柄。蝎尾状聚伞花序，集于茎顶近头状，苞片线状披针形。花冠长筒状，淡紫色或紫色，先端5裂，喉部及基部无附属物及毛。雄蕊5，着生于花冠管中部，子房4深裂。小坚果骨质，宽卵质。紫草高50~90厘米，全株被糙毛。叶长圆状披针形至卵状披针形，长3~6厘米，宽5~12毫米。花冠白色筒状，花冠管喉部有5个鳞片状物体，基部具毛状物。软紫草根呈圆锥形，有时数个侧根扭在一起，长6~20厘米，直径1.5~2.5厘米。表面暗紫色，皮部极松软，呈扭曲的条片状，多层相叠。质轻软，易折断，断面呈同心环状，皮部紫色，木部黄白色。气特异，味微苦涩。硬紫草根呈纺锤形或圆柱形，稍扭曲，有分枝，长7~15厘米，直径0.5~2厘米。表面暗紫色，具扭曲的纵沟，并有细根痕。皮部薄，易剥落。质硬而脆，易折断，断面皮部深紫色，木部灰黄色较大。软紫草主产于新疆。硬紫草主产于东北、华北及长江中下游诸省。甘，寒。归心、肝经。清热解毒作用较强。3~9克。生用。内服：煎汤，外用：适量。本品滑肠，故脾虚便溏者禁服。

萹蓄

又名扁竹、道生草、扁蔓。为蓼科植物萹蓄的地上部分。茎呈圆柱形而略扁，长15~40厘米，直径0.2~0.3厘米。表面棕红色或灰绿色，有细密微突起的纵纹。节间明显，节部稍膨大，有浅棕色膜质的托叶鞘，节间长约3厘米，质硬，易折断，断面髓部白色。叶互生，近无柄或具短柄，叶片多脱落或皱缩、破碎，完整者展平后呈披针形，全缘，两面均呈棕绿色或灰绿色。主产于河南、四川、浙江、山东、吉林、河北；其他省区亦产。甘，寒。归大肠、小肠、膀胱经。利尿通淋，杀虫止痒。10~15克，单味可用至30克。生用。内服：煎汤，或捣汁饮。外用：适量，煎水洗，或鲜品捣敷。

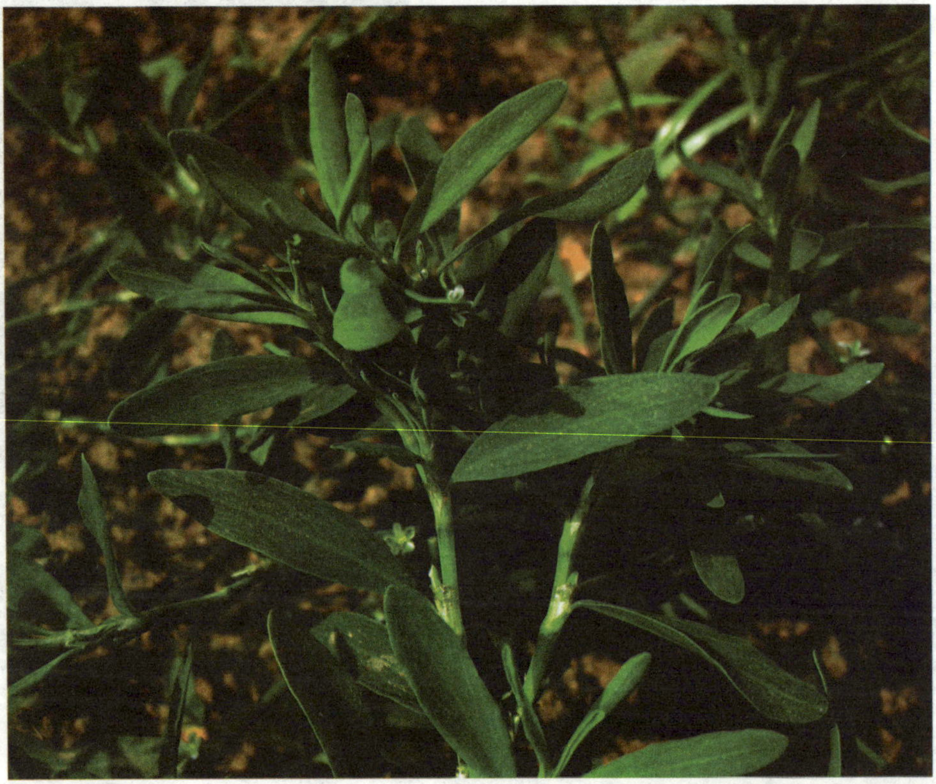

豨莶草

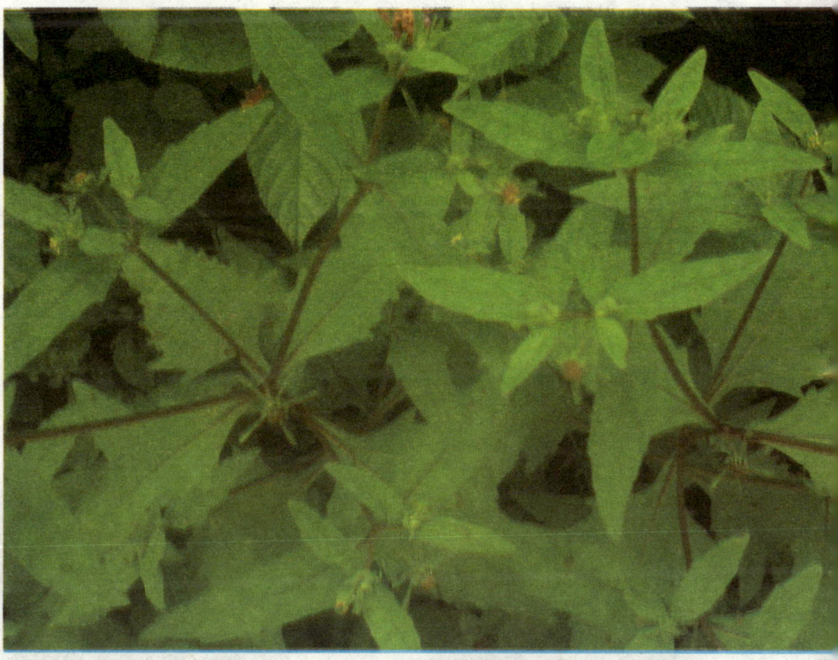

又名风湿草、希仙虎莶。为菊科植物腺梗豨莶、豨莶及毛梗梗豨莶的干燥地上部分。腺梗豨莶：一年生草本。茎高达1米以上，上部多叉状分枝，枝上部被紫褐色头状有柄腺毛及白色长柔毛。叶对生，阔三角状卵形至卵状披针形，长4~12厘米，宽1~9厘米，先端尖，基部近截形或楔形，下延成翅柄，边缘有钝齿，两面均被柔毛，下面有腺点，主脉3出，脉上毛显著。头状花序多数，排成圆锥状，花梗密被白色毛及腺毛，总苞片2层，背面被紫褐色头状有柄腺毛，有黏手感。花杂性，黄色，边花舌状，雌性；中央为管状花，两性。瘦果倒卵形。长约3毫米，有4棱，无冠毛。豨莶：与腺梗豨莶极相似，主要区别为植株可高达1米，分枝常成复二歧状，花梗及枝上部密生短柔毛，叶片三角状卵形，叶边缘具不规则浅齿或粗齿。毛梗豨莶：与上两种的区别在于植株高约50厘米，总花梗及枝上部柔毛稀且平伏，无腺平；叶锯齿规则；花头与果实均较小，果长约2毫米。全国大部分地区有产，主产于湖南、福建、湖北、江苏等省。苦，寒。归肝、肾经。有祛风湿，通经络之功。6~12克。内服：煎服，或贝丸、散。外用：捣敷，研末撒，或煎水洗，适量。阴血不足者慎服。

薄荷

又名蔢荷、蕃荷菜、薄苛、菝蔺、升阳菜、吴菝蔺、猫儿薄苛、南薄荷、夜息花。为唇形科植物薄荷的干燥地上部分。多年生草本。茎方形。叶对生，长椭圆形至卵形，边缘有细锯齿，轮伞花序腋生。花冠唇形，浅粉色或紫色。小坚果长圆形。主产于江苏、湖南、江西等省，全国各地多有栽培。辛，凉。归肺、肝经。既能发散风热，又可清头目、利咽喉。用治风热上犯而致头痛目赤、咽喉肿痛，常与菊花、牛蒡子等配伍应用。3～6克。生用。内服：煎汤，其气芳香，不可久煎，宜后下。阴虚血燥、肝阳上亢、表虚汗多不止者禁服。

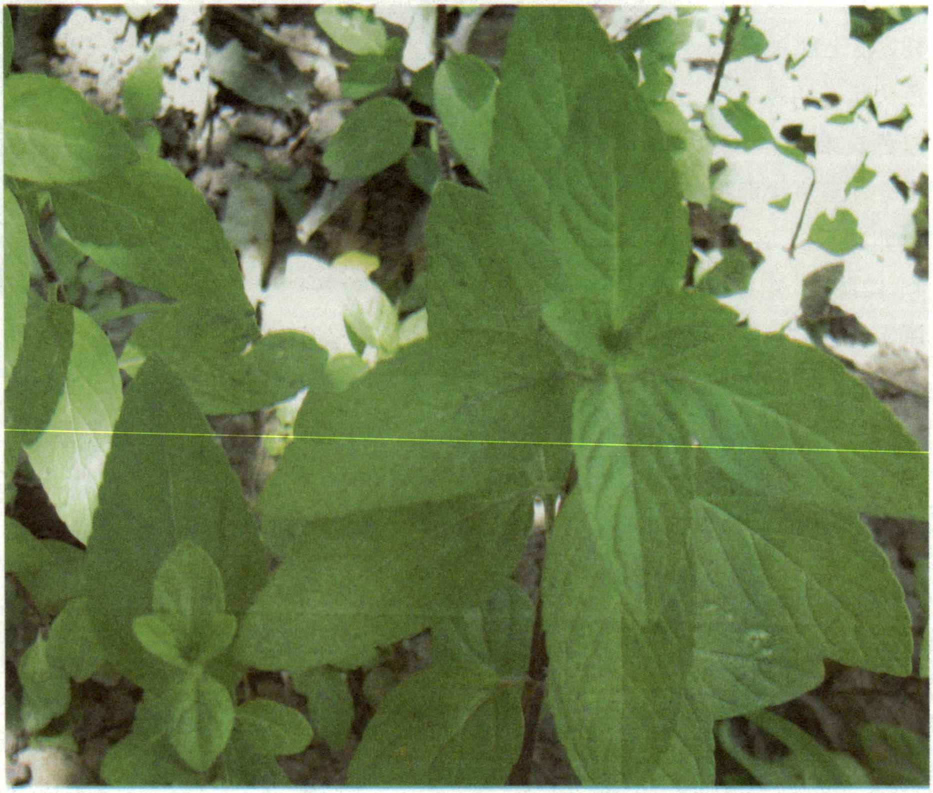

大腹皮

又名槟榔衣、槟榔皮、猪槟榔、大腹毛、大腹绒、茯毛。为棕榈科植物槟榔或大腹槟榔及同属植物的纤维状果皮。腹皮：为瓢状椭圆形、长椭圆形或长卵形，外凸内凹，长4~7厘米，少数为3厘米，最宽处达2~3.5厘米，厚0.2~0.5厘米。主产于海南屯昌、安定、陵水、崖县、琼东、东会、万宁、登迈、保亭、琼中，云南元江、河口、金平以及福建、台湾等地。辛，微温。归脾、胃、大肠、小肠经。行气导滞，利水消肿。5~10克，煎服。气虚者慎用。

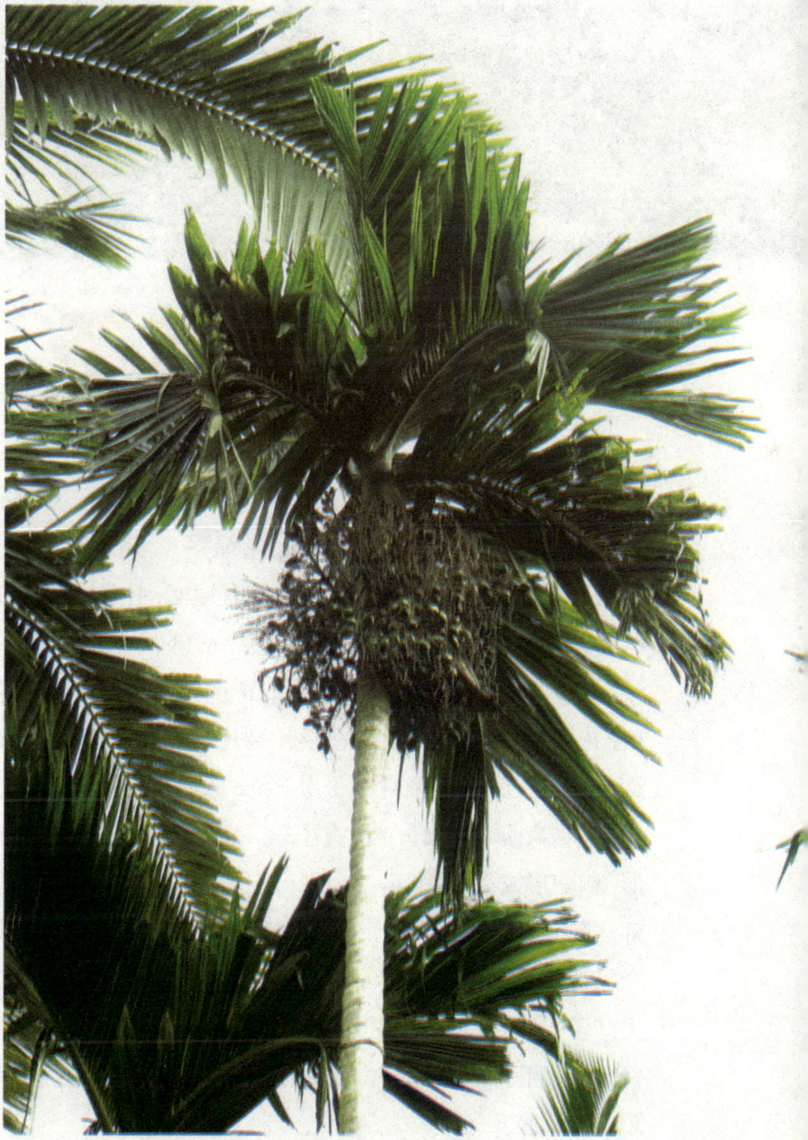

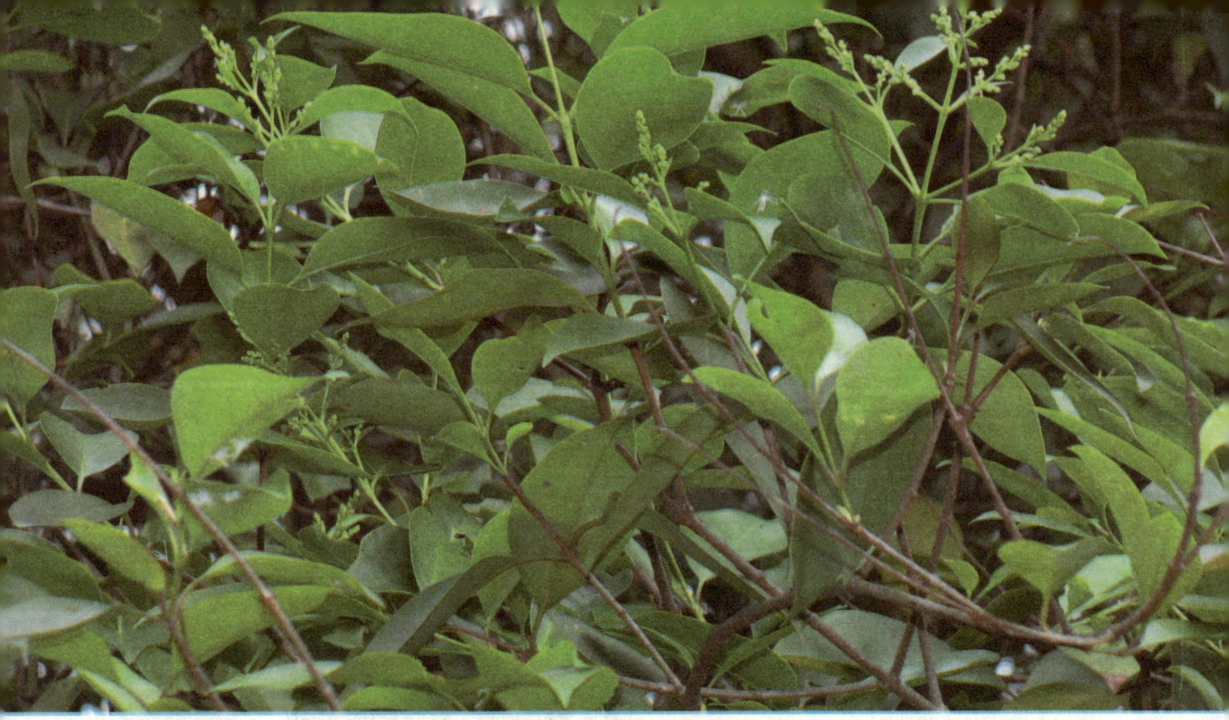

女贞子

又名小叶冻青、女贞实、蜡树、冬青子、鼠梓子、爆格蚤、水蜡树、白蜡树子。为木樨科植物女贞的干燥成熟果实。常绿乔木，高达10米。树皮光滑不裂。枝条开展，具明显的皮孔，平滑无毛。叶对生，有短柄；叶片卵圆形或长卵状披针形，长6~14厘米，宽4~6厘米，先端渐尖至锐尖，基部阔楔形至圆形，全缘，无毛，革质，上面深绿色，有光泽，背面密被细小的透明腺点。圆锥花序顶生，花白色，密集，几无梗；花萼钟状，四浅裂；花冠4裂，裂片长方形；雄蕊2枚，着生在花冠筒喉部，花丝细，伸出花冠外；雌蕊1枚，子房上位，球形，花柱细长，柱头2浅裂。浆果状核果，长圆形，略弯曲，长约1厘米，直径3~4毫米，成熟时蓝黑色。内有种子1~2枚，呈椭圆形、倒卵形或肾形，长4~8毫米，直径3~4毫米。表面棕黑或紫黑色，皱缩不平，基部常有宿萼及果柄残痕。外果皮薄，中果皮稍疏松，内果皮木质，黄棕色，表面有数个纵棱，内有种子1~2枚。种子略呈肾形，红棕色，两端尖，破断面类白色，油性。主产于浙江、江苏、福建、广西、江西以及四川等地。甘、苦，凉。归肝、肾经。滋味肝肾，乌须明目。9~15克。内服：煎汤，或熬膏，为丸服。外用：熬膏点眼。虚寒泄泻及阳虚者慎服。

连翘

又名乙切草、旱莲子、北节草、大翘子、连召、空壳、黄花翘、落翘、音切草。为木樨科植物连翘的干燥果实。落叶灌木，高2~3米。茎丛生，小枝通常下垂，褐色，略呈四棱状，皮孔明显，中空。单叶对生或3小叶丛生，卵形或长圆状卵形，长3~10厘米，宽2~4厘米，无毛，先端锐尖或钝，基部圆形，边缘有不整齐锯齿。花先叶开放。一至数朵，腋生，金黄色，长约2.5厘米。花萼合生，与花冠筒约等长，上部4深裂；花冠基部联合成管状，上部4裂，雄蕊2枚，着生花冠基部，不超出花冠，子房卵圆形，花柱细长，柱头2裂。蒴果狭卵形，稍扁，木质，长约1.5厘米，成熟时2瓣裂。种子多数，棕色、扁平，一侧有薄翅。果实呈卵形至长卵形，稍扁，长1~2.5厘米，老翘果瓣形似鸟嘴，尖端略向外反曲，基部有柄或果柄残基；外表面黄棕色，有不规则的纵皱纹及多数凸起的小斑点，中央有一纵沟；内表面淡黄棕色，平滑，有一纵隔壁，种子多已脱落；果皮硬脆，断面平坦。青翘多不开裂，绿褐色或污绿色，突起的灰白色小斑点较少或无，内有多数种子，黄绿色，呈披针形，微弯曲，一侧有翅。主产于山西、陕西、河南等省，甘肃、河北、山东、湖北等省亦产。苦，微寒。归肺、心、小肠经。清热解毒，消痈散结，疏散风热。生用。内服：煎汤，5~15克，重症可用至30克；连翘心5~8克。本品苦寒，脾胃虚寒、疮疡阴证禁服用。

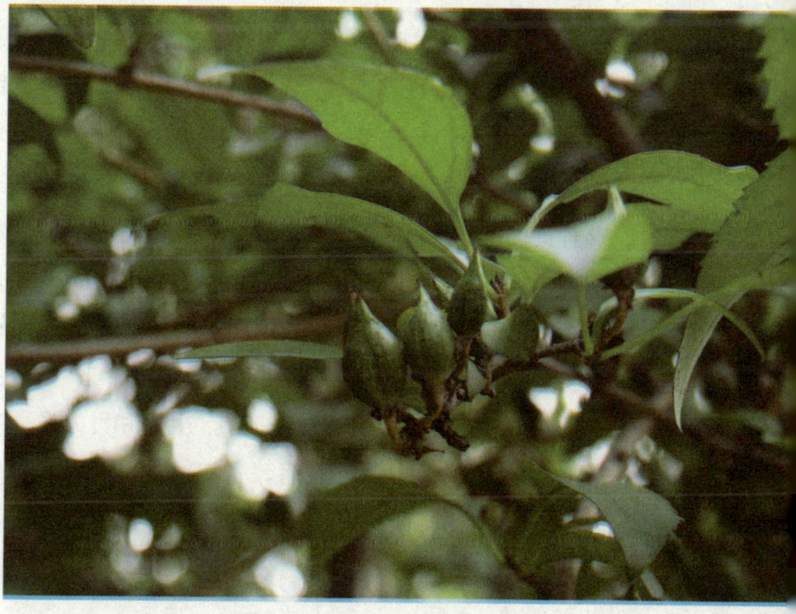

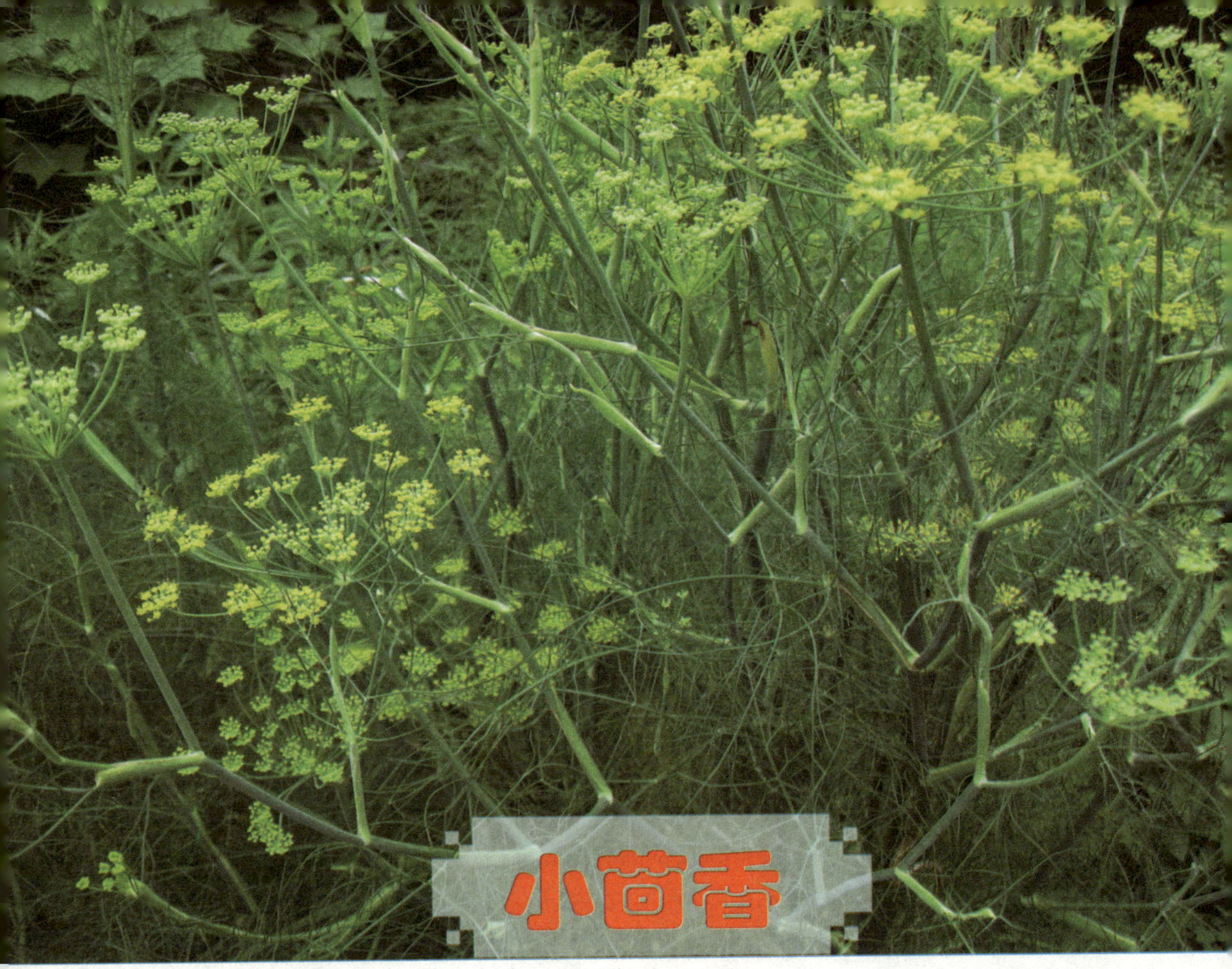

小茴香

又名谷香、谷茴香、茴香、小香。为伞形科植物茴香的干燥成熟果实。多年生草本，高1~2米，全株有香气。茎直立，有纵棱。叶互生，3~4回羽状全裂，裂片丝状线形；叶柄基部鞘状抱茎。复伞形态序顶生；花小、黄色。双悬果，每分果有5纵棱。呈小圆柱形，两端稍尖，长3~5毫米，径2毫米左右，基部有时带细长的小果柄，顶端有黄褐色柱头残基，新品黄绿色至棕色，陈品为棕黄色。分果容易分离，背面有5条略相等的果棱，腹面稍平；横切面略呈五角形。中央的种子略呈肾形，灰白色，有油性。主产于内蒙古苦托县、柱锦后旗、敖汉旗，山西太原、榆次、阳泉、吉林大安、乾安、怀德，辽宁朝阳、彰武、昌图，黑龙江泰来、安达等地。辛，温。归肝、肾、脾、胃经。散寒止痛，理气和胃。3~9克。生用和胃力强，多用于呕吐、食少、呃逆；炒用散寒温阳力强，用于寒疝腹痛等痛症。内服：煎汤，或入丸、散。外用：适量，研末调敷，或炒热温熨。阴虚有热者禁服。

栀 子

又名黄栀子、木丹、枝子、越桃、山枝。为茜草科植物栀子的干燥成熟果实。常绿灌木。叶对生或3叶轮生；托叶膜质，联合成筒状。叶片革质，椭圆形、倒卵形至广倒披针形，全缘，表面深绿色，有光泽、花单生于枝顶或叶腋、白色、香气浓郁；花萼绿色。圆筒形，有棱，花瓣卷旋，下部联合呈圆柱形，上部5~6裂；雄蕊通常6枚；子房下位，1室。浆果，壶状，倒卵形或椭圆形，长1.5~3厘米，直径1.5~2厘米，肉质或革质，表面深红色或红黄色，有翅状纵棱5~8条。顶端残留萼片，另一端稍尖，有果柄痕。果皮薄而脆，内表面呈红黄色，有光泽，具2~3条隆起的假隔膜，内有多数种子，黏结成团。种子扁圆形，深红色或棕红色，表面有细而密的凹点，胚乳角质，胚长形，具心形，子叶2片。主产于湖南、浙江、江西、湖北、福建等南方诸省。苦，寒。归心、肺、三焦经。泻火除烦，清热利湿，凉血解毒。6~12克。内服：煎汤，外用：适量。本品性寒滑肠，脾虚便溏者不宜用。

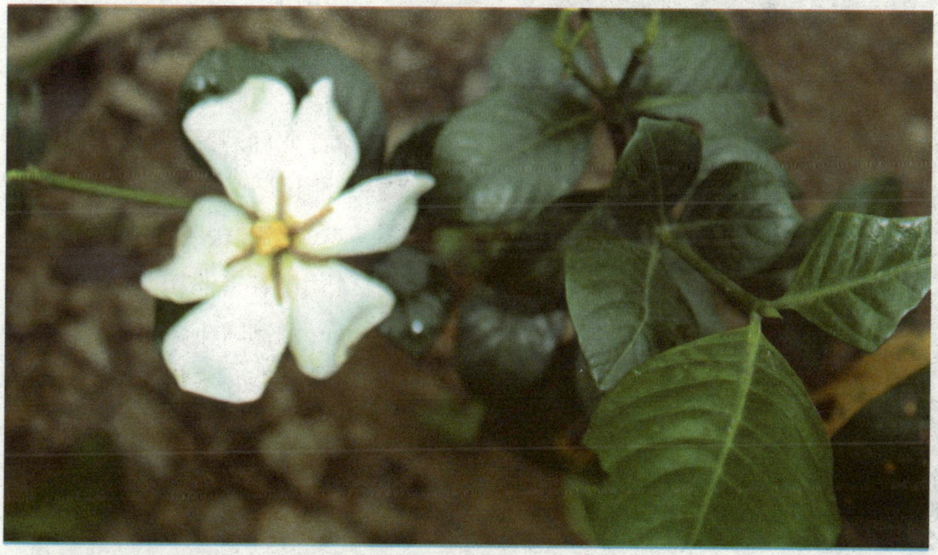

山茱萸

又名枣肉、蜀枣、枣皮、肉枣、鼠矢、实枣儿、鸡足、药枣、山萸肉等。为山茱萸科植物山茱萸的干燥成熟果肉。落叶小乔木，高约5米。叶对生，叶片卵圆形，先端渐尖、全缘，下面密被白色绒毛。花先叶开放；伞形花序簇生于枝端；花小，花瓣4片，黄色，雄蕊4，子房下位。核果椭圆形，熟时红色，光滑无毛。呈不规则的扁圆形，常破裂成片状或皱缩的饼状。长约1.5厘米，宽约0.5厘米。基部有时可见果柄，顶端有圆点状柱基痕。主产于浙江淳安、昌化，河南南召、嵩县、西峡、内乡、济源，安徽歙县、石埭。此外，陕西、山西、四川亦产。酸，微温。归肝、肾经。补益肝肾，收敛固涩。6~15克，亦可用至30克。生用，敛阴止汗作用强；蒸熟用，补肾涩精，固精缩尿为好；酒制则补益肝肾而兼和血强筋之功，多用于腰酸痛，胁肋痛。内服：煎汤或入丸、散。小便湿热而淋涩者慎服。

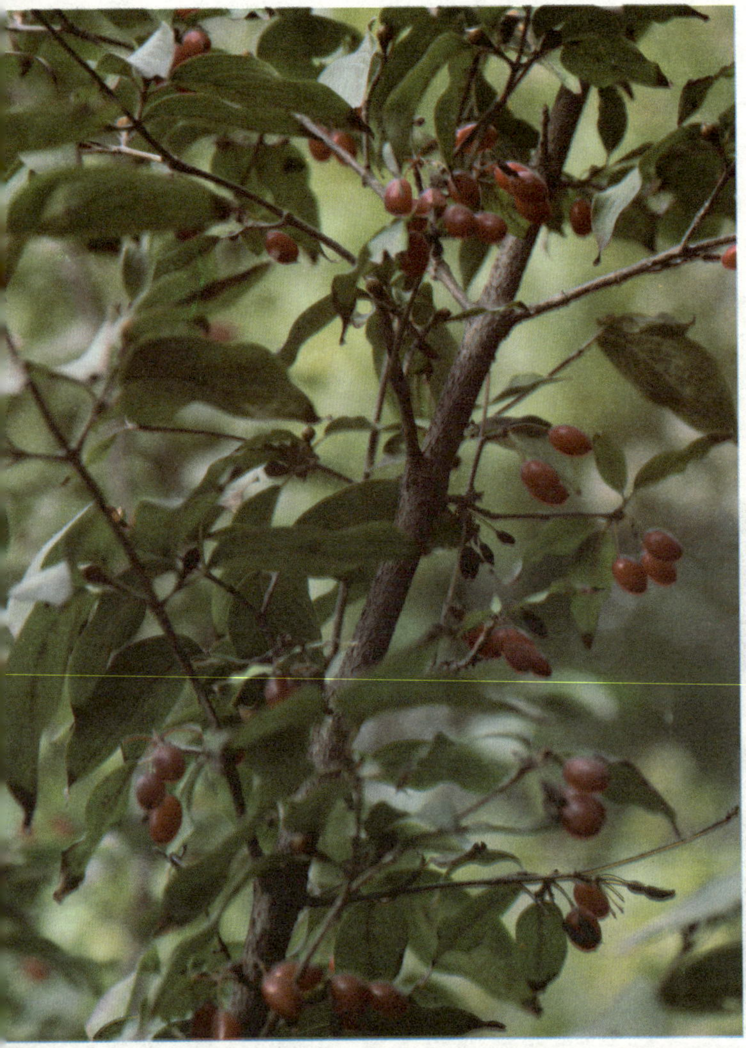

川楝子

又名仁枣、楝实、金铃子、练实、苦楝子。为楝科植物川楝的干燥成熟果实。核果呈类球形或椭圆形，长1.9～3厘米，直径1.8～3.2厘米。表面棕黄色或棕色，有光泽，具深棕色小点，微有凹陷和皱缩，顶端有点状花柱残痕，基部凹陷处有果柄痕。我国南方各地均产，主产于四川云阳、邛崃、大邑、华阳、金堂，贵州安顺、平坝、镇宁，云南楚雄、元谋、宜良等地，以四川产量最大。苦，寒；有小毒。归肝、小肠、膀胱经。舒肝行水止痛，驱虫。用于胸胁、脘腹胀痛，疝痛、虫积腹痛等症。3～10克。煎服，外用适量。炒用寒性减小。本品有毒，不宜过量或持续服用，以免中毒。又因性寒，脾胃虚寒者慎用。

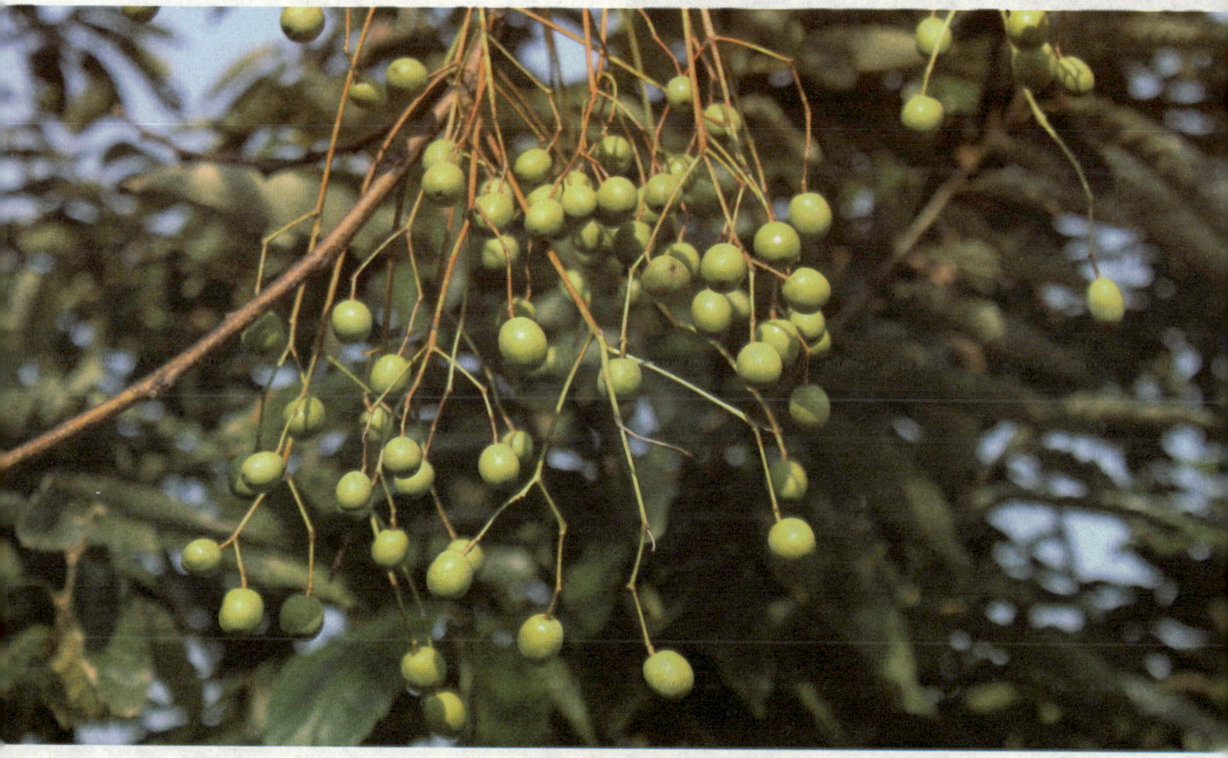

马兜铃

又名都淋藤、三百两、土青木香。为马兜铃科多年生落叶藤本植物北马兜铃和马兜铃的干燥成熟果实。北马兜铃：蒴果长圆形或椭圆状倒卵形，长3~4.5厘米，宽2~3厘米，上端平截，中央微凹，具花柱残痕。果柄细，长2~6厘米。表面黄绿、灰绿或棕褐色，有平直纵棱6条为腹缝线，果实成熟时由此开裂成6果瓣，果柄亦分裂为6条，每1条与1果瓣相连，每果瓣中央有一条波状弯曲的背缝线，从此处分出多数横向平行的波状细脉。果实6室，中隔灰白色，有棕色横向脉纹。每室内有多数平叠排列的种子，呈倒三角形，四面延伸成翅，果瓣上部种子长略大于宽，中部种子的种仁呈横向椭圆形，果皮质较脆。气微、味淡或略苦。南马兜铃：蒴果长圆形或球形，基部钝圆，长2~3.5厘米，宽2.3~3厘米。果瓣上、中部种子均宽略大于长，种仁心形。北马兜铃主产于黑龙江、吉林、河北等地。马兜铃主产于江苏、安徽、浙江等地。苦、微辛，寒。归肺、大肠经。清肺化痰，止咳平喘，清肠消痔。用于肺热咳喘、痔疮肿痛等症。3~10克。内服：煎汤。虚寒咳嗽、脾弱便溏者禁服。大剂量可致恶心呕吐，故应严格掌握剂量。

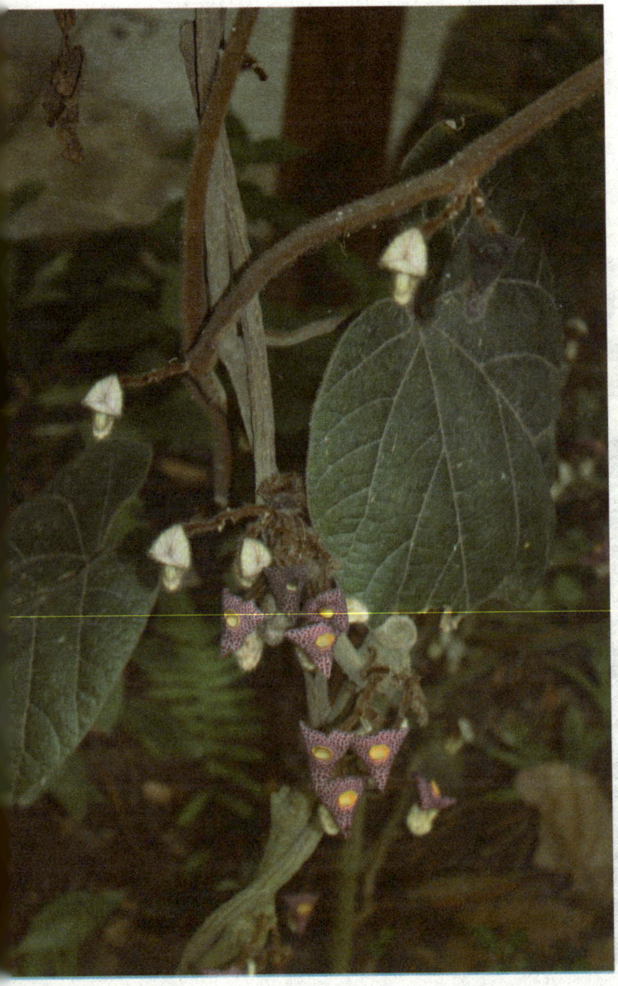

乌梅

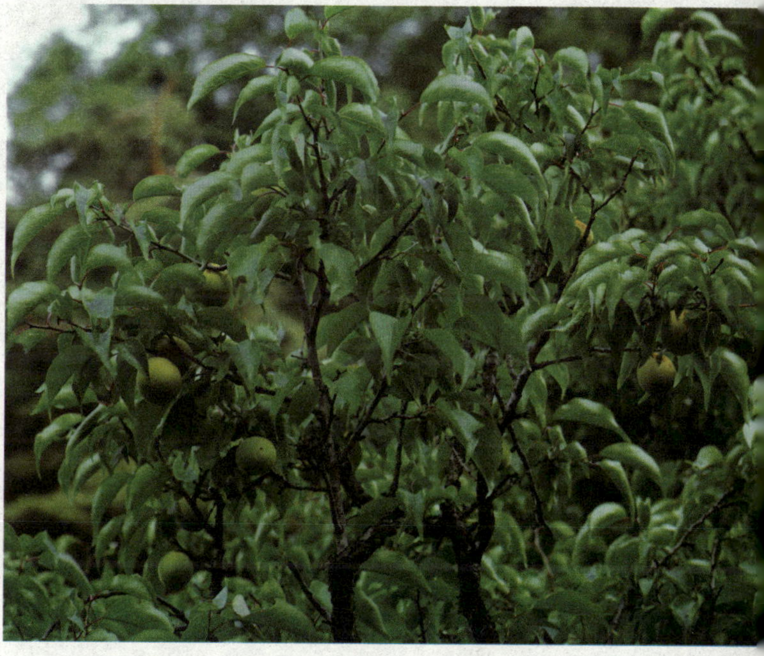

又名酸梅、梅实、合汉梅、熏梅、千枝梅、桔梅实、黄仔、桔梅肉、红梅等。为蔷薇科植物梅的干燥近成熟果实。落叶小乔木或灌木，高达10米。小枝绿色，细长，枝端尖刺状。叶互生；托叶1对，线形，边缘有不整齐细齿，早落。叶柄长1～1.5厘米，近顶端有2腺体。叶片阔卵形或卵形，长5～8厘米，宽3～5厘米，先端尾状渐尖，基部阔楔形或圆形，边缘有细锯齿，嫩时两面均被柔毛，后期脱落。花1～3朵簇生于二年生侧枝叶腋，先叶开放，白色或粉红色，芳香；花梗短，萼筒杯状，花萼5，有短柔毛；花冠直径约2厘米，花瓣5；雄蕊多数；雌蕊1，子房密被柔毛。核果球形，直长2～3厘米，一侧有明显浅槽，绿色，熟时变黄，果肉味酸，果核坚硬，表面有凹点；种子1枚。主产于四川江津、邛崃、岳池，重庆綦江，福建永泰、上杭、崇安、莆田、清流，贵州修文、息峰、威宁，湖南常德、郴县、衡阳，浙江长兴、萧山，湖北襄阳、房县，广东番禺、增城等地。酸、平。归、脾、肺、大肠经。敛肺，涩肠，生津，安蛔。用于肺虚久咳、久泻久痢、虚热消渴、蛔厥腹痛、崩漏下血等症。5～15克。内服：煎汤，或入丸、散。外用：适量，研末调敷。本品味酸涩收敛，凡外有表邪或内有实热积滞者慎服。

五味子

又名香苏、玄及、山花椒、会及、辽五味、五梅子、红铃子等。为木兰科植物五味子的干燥成熟果实。落叶木质藤本，长可达8米，小枝灰褐色，稍有棱。叶互生，叶片薄纸质，宽椭圆形、倒卵形或卵形，长5～10厘米，宽2～5厘米，顶尖，基部楔形，边缘疏生细齿。花单性，雌雄异株，单生或簇生于叶腋；花梗细长，花被6～9片，乳白色或带粉红色，雄花具5枚雄蕊；雌蕊椭圆形，心皮约15～40个，花后花托伸长，果熟时成穗状聚合浆果；浆果肉质球形，深红色。果实为多角形或扁球形，有时数个相互黏连。表面紫红色或紫黑色，皱缩，油润微有光泽，剥去果皮，有种子1～2粒，种子肾形，种皮黄橙包光亮、硬而脆，种仁油润。主产于辽宁、吉林、黑龙江、河北等地。酸，温。归肺、肾、心经。敛肺滋肾，生津敛汗，涩精止泻，宁心安神。用于久咳虚喘、津伤口渴、自汗盗汗、肾虚遗精、脾肾虚泻、心悸失眠等症。3～10克；研末服，1～3克。蒸熟用，生津止渴，敛汗养心力强；酒制敛肺益肾，涩精止泻力胜。内服：煎汤，外用：适量，煎水洗，或研末敷。表邪未解，内有实热及胃酸过多者慎服。

巴豆

又名八百力、巴菽、贡仔、刚子、銮豆、江子、豆贡毒鱼子、老阳子、红子仁、双眼、双眼虾、猛子仁、巴米、巴果、毒点子。为大戟科植物巴豆的干燥成熟果实。常绿小乔木。叶互生，卵形至矩圆状卵形，顶端渐尖，两面被稀疏的星状毛，近叶柄处有2腺性。花小，成顶生的总状花序，雄花在上，雌花在下；蒴果类圆形，3室，每室内含1粒种子。果实呈卵圆形或类圆形。长1.5~2厘米，直径1.4~1.9厘米。表面黄白色，有6条凹陷的纵棱线。去掉果壳有3室，每室有1枚种子。种子呈略扁的椭圆形或卵形，长约1~1.5厘米，径约6~9毫米，表面灰棕色或暗棕色，平滑；种阜在种脐的一端，易脱落；另一端具合点，在腹面合点与种脐间有一条略隆起的纵棱线即种脊；种皮薄而坚脆，剥去后可见种仁，外包银白色的薄膜，内胚乳肥厚，淡黄白色，油质；将种仁纵剖两半可见中央有菲薄的子叶两片，具网状脉；胚根细小。主产于四川宜宾、江安、长宁、兴文、合川、江津、万县，福建莆田、诏安、南安，广东从化、增城，广西横县等地。辛，热。有大毒。归胃、大肠、肺经。泻下冷积，逐水退肿，祛痰利咽。用于胃肠寒积、心腹冷痛、腹水膨胀、二便不利、喉痹痰阻、痈肿不溃等症。0.1~0.3克。本品大多制成巴豆霜用，以缓和药性，减低毒性。制霜用于急下；炒去烟令紫黑用于缓下；炒炭用于寒凝泄泻。内服：多入丸散或装入胶囊服。外用：适量，研如泥调涂。服巴豆时不宜同时食热粥、开水等热物及饮酒，以免加剧泻下。若服巴豆后泻下不止者，可用黄连、黄柏等煎汤冷服，或食冷粥以缓解。若服后欲泻不泻者，可服热粥以助药力。体虚、肝肾功能不良及妇女怀孕、月经期禁服。

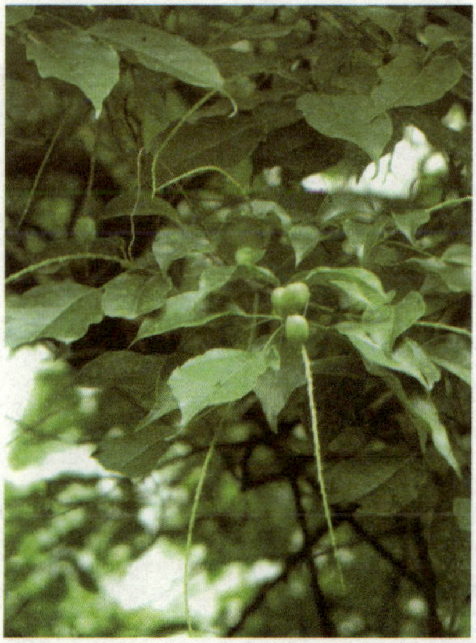

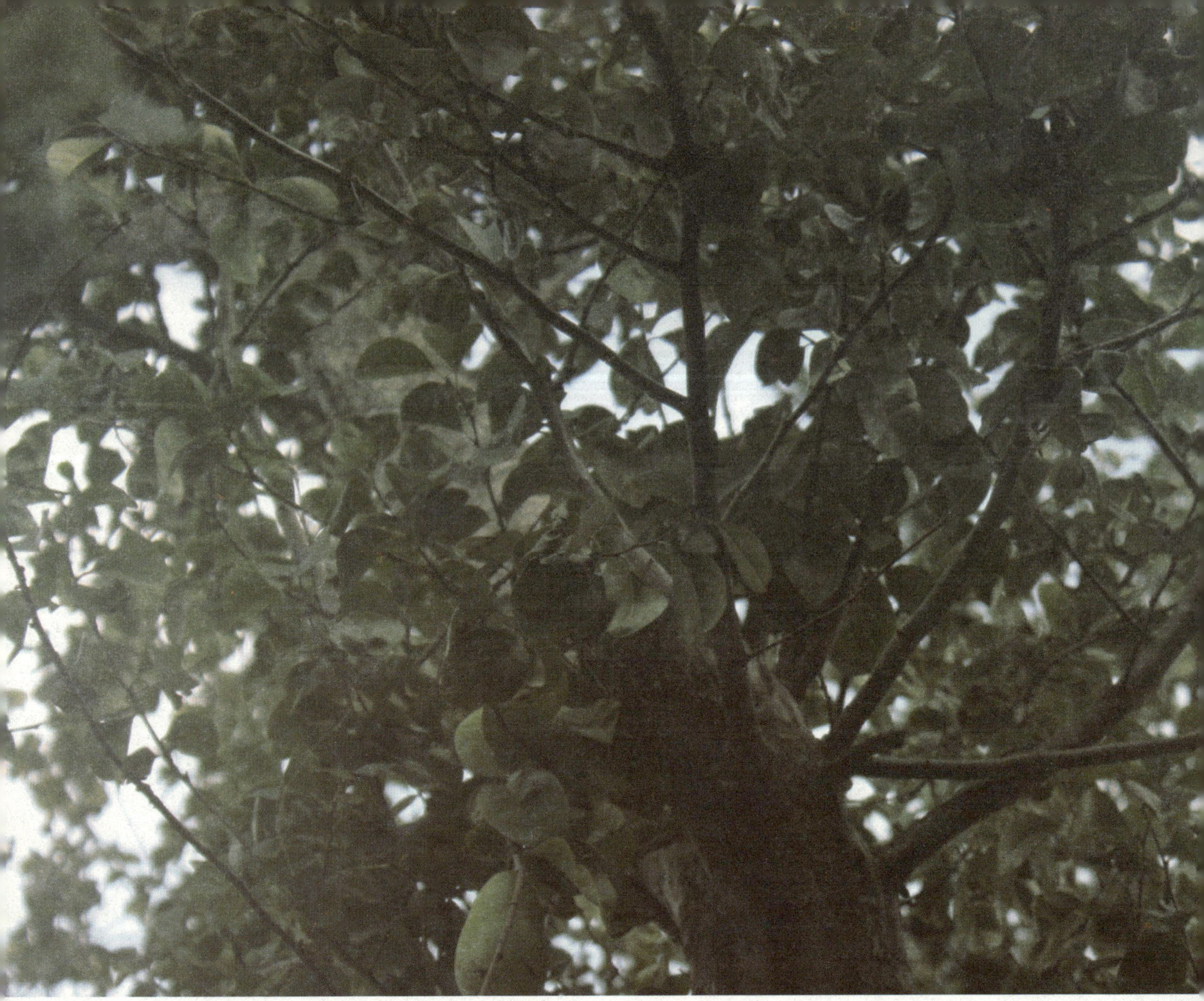

木 瓜

又名宜木瓜、木瓜实、木桃、铁脚梨。为蔷薇科植物贴梗海棠的干燥成熟果实。灌木，高2~3米。枝有刺。叶互生，叶片卵形至卵状披针形，边缘有尖锐细锯齿，托叶存在或脱落。花数朵簇生，绯红色。花梗极短。花瓣5片。梨果卵形或球形。果实因对半剖开，而呈卵状半球形。外表红棕色至紫红色，常因干缩而有不规则深纵纹，边缘向内卷曲，有时可见子房室隔壁和略呈三角形的种子。主产于四川、安徽、浙江、湖北等地。酸，温。归肝、脾经。舒筋活络，化湿和胃。用于风湿痹痛、筋脉拘挛、脚气肿痛、吐泻转筋等症。5~10克。内服：煎汤。多食损齿；伤食积滞吐泻慎服。

火麻仁

又名麻仁、麻子、火麻子、麻子仁、冬麻子、大麻子、白麻子、大麻仁、线麻子等。为大麻科植物大麻的干燥成熟果实。果实呈卵圆形，长4~5.5米，直径2.5~4毫米。表面光滑，灰绿色或灰黄色，有微细的白色网状花纹，两侧边有浅色棱线，顶端略尖，基部有一微凹的果梗痕。果皮薄而脆，易破碎。种皮绿色，内有乳白色子叶2枚，富油性。主产于山东莱芜、声安，浙江嘉兴，河北、江苏及东北等地亦产，均为栽培。甘，平。归脾、胃、大肠经。润肠通便。10~15克。入汤剂应打碎先煎。内服：煎汤，或入丸、散：外用：适量，研末调涂。过量易致中毒。孕妇慎服。

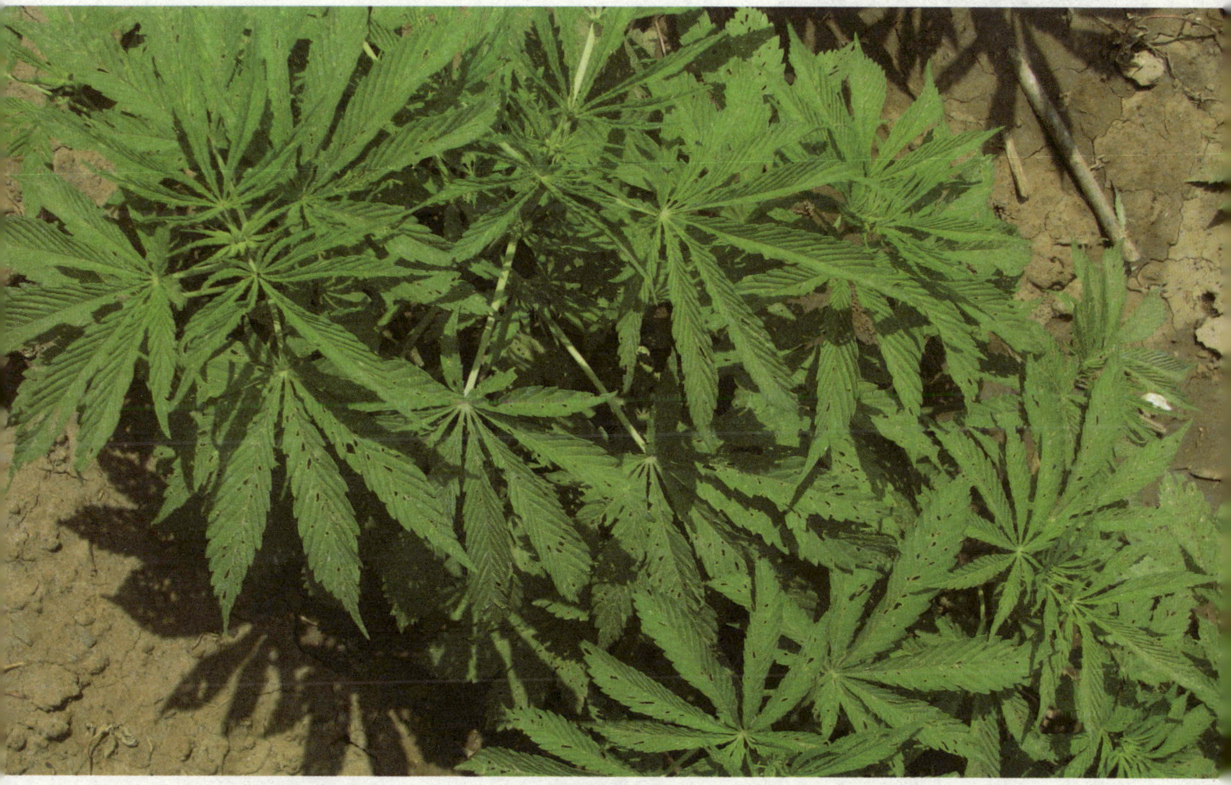

牛蒡子

又名弯巴钩子、恶实、鼠尖子、鼠粘子、毛锥子、黍粘子、黑风子、大力子、牛子、蝙蝠刺、万把钩、大牛子。为菊科植物牛蒡的果实。二年生大型草本，高1~2米，上部多分枝，带紫褐色，有纵条棱。根粗壮，肉质，圆锥形。基生叶大形，丛生，有长柄。茎生叶互生，有柄，叶片广卵形或心形，长30~50厘米，宽20~40厘米，边缘微波状或有细齿，基部心形，下面密布白色短柔毛。茎上部的叶逐渐变小。头状花序簇生于茎顶或排列成伞房状，花序梗长3~7厘米，表面有浅沟，密生细毛；总苞球形，苞片多数，覆瓦状排列，披针形或线状披针形，先端延长成尖状，末端钩曲。花小，淡红色或红紫色，全为管状花，两性，聚药雄蕊5；子房下位，顶端圆盘状，着生短刚毛状冠毛，花柱细长，柱头2裂。瘦果长圆形，具纵棱，灰褐色，冠毛短刺状，淡黄棕色。果实呈倒长卵形，稍弯曲，两端平截，略扁，长5~7毫米，直径2~3毫米，表面灰褐色或灰棕色，具多数细小紫黑色斑点，并有明显的纵棱线5~8条。顶端较宽，有一圆环，中心有点状凸起的花柱残基；基部狭窄，有圆形凹窝状果柄痕。果皮坚硬，种皮淡黄白色，子叶2枚。主产于吉林桦甸、蛟河、敦化、延吉，辽宁本溪、清源、凤城、桓仁，黑龙江五常、尚志、富锦、阿城，浙江桐乡、嘉兴。辛、苦、寒。归肺、胃经。发散风热，解毒透疹，利咽。用于外感风热、咽喉肿痛、麻疹不透、风热发疹、热毒疮疡、痄腮肿痛等症。生用，5~10克，捣碎；炒用，6~12克。内服：煎汤。本品性寒滑利，脾虚便溏及痘疹虚寒、气血虚弱者均禁服。

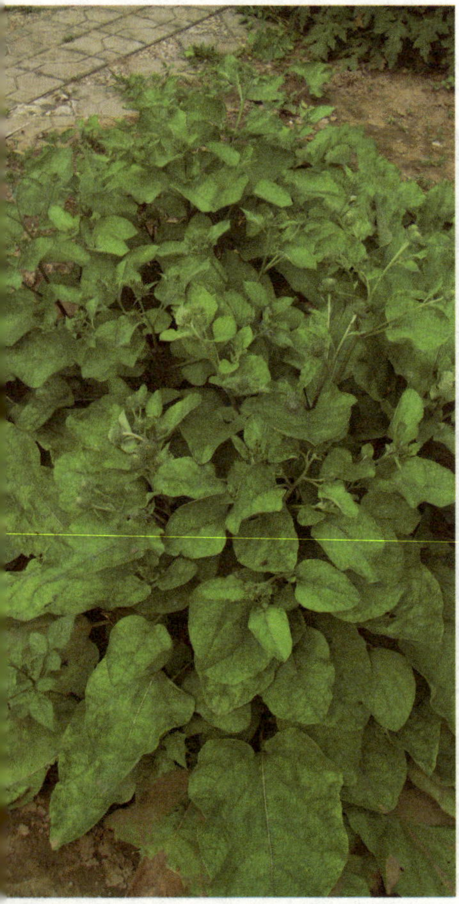

丝瓜络

又名瓜络、丝瓜网、丝瓜瓤、丝瓜筋、絮瓜瓤。为葫芦科植物丝瓜的干燥成熟果实的维管束。为中果皮的维管束纵横交织而成的多层细密而坚韧的网络状物。全体呈压扁的圆柱状纺锤形或长梭形，两端细，略弯曲，长约2.5~7厘米，直径5~10厘米，表面黄白色，极粗糙。体轻、质韧，富弹性，横切面可见子房3室形成的3个孔腔，偶有残留种子。全国各地都有栽培。甘，平。归肺、胃、肝经。祛风，通络，活血。3~12克。水煎服。

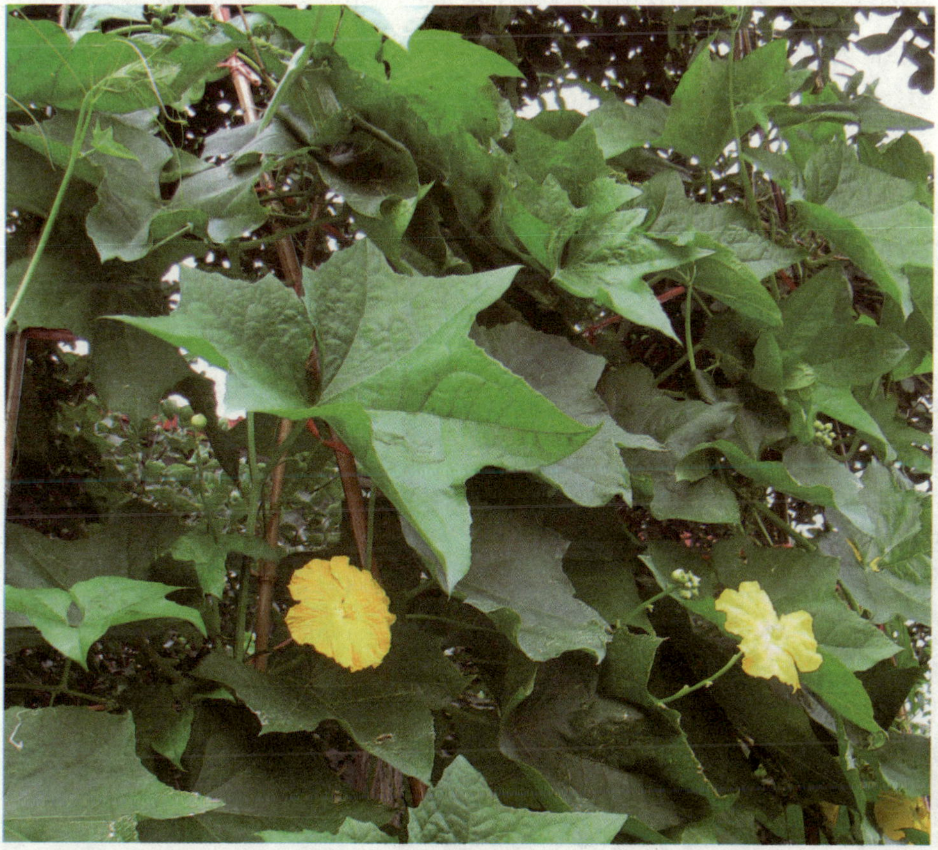

冬虫夏草

又名夏草冬虫、冬虫、草虫草。为麦角菌科植物冬虫夏草菌寄生在鳞翅目蝙蝠蛾科昆虫蝙蝠蛾幼虫上的干燥子座和虫体的复合体。子座出自寄生幼虫的头部，单生，稀2～3个，细长如棒球棍状，长4～11厘米。上部为子座头部，稍膨大，呈圆柱形，长1.5～4厘米，褐色，密生多数子囊壳。子囊壳大部陷入子座中，先端突出于子座之外，每一子囊壳内有多数细长的子囊，每一子囊内具2～4个有横隔的子囊孢子。冬虫夏草的形成：夏季，子囊孢子从子囊内射出后，产生芽管(或从分生孢子产生芽管)穿入寄主幼虫体内生长，染病幼虫钻入土中，冬季形成菌核，菌核破坏了幼虫的内部器官，但虫体的角皮仍完整无损。翌年夏季，从幼虫尸体的前端生出子座。本品由虫体及从虫头部长出的真菌子座相连而成。虫体形如蚕，长3～5厘米，粗约3～8毫米。外表深黄至黄棕色，粗糙，环纹明显，近头部环纹较细，共有20～30条环纹；胸部有胸足3对，腹部有腹中5对，中部4对，近尾部1对，以中部4对最明显。头部一般不甚明显，红棕色或黄红色。尾如蚕尾。质脆，易折断，断面略平坦，白色略发黄。子座深棕色至棕褐色，细长，圆柱形，一般比虫体长，长4～8厘米，粗约3毫米，表面有细小纵向皱纹，顶部稍膨大。质柔韧，折断面纤维状，黄白色。气微腥，味微苦。主产于四川、青海、西藏等省区，甘肃、云南、贵州等省亦产。甘，平。归肺、肾经。益肾补肺，止血化痰，止嗽定喘。煎服6～15克，也可用于15～30克。研末服，每次1.5～3克。

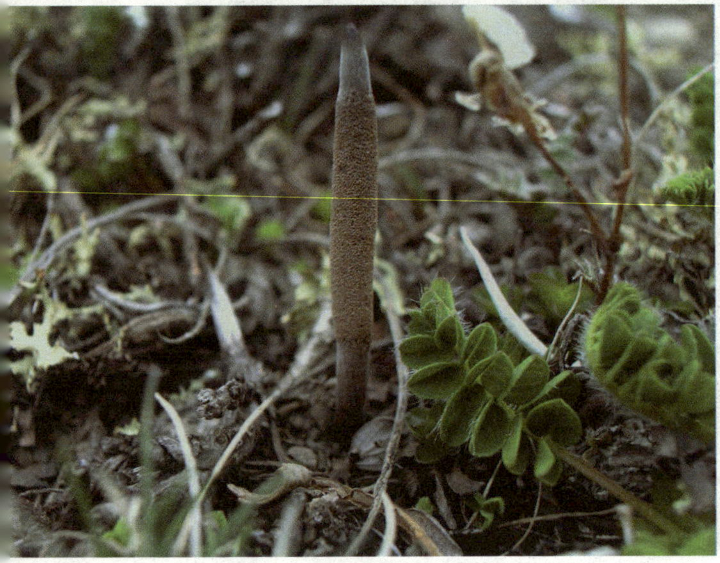

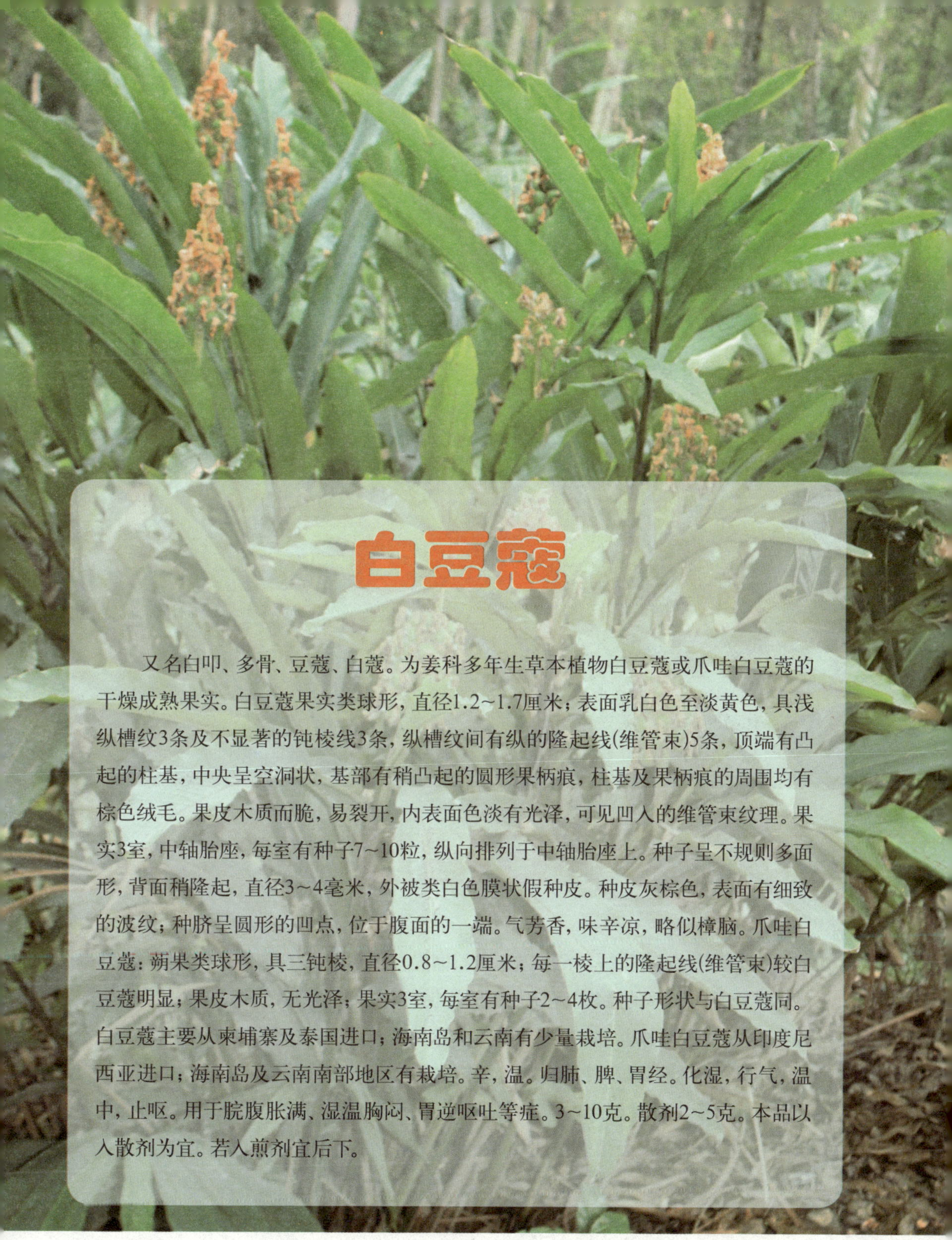

白豆蔻

又名白叩、多骨、豆蔻、白蔻。为姜科多年生草本植物白豆蔻或爪哇白豆蔻的干燥成熟果实。白豆蔻果实类球形，直径1.2～1.7厘米；表面乳白色至淡黄色，具浅纵槽纹3条及不显著的钝棱线3条，纵槽纹间有纵的隆起线(维管束)5条，顶端有凸起的柱基，中央呈空洞状，基部有稍凸起的圆形果柄痕，柱基及果柄痕的周围均有棕色绒毛。果皮木质而脆，易裂开，内表面色淡有光泽，可见凹入的维管束纹理。果实3室，中轴胎座，每室有种子7～10粒，纵向排列于中轴胎座上。种子呈不规则多面形，背面稍隆起，直径3～4毫米，外被类白色膜状假种皮。种皮灰棕色，表面有细致的波纹；种脐呈圆形的凹点，位于腹面的一端。气芳香，味辛凉，略似樟脑。爪哇白豆蔻：蒴果类球形，具三钝棱，直径0.8～1.2厘米；每一棱上的隆起线(维管束)较白豆蔻明显；果皮木质，无光泽；果实3室，每室有种子2～4枚。种子形状与白豆蔻同。白豆蔻主要从柬埔寨及泰国进口；海南岛和云南有少量栽培。爪哇白豆蔻从印度尼西亚进口；海南岛及云南南部地区有栽培。辛，温。归肺、脾、胃经。化湿，行气，温中，止呕。用于脘腹胀满、湿温胸闷、胃逆呕吐等症。3～10克。散剂2～5克。本品以入散剂为宜。若入煎剂宜后下。

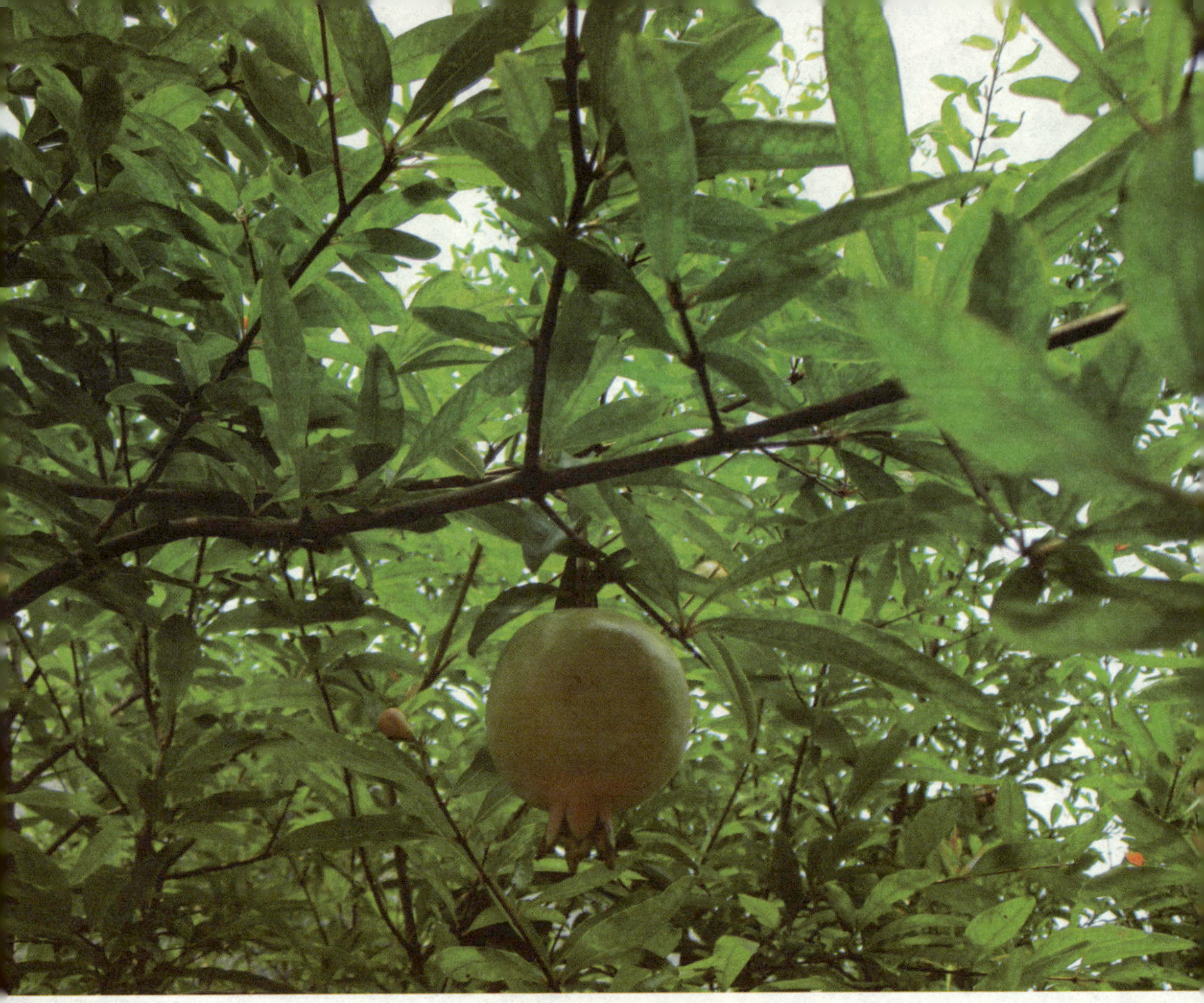

石榴皮

又名酸榴皮、石榴壳、酸实壳、酸石榴皮、西榴皮、安石榴等。为石榴科落叶灌木或小乔木石榴的果皮。呈不规则的片状，大小不一，厚1.5~3毫米。外表面红棕色、棕黄色或暗棕色，略有光泽，粗糙，有麻点。有的有突起的筒状宿萼，粗短果梗或果梗痕。内面果瓤黄色或红棕色，有种子脱落后的小凹窝及隔瓤残迹。质硬而脆，断面黄色，略显颗粒状。气无，味苦涩。主产于江苏、湖南、山东、四川、湖北及云南；其他各地亦产少量(除东北外)。酸、涩，温。归胃、大肠经。涩肠止泻，杀虫。用于久泻、久痢、脱肛、虫积腹痛等症。3~10克。内服：煎汤，或入丸、散。外用：适量，研末敷或煎水洗。

龙眼肉

又名龙眼干、益智、桂圆肉、蜜脾。为无患子科常绿乔木植物龙眼的假种皮。为由顶端纵向裂开的不规则块片，长约1.5厘米，宽1.5~2.5厘米，厚不足1毫米。表面黄棕色，半透明；靠近果皮的一面皱缩不平，粗糙；靠近种皮的一面光亮而有纵皱纹。质柔韧而微有黏性，常黏结呈块状。主产广西、福建、广东、四川及台湾；云南及贵州亦有分布。甘，温。归心、脾经。补心脾、益气血。用于惊悸失眠、面色萎黄、少气乏力等症。10~15克，大剂量30克。

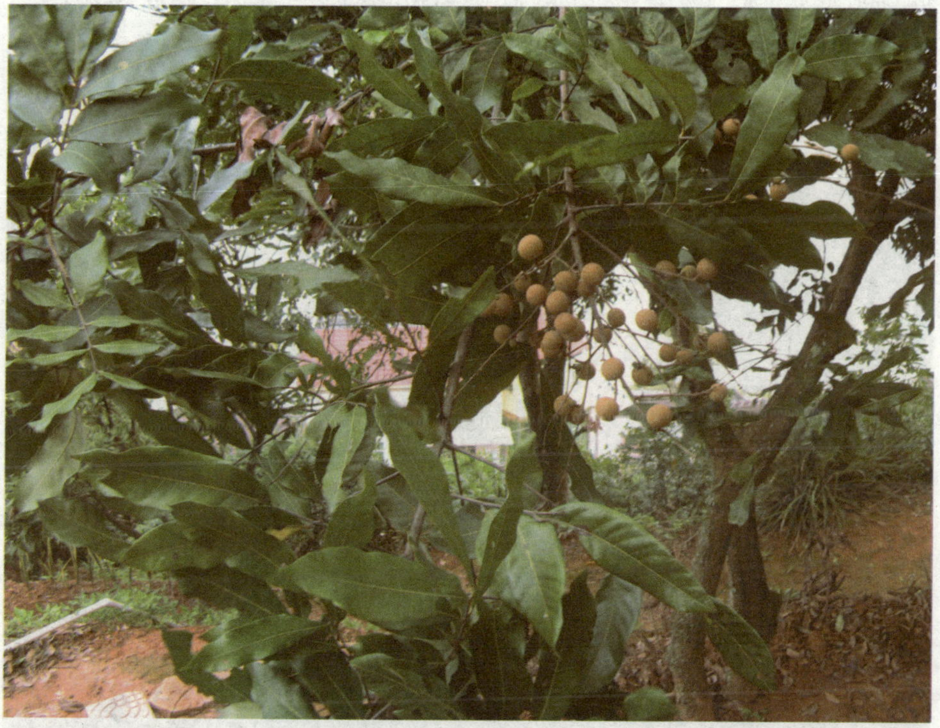

合欢皮

又名马樱花、合昏皮、芙蓉花树、夜合皮、青裳衣、合欢木皮、绒花树皮、萌葛。为豆科落叶乔木植物合欢的干燥树皮。呈卷曲筒状或半筒状，长35～85厘米，厚1～3毫米。外表皮灰褐色至灰棕色，显粗糙，稍有纵皱纹，有的呈浅裂纹，密生明显棕红色或棕色的椭圆形横向皮孔，偶有突起的横棱或较大的圆形枝痕，常附有地衣斑；内表面淡黄色或淡棕色，平滑，有细密纵纹。质硬而脆，易折断，断面呈纤维性片状，淡黄棕色。全国大部分地区都有分布，主产于长江流域，如江苏、浙江、安徽等地。甘，平。归心、肝经。安神解郁，活血消肿。用于忧郁失眠、虚烦不眠、跌打骨折、痈肿疮毒等症。10～15克。内服：煎汤。外用：适量。本品药性平和，气缓力微，必多服久服始可取效。

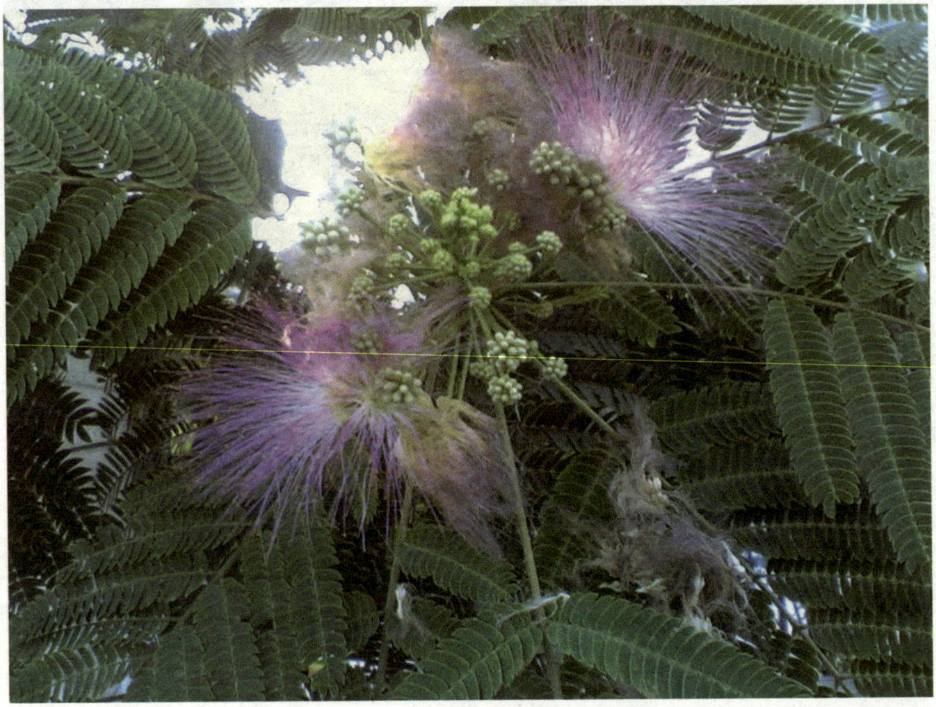

地肤子

又名鸭舌草、地葵、白地草、地麦、涎衣草、落帚子、益明、王帚、扫帚。为藜科一年生草本植物地肤的果实。胞果扁球状五角形，直径1~3毫米，厚约1毫米，外面包有宿存花被。表面浅棕色或灰绿色，周围有三角形膜质小翅5枚，先端具缺刻状浅裂，背面中心有微突起的点状果柄痕及放射状脉纹5~10条；剥离花被，可见半透明的膜质果皮，质脆易剥离。种子褐棕色，扁卵圆形，长约1.5毫米，边缘稍隆起，中部稍下凹，表面有网状皱纹，内有马蹄形胚，绿黄色，油质，胚乳白色。主产于河北、山西、山东、河南、江苏等地。苦、寒。归膀胱经。清热利湿，利水通淋，祛风止痒。用于小便不利、淋沥涩痛、湿疮瘙痒等症。10~15克。内服：煎汤，外用：适量。

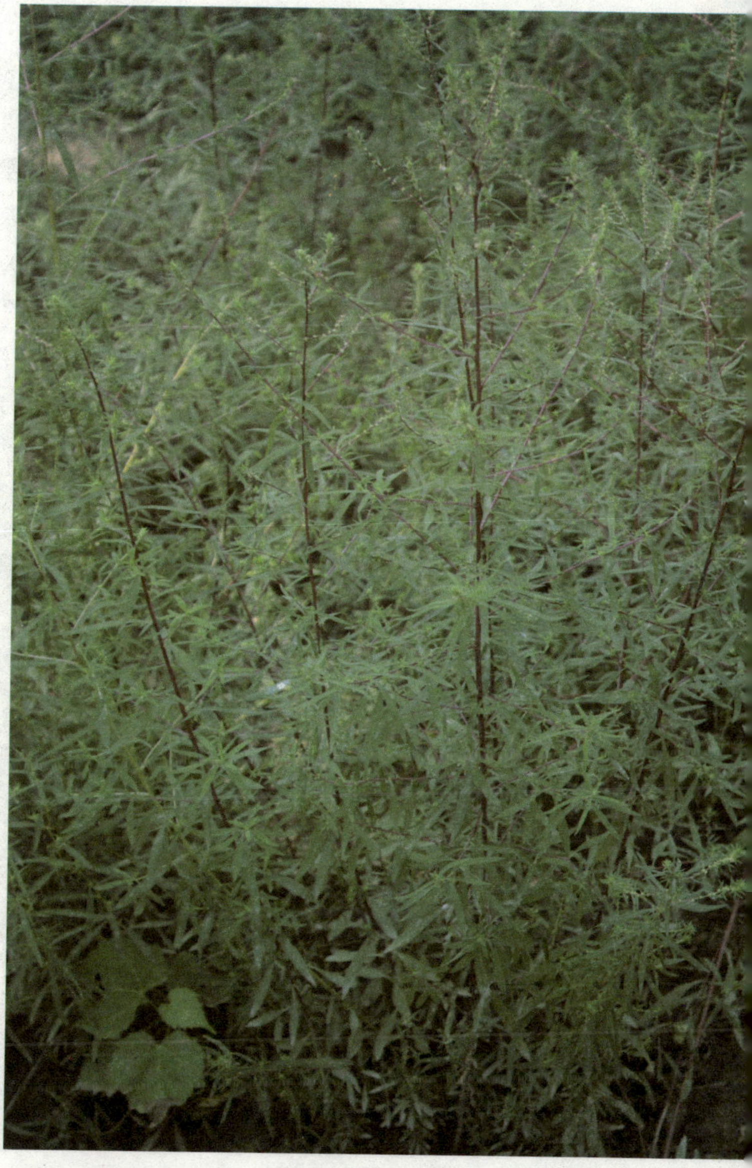

地骨皮

又名白葛针、杞根、红耳坠根、地骨、红榴根皮、枸杞根、山杞子根、枸杞根皮、狗奶子裸根。为茄科植物枸杞或宁夏枸杞的干燥根皮。枸杞：灌木，高1~2米。枝细长，常弯曲下垂，有棘刺。叶互生或簇生于短枝上，叶片长卵形或卵状披针形，长2~5厘米，宽0.5~1.7厘米，全缘，叶柄长2~10毫米。花1~4朵簇生于叶腋，花梗细；花萼钟状，3~5裂；花冠漏斗状，淡紫色，5裂，裂片与筒部几等长，裂片有缘毛；雄蕊5，子房2室。浆果卵形或椭圆状卵形，长0.5~1.5厘米，红色，内有多数种子，肾形，黄色。宁夏枸杞：灌木或小乔木状，高达2.5厘米。叶长椭圆状披针形；花萼杯状，2~3裂，稀4~5裂；花冠粉红色或紫红色，筒部较裂片稍长，裂片无缘毛。浆果宽椭圆形，长1~2厘米。根皮呈筒状、槽状，少数为卷片状。长3~10厘米，直径0.5~1.5厘米，厚1~3毫米。外表面灰黄色或土棕黄色，粗糙，具不规则裂纹，易成鳞片状剥落。内表面黄白色或灰黄色，有细纵纹。体轻，质松脆，易折断，断面分内外两层，外层黄棕色，内层灰白色。全国大部分地区均产，以山西、河南产量最大，以江苏、浙江产品质量最优。甘、淡，寒。归肺、肝、肾经。清热退蒸，凉血。用于阴虚发热、肺热咳嗽、血热出血、消渴等症。10~15克。生用。内服：煎汤，或入丸、散。外用：适量。脾虚便溏者慎服。

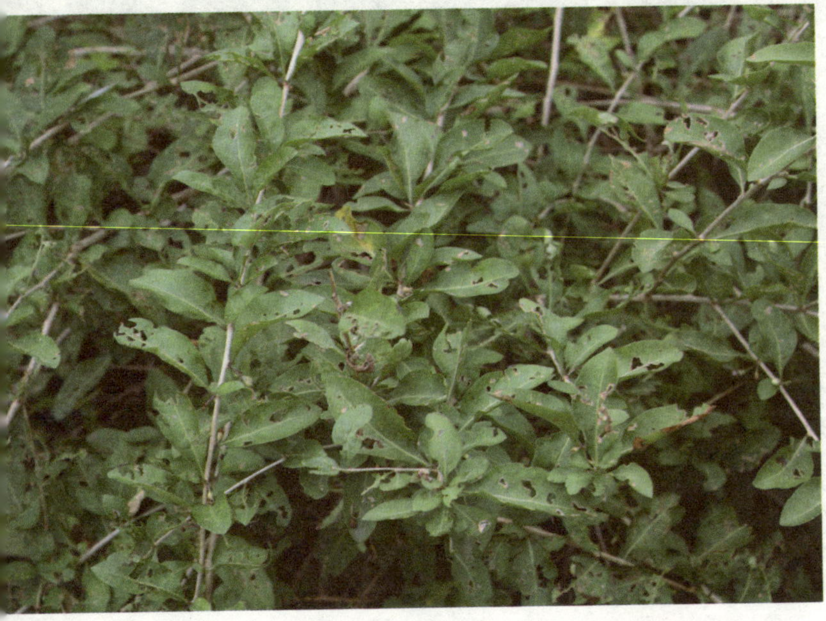

百 合

又名卷丹、重箱、白百合、摩罗、白花百合、强瞿、夜合花、中逢花、中庭、重迈、山丹。为百合科三种植物的干燥肉质鳞片。卷丹鳞叶呈长椭圆形，顶端较尖，基部较宽，边缘薄，微波状，常向内卷曲，长2~3.5厘米，宽1~1.5厘米，厚1~3毫米。表面淡黄棕色或乳白色，光滑；半透明，有纵直的脉纹3~8条。质硬脆，易折断，断面较平坦，角质样。无臭，味微苦。百合鳞叶长1.5~3厘米，宽0.5~1厘米，厚约达4毫米，有脉纹3~5条，有的不明显。山丹鳞叶长约5.5厘米，宽约2.5厘米，厚约3.5毫米，色较黯，脉纹大多不明显。主产于湖南黔阳、邵阳、湘西苗族自治州，浙江吴兴、长兴、龙游，以及江苏、陕西、四川、安徽、河南等地。甘，微寒。归肺、心经。润肺止咳，清心安神。用于燥热咳嗽、劳嗽咯血、虚烦惊悸、失眠多梦等症。10~30克，内服，为煎剂或煮粥及伴蜜蒸食。脾肾虚寒便溏者忌用。

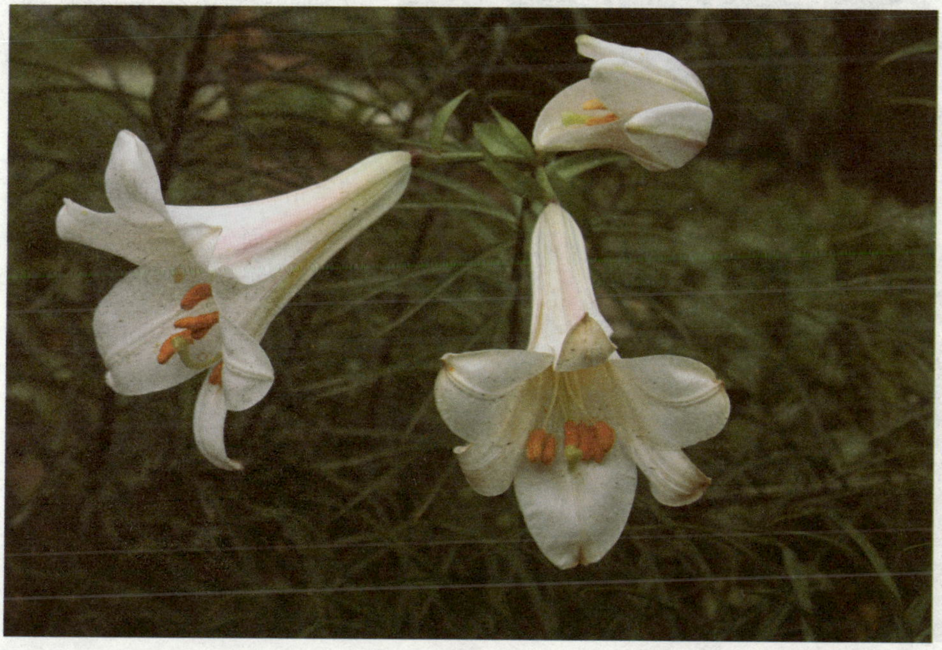

杜 仲

又名乱银丝、思仙、玉丝皮、木棉、棉花、思仲、丝棉皮、扯丝皮、石思仙、丝棘树皮、丝连皮、鬼仙木。为杜仲科植物杜仲的干燥树皮。为落叶乔木，高可达20米，单叶互生，具短柄，叶片椭圆形或椭圆状卵形，边缘有锯齿；无托叶。花单性，雌雄异株，无花被，常先叶开放，生于小枝基部；雄花具短梗，基部有一苞片，雄蕊6~10枚，雌花亦具短梗，基部有一苞片，子房1室狭长，顶端2裂，翅果狭椭圆形，长约3厘米，翅革质。种子1枚。本品为扁平的板片状，少数两边稍向内卷曲；大小厚薄不一，一般厚0.3~0.7毫米。表面灰棕色，有纵裂槽纹及斜方形横裂皮孔；削去糙皮者，表面淡棕色，较平滑；有时可见淡灰色地衣斑，内表面光滑，呈暗紫褐色。质脆，易折断，断面有紧密的银白色橡胶丝相连。主产贵州、四川、湖北、云南、陕西。甘，温。归肝、肾经。补肝肾，强筋骨，安胎。用于腰膝酸痛、筋骨无力、胎动不安、头晕目眩等症。6~15克。生用或盐水炒用。内服：煎汤或入丸，散。

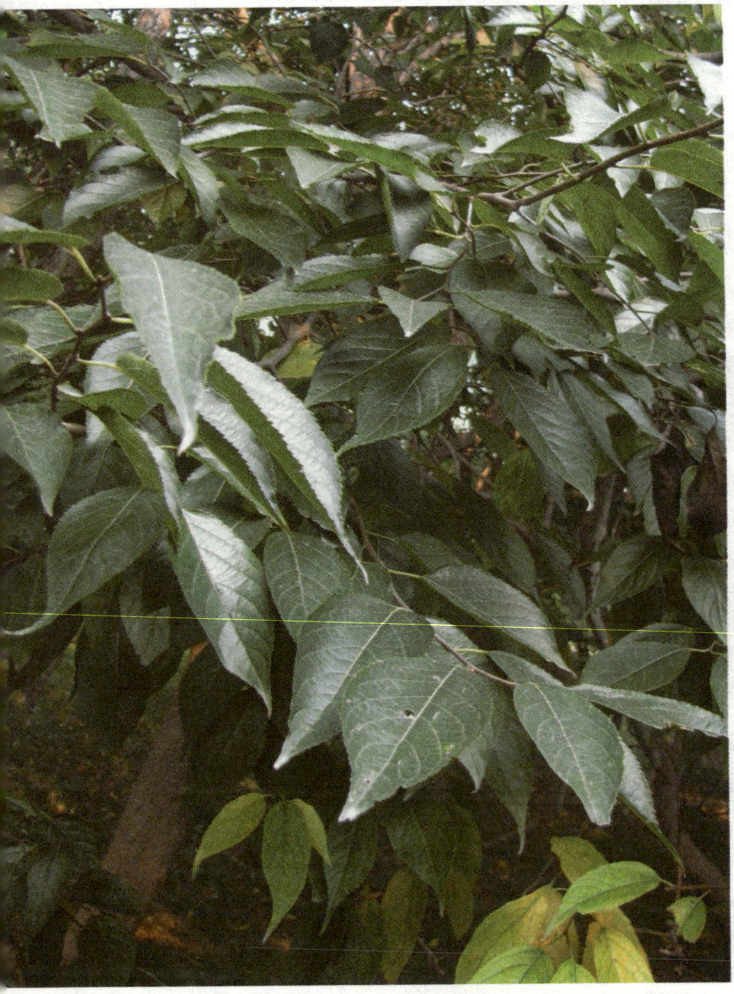

牡丹皮

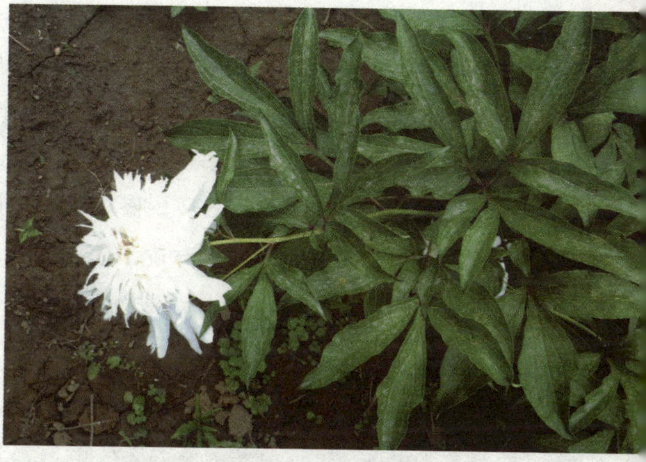

又名丹根、牡丹、丹皮、牡丹根皮、粉丹皮。为毛茛科植物牡丹的干燥根皮。落叶小灌木，高1~2米，主根粗长。叶为2回3出复叶，小叶卵形或广卵形，顶生小叶片通常3裂。花大形，单生枝顶；萼片5；花瓣5至多数，白色、红色或浅紫色；雄蕊多数；心皮3~5枚，离生。聚合蓇葖果，表面密被黄褐色短毛。根皮呈圆筒状或槽状，外表灰棕色或紫褐色，有横长皮孔及支根痕。去栓皮的外表面粉红色，内表面深棕色，并有多数光亮细小结晶(牡丹酚)附着。质硬脆，易折断。主产于安徽、河南、四川、湖南、陕西、山东等地。苦、辛，微寒。归心、肝、胃经。清热凉血，活血散瘀，退蒸。用于血热吐衄、发斑、阴虚内热、无汗骨蒸、经闭痛经、跌打损伤、疮疡肿痛、肠痈腹痛等症。5~10克。内服：煎汤，或入丸、散。脾胃虚寒泄泻者禁服。孕妇忌服。

知识全接触

五脏所恶

简称“五恶”。“恶”，含有“憎厌”的意思。心、肺、肝、脾、肾五脏各随其性能与气化而有所恶。出自《素问·宣明五气篇》：“心恶热，肺恶寒，肝恶风，脾恶湿，肾恶燥，是谓五恶。”

皂荚

又名天丁、皂角、小皂荚、猪牙皂角、眉皂、牙皂、小皂、乌犀、角针。豆科，落叶乔木。自生于山野，枝有锐刺。叶为羽状复叶，小叶全边，卵圆形或长椭圆形。夏日开淡黄色蝶形花，如长穗状。果实为褐色扁平之荚果，内有种子约10颗。荚果及核和木刺，都供药用。主产于山东、四川、云南、贵州、湖北、河南等地。辛，温。有小毒。归肺、大肠经。祛痰止咳，通窍开闭。用于咳喘胸闷、中风口噤、癫痫、喉痹等症。研末服，1~1.5克；亦可入汤剂，1.5~5克。外用适量。内服剂量不宜过大，大则引起呕吐、腹泻。孕妇、气虚阴亏及有出血倾向者忌用。

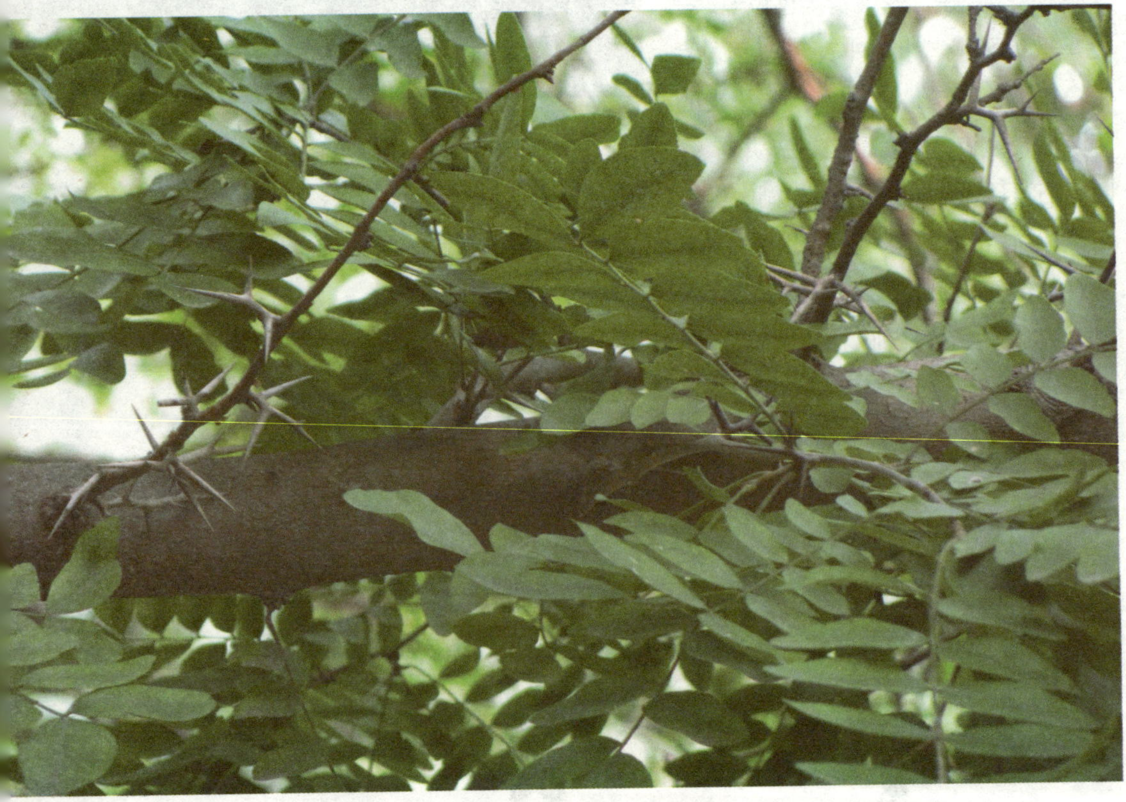

芜荑

又名大果榆糊、黄榆、白芜荑、无夷、山榆仁、芜荑仁、臭芜荑、山榆子。为榆科落叶小乔木或灌木植物大果榆果实的加工品。呈方块状，表面褐黄色，有多数小孔。体轻质松脆。断面黄黑色，易成鳞片状剥离。主产于黑龙江、吉林、辽宁、河北、山西等地。辛、苦，温。归脾、胃经。杀虫消积。用于虫积腹痛、小儿疳积、疥癣、皮肤瘙痒等症。煎服，3~10克。入丸散，每次2~3克。外用适量，研末调敷。脾胃虚弱者及肺及脾燥热者忌服。

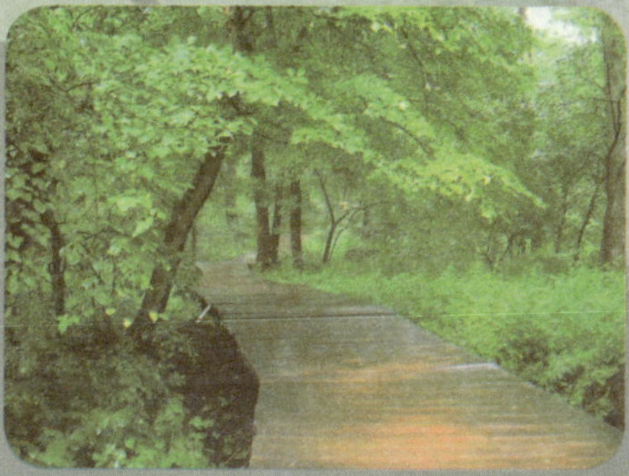

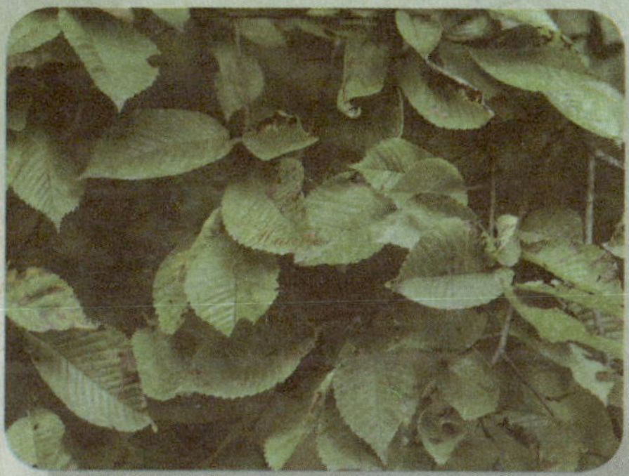

苍耳子

又名苍耳蒺藜、葈耳实、苍悚子、牛虱子、饿虱子、胡寝子、胡苍子、苍郎种、苍子、棉螳螂、刺儿棵。为菊科一年生草本植物苍耳的果实。果实包在总苞内，呈纺锤形，长1～1.5厘米，直径4～7毫米。表面黄棕色或黄绿色，全体有钩刺，顶端有较粗的刺2枚，分离或相连，基部有果柄痕。质硬而韧，横切面可见中间有一纵向隔膜，分成2室，内各具一瘦果。瘦果纺锤形，一面较平坦，先端具突起的花柱基。主产于山东荣成、文登，江西宜春，湖北黄冈、孝感，江苏苏州。辛、苦，温。有小毒。归肺经。散风通窍，祛风湿。用于鼻渊头痛、风湿痹痛等症。生用。内服：煎汤，3～10克。外用：适量，多用鲜品或干燥后生用，均应打碎。本品有毒，服用不可过量。本品性偏燥，血虚患者禁服。

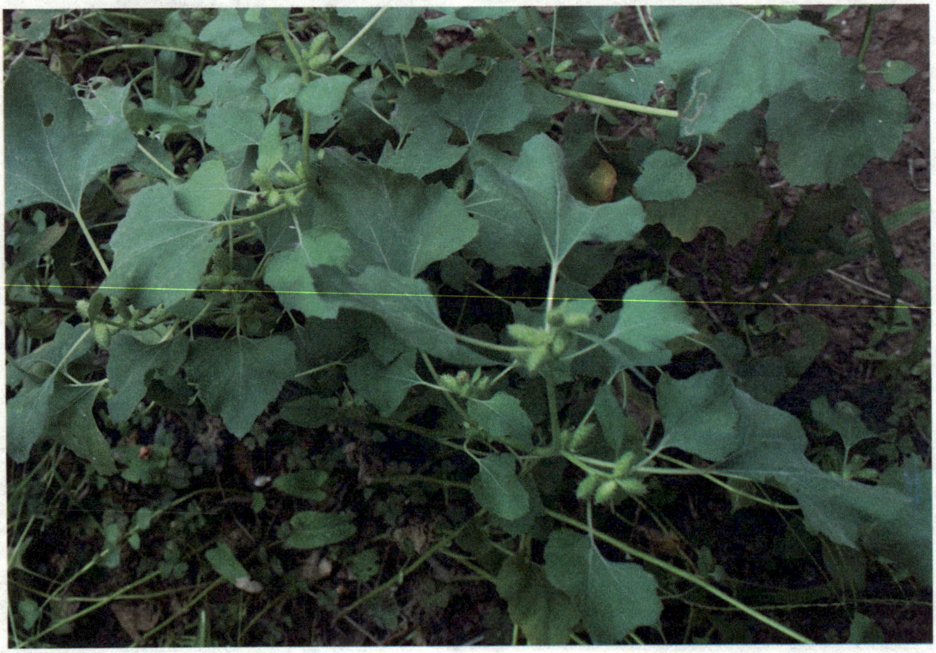

苏合香

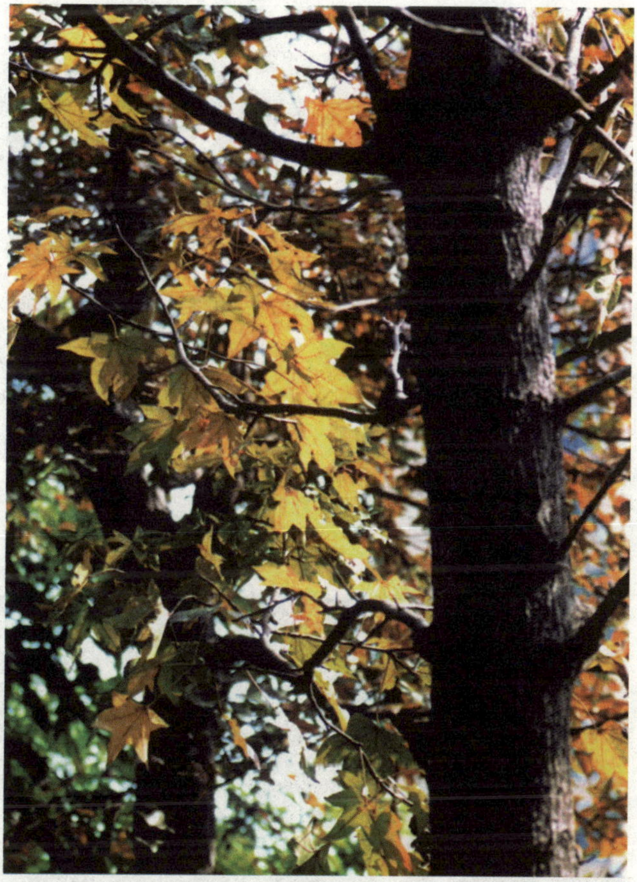

又名帝油流、苏合油。为金缕梅科植物苏合香树的香树脂。苏合香树为乔木，高10～15米。叶互生，具长柄，叶片掌伏，多为3～5裂，裂片卵形或长方卵形，边缘有锯齿；花单性，雌雄花序常并生于叶腋，小花多数集成圆头状花序，黄绿色；雄花的圆头状花序成总状排列，花有小苞片，无花被，雄蕊多数，花丝短；雌花序单生，总花梗下垂，花被细小，雌蕊由2心皮合成，子房半下位，2室。果实球形，直径约2.5厘米，由多数蒴果聚生，蒴果先端喙状，熟时顶端开裂，种子1粒或2粒。香树脂呈半流动极黏稠液体，挑起时则呈胶样，连绵不断；灰棕色，半透明；质细腻，较水为重。气芳香，味苦、辣，嚼之黏牙。精制苏合香为黄棕色半透明黏稠状香脂。产于索马里、土耳其、叙利亚、埃及、印度等地。现我国广西、云南有引种。辛，温。归心、脾经。开窍醒神，辟秽，止痛。多入丸、散用。内服：研末，0.3～1克，大剂量可用至3克。凡气虚及阴虚火旺者慎服。

补骨脂

又名破胡纸、胡韭子、破故芷、婆固脂、反古纸、破故纸、天豆、补骨鸱和兰苋、黑故子、吉固子、胡故子、婆固纸。为豆科植物补骨脂的干燥成熟果实。一年生草本，全体被黄白色毛及黑褐色腺点。叶互生，叶片阔卵形或三角状卵形，长4~9厘米，宽3~6厘米，边缘具粗锯齿，具柄。花密集成头状的总状花序，腋生；花淡紫色或白色。荚果卵圆形，果皮黑色，与种子粘贴，呈肾形，略扁，长3.5厘米，宽1.5~3毫米，厚约1毫米。表面黑色或黑褐色，具细微网状皱纹。种子1枚，黄棕色，光滑，种脐位于凹侧的一端，呈突起的点状；另一端有果柄痕。质坚硬，子叶黄白色，富油质。主产于四川、河南。安徽、陕西等地多有栽培。苦、辛，大温。归肾、脾经。补肾壮阳，固精缩尿，温脾止泻。用于肾虚阳痿、腰膝冷痛、肾虚遗精、尿频遗尿、五更泄泻等症。6~15克，煎汤或入丸、散；外用适量。阴虚火动、梦遗、尿血、小便短涩、目赤口苦舌干、大便燥结、内热作渴、火升目赤、易饥嘈杂、湿热成痿以致骨乏无力者，皆不宜服用。

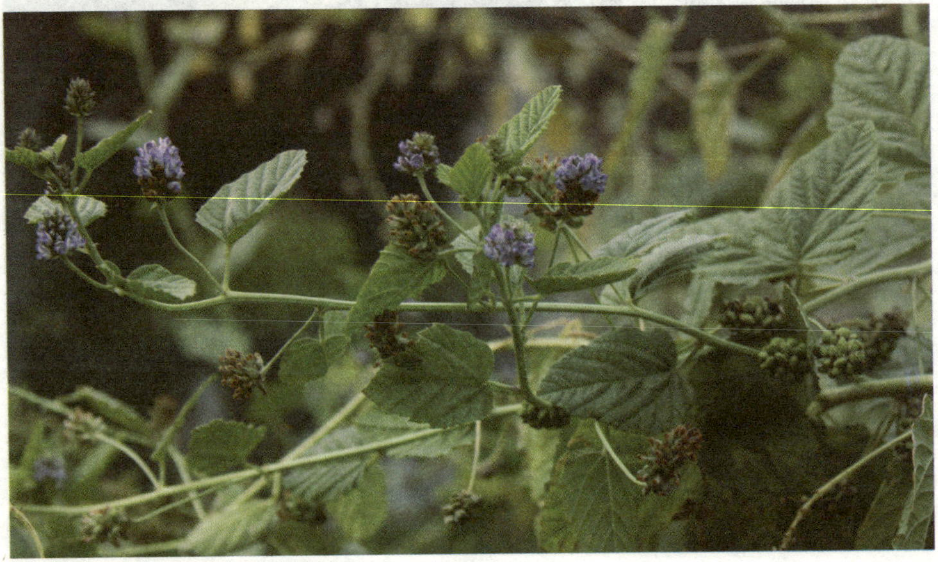

诃 子

又名随风子、诃黎勒、涩翁、诃黎等。为使君子科植物诃子及绒毛诃子的干燥成熟果实。果实为卵圆形或长圆形，长2～4厘米，直径2～2.5厘米。表面黄棕色或暗棕色，略具光泽，有隆起的5～6条纵棱线及不规则皱纹，基部有圆形果梗痕，质坚实。果肉厚2～4毫米，黄棕色或黄褐色，不附着果核易剥离。果核长纺锤形，长1.5～2.5厘米，直径1～1.5厘米，浅黄色，粗糙，坚硬，核壳厚3～4毫米；击破后可见膜质的内种皮，子叶2片，白色，重叠卷旋。主产于云南镇康、保山、龙陵、昌宁、滕冲，广东番昌、博罗、增城，广西邕宁等地。苦、酸、涩，平。归肺、大肠经。涩肠止泻，涩肠固脱。3～8克。煎服。本品性收敛，凡外有表邪、内有湿热积滞者不宜用。

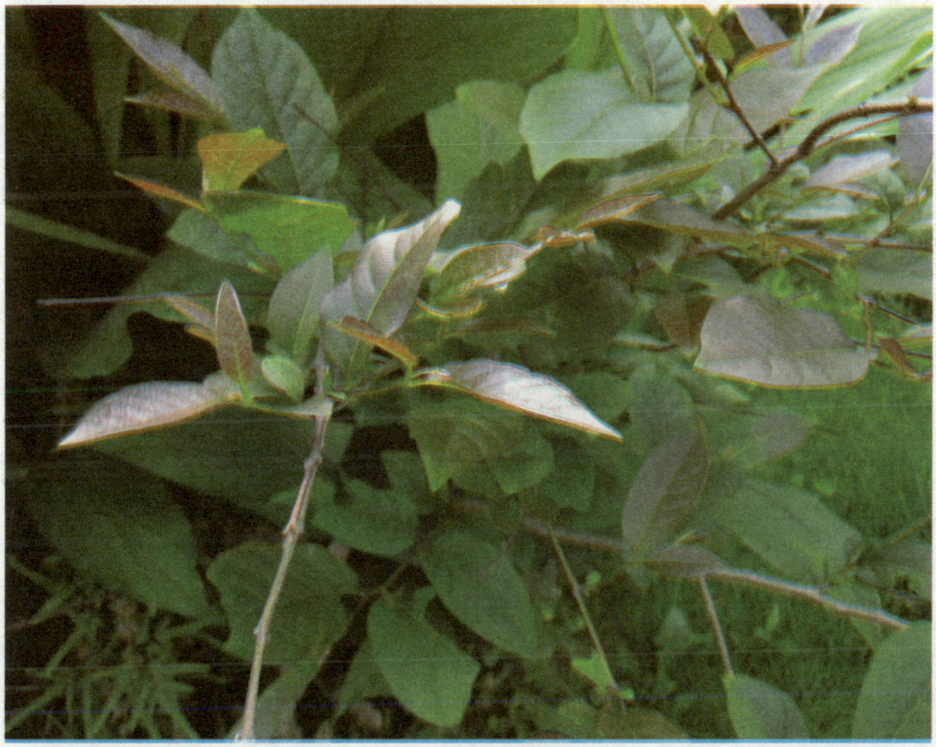

刺蒺藜

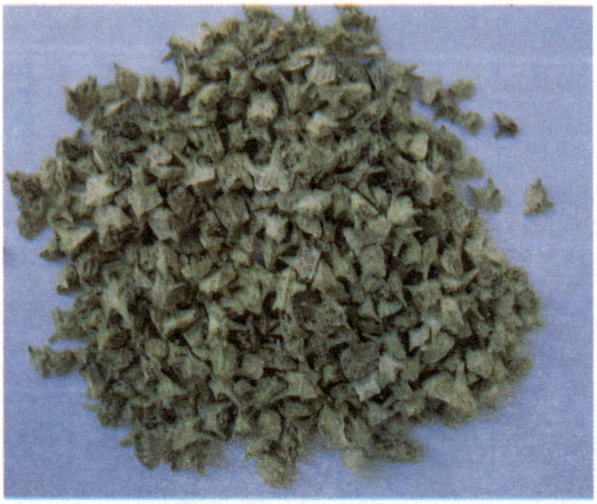

又名白蒺藜、蒺藜、即藜、蒺藜子、升推、旁通、屈人、豺羽、止行、杜蒺藜。为蒺藜科一年生或多年生草本植物的果实。本品完整的果实由5个分果瓣组成，放射状排列呈五棱状球形，直径0.7~1.2厘米。小分果斧状或桔瓣状，长0.3~0.6厘米，黄白色或淡黄绿色，背面呈弓形隆起，中间有纵棱及多数疙瘩状突起；上部两侧各有一粗硬刺，长0.4~0.6厘米，成八字分开，基部的两个粗硬刺稍短，亦成八字分开两侧面较薄，有网状花纹或数条斜向棱线。果皮木质，极坚硬。分果1室，靠腹面生有3~4粒种子，种子长卵圆形稍扁，有油性。主产于河南、河北、山东、安徽、江苏、四川、山西、陕西等地。

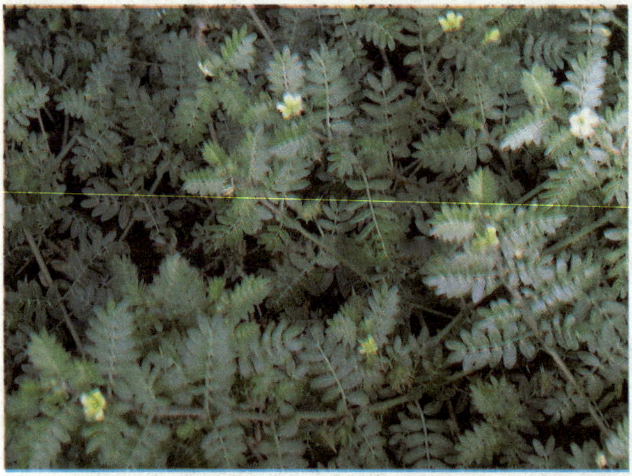

苦、辛，平。归肝经。平抑肝阳。用于肝阳上亢、头痛眩晕，常与钩藤、珍珠母、菊花等同用。用于风疹瘙痒，常与蝉蜕、荆芥、防风等同用。6~15克。煎服，或入丸、散剂；外用适量。本品辛散，血虚气弱及孕妇慎用。

金樱子

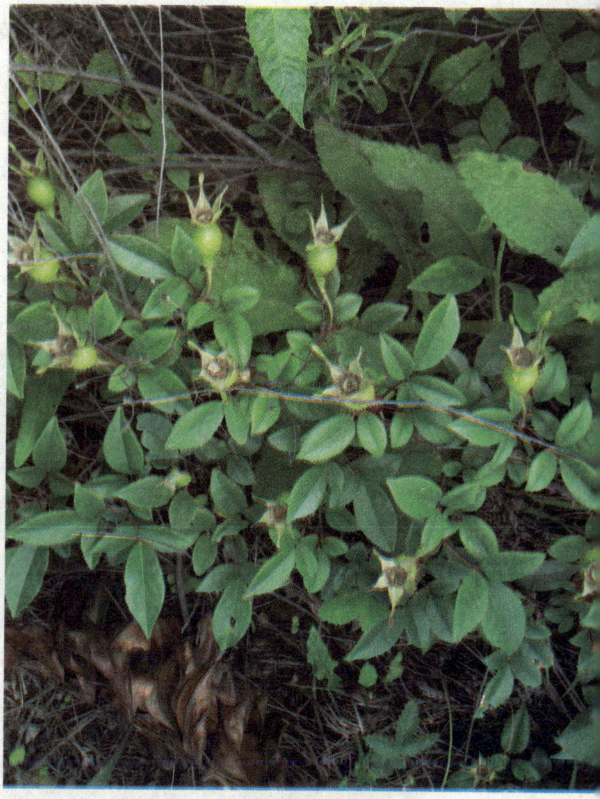

又名蜂糖罐、刺榆子、黄刺果、刺梨子、糖果、金罂子、糖罐、山石榴、棠球、山鸡头子、槟榔糖莺子。为蔷薇科植物金樱子的干燥成熟假果。常绿攀援灌木。茎红褐色，有倒钩状皮刺和刺毛。叶互生，通常为3出复叶，有时5片小叶组成羽状复叶；叶柄具棕色腺点及细刺；托叶条形，早落；小叶片椭圆状卵形，长2～7厘米，宽1.5～4.5厘米，顶端小叶较大，先端尖，边缘有细齿，表面有光泽，革质。花单生于侧枝顶端，直径5～9厘米；萼片5，卵状披针形；花瓣5，倒广卵形，白色；雄蕊多数；雌蕊多数，被绒毛，藏于萼筒内。蔷薇果梨形或倒卵形，熟时黄红色至红色，外有直刺，顶端有长萼片宿存；内有多数骨质瘦果。果实呈倒卵形，略呈花瓶状，长2～3.5厘米，直径1～2厘米。外表黄红色到棕红色，略具光泽，全身被有棕色突起小点（毛刺残基）。顶端宿存花萼呈盘状或喇叭口形，中央略隆起；基部渐细，间有残留果柄，中部膨大。质坚硬，切开后可见花萼筒壁厚1～2毫米，内壁呈淡红黄色，内有30～40粒淡黄色的小瘦果，木质坚硬，外包裹有淡黄色的绒毛。主产于江苏、安徽、浙江、广东、江西、福建等省。酸、涩、平。归肾、膀胱、大肠经。酸涩收敛，功专固涩。用于肾虚不固所致的遗精、滑精，可单用熬膏服；用于遗精、遗尿、尿频、白浊、白带过多，可与芡实同用，即水陆二仙丹。5～15克。生用。内服：煎汤，或熬膏，或为丸服。有实火邪热者禁服。

厚朴

又名重皮、淡白、赤朴、烈朴、厚皮、川朴。为木兰科植物厚朴或凹叶厚朴的干燥干皮、根皮及枝皮。干皮呈卷筒状或双卷筒状，长30～35厘米，厚0.2～0.7厘米，习称“筒朴”。近根部的干皮一端展开如喇叭口，长13～25厘米，厚0.3～0.8厘米，习称“靴筒朴”。表面灰棕色或灰褐色，粗糙，有时呈鳞片状，较易剥落，有明显椭圆形皮孔和纵皱纹，刮去粗皮者显黄棕色；内表面紫棕色或深褐色。较平滑，具细密纵纹，划之显油痕。质坚硬，不易折断。断面呈颗粒性，外皮灰棕色，内层紫褐色或

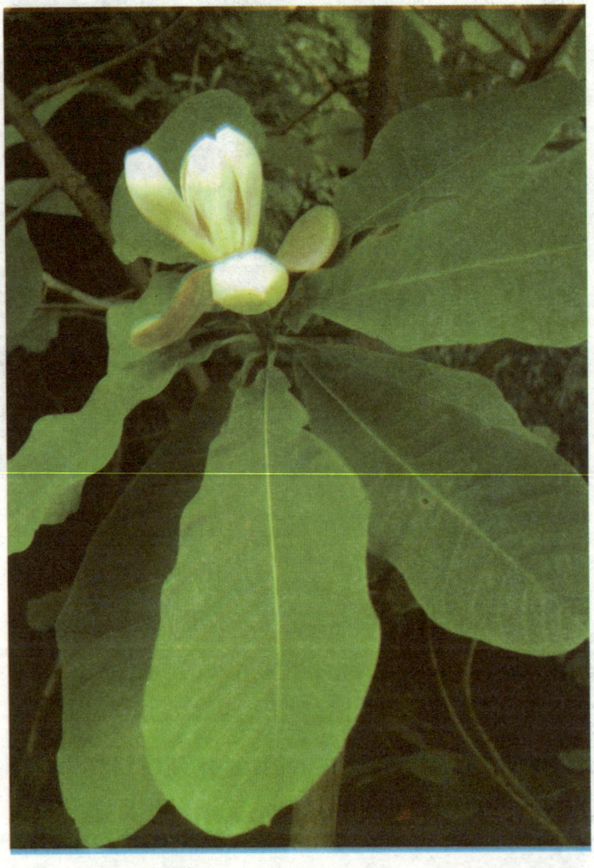

棕色，有油性，有的可见多数小亮星。气香，味辛辣，微苦。根朴(根皮)：呈单筒状或不规则块片；有的弯曲似鸡肠，习称“鸡肠朴”。质硬，较易折断，断面呈纤维性。枝朴(朴皮)：呈单筒状长10～20厘米，厚0.1～0.2厘米，质脆，易折断，断面呈纤维性。主产于四川、湖北、浙江、江西等省。苦、辛，温。归脾、胃、肺、大肠经。厚朴苦温辛香，既可苦燥湿浊，又可芳香化湿，又有较好的行气、消积作用。3～10克。内服：煎汤，或入丸、散。气虚津枯者及孕妇慎服。

益智仁

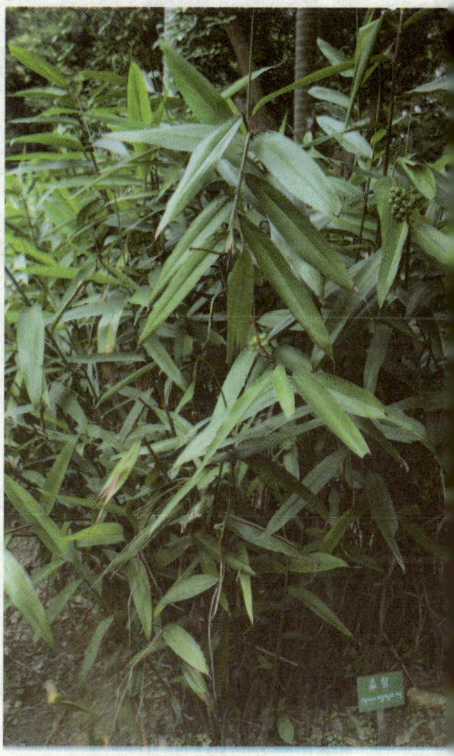

又名益智子、英华库、益智、益智粽。为姜科植物益智的干燥成熟果实。多年生草本，高1.5~3毫米，根茎横走，互相密结；茎丛生。叶2列，叶柄短；叶舌膜质，棕色，2裂，长1.5~3厘米，被柔毛；叶片披针形或狭披针形，长17~33厘米，宽3~6厘米，先端渐尖，基部阔楔形，叶缘具细锯齿，两面均无毛；花两性，总状花序顶生，在花蕾时包藏于鞘状的苞片内；花序柄在开花时稍弯曲，棕色，被短毛；花梗长1~2毫米；苞片膜质，棕色；花萼管状，萼筒外被短毛，先端3裂；花冠管长约1厘米，裂片3，长圆形；上方1片稍宽，先端略呈兜状；唇瓣倒卵形，先端3裂，粉白色，具淡红条纹；发育雄蕊1枚，花丝扁平线形，长约1.2厘米，药隔先端具圆形鸡冠状附属物；子房下位，3室。蒴果椭圆形或纺锤形，不开裂，直径1~1.5厘米，果皮上有明显的纵向维管束条纹，果熟时黄绿色。种子多数，多角形。成熟果实呈纺锤形或椭圆形，两端稍尖，长1~2厘米，径约1~1.2厘米。表面棕色或灰棕色，有维管束13~20条，形成纵向断续状棱线。花被残留痕短，果柄仅留痕迹。果皮薄而韧，与种子紧贴。种子团分3瓣，中有薄膜，每瓣有种子6~11粒，2~3行纵向排列于轴中胎座上。种子略呈扁圆形不规则块状，略有钝棱，长约3毫米，厚约2毫米，棕色至棕黑色。具淡黄色膜质假种皮。腹面中央有凹陷的种脐，合点位于背面中央，沟状的种脊经侧面而转向背面终于合点。主产于海南岛山区、广东雷州半岛，此外广西、云南等地亦产。辛，温。归脾、肾经。能暖肾助阳、固精缩尿，温脾，散寒，止泻。3~10克。入汤剂捣碎用，多生用，亦可炒用。内服：煎汤，或入丸、散。阴虚火旺或湿热所致遗精、尿频、崩漏等证患者禁服。

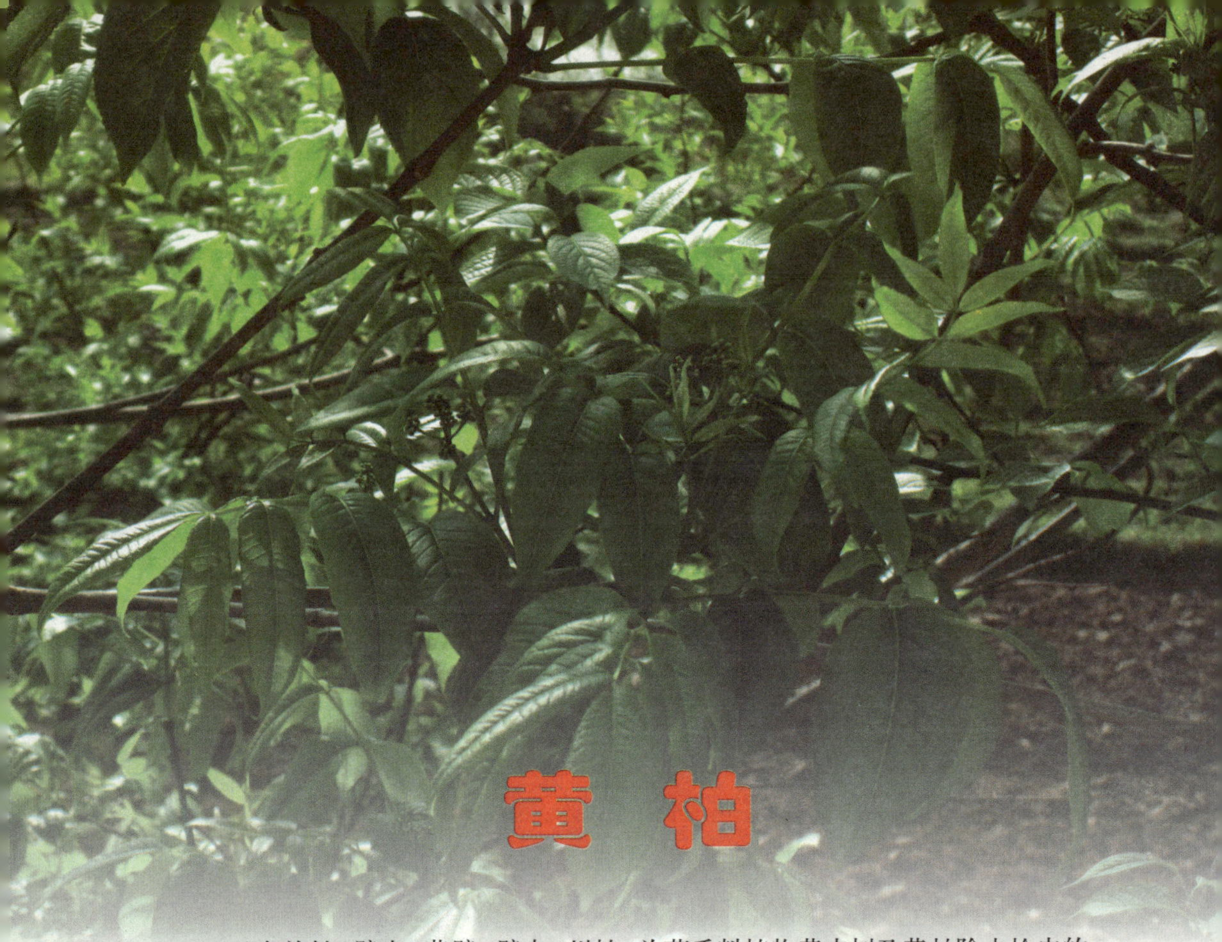

黄柏

又名关柏、檗木、黄檗、檗皮、川柏。为芸香料植物黄皮树及黄柏除去栓皮的干燥树皮。前者习称“川黄柏”，后者习称“关黄柏”。黄皮树：落叶乔木，高10~12米。单数羽状复叶，对生；小叶7~15，矩圆状披针形及矩圆状卵形，长9~15厘米，宽3~15厘米，顶端长渐尖，基部宽楔形或圆形，不对称，上面仅中脉密被短毛，下面密被长柔毛，花单性，雌雄异株，排成顶生圆锥花序，花序轴密被短毛；果轴及果枝粗大，常密被短毛；浆果状核果球形，熟时黑色，有核5~6。黄柏：与上种类似，但树皮的木栓层厚，小叶5~13片，下表面仅中脉基部有长柔毛。川黄柏：为板片状或浅槽状，厚3~7毫米。外表面鲜黄色或黄棕色，有不规则裂纹，偶有残留灰棕色木栓。内表面暗黄色或棕黄色，有细密纵线纹，质坚，断面深黄色，层状，纤维性。气微、味苦，黏液性，使唾液染成黄色。关黄柏：较上略薄。厚2~4毫米，表面较上色浅，为棕黄色或灰黄色，栓皮厚，往往残留于外表面。黄皮树主产于四川、贵州等省，陕西、湖北、云南、湖南、甘肃、广西等省区亦产。黄柏主产于吉林、辽宁等省。内蒙古、河北、黑龙江等省区亦产。苦，寒。归肾、膀胱、大肠经。5~10克。煎服，外用适量。脾胃虚寒者忌用。

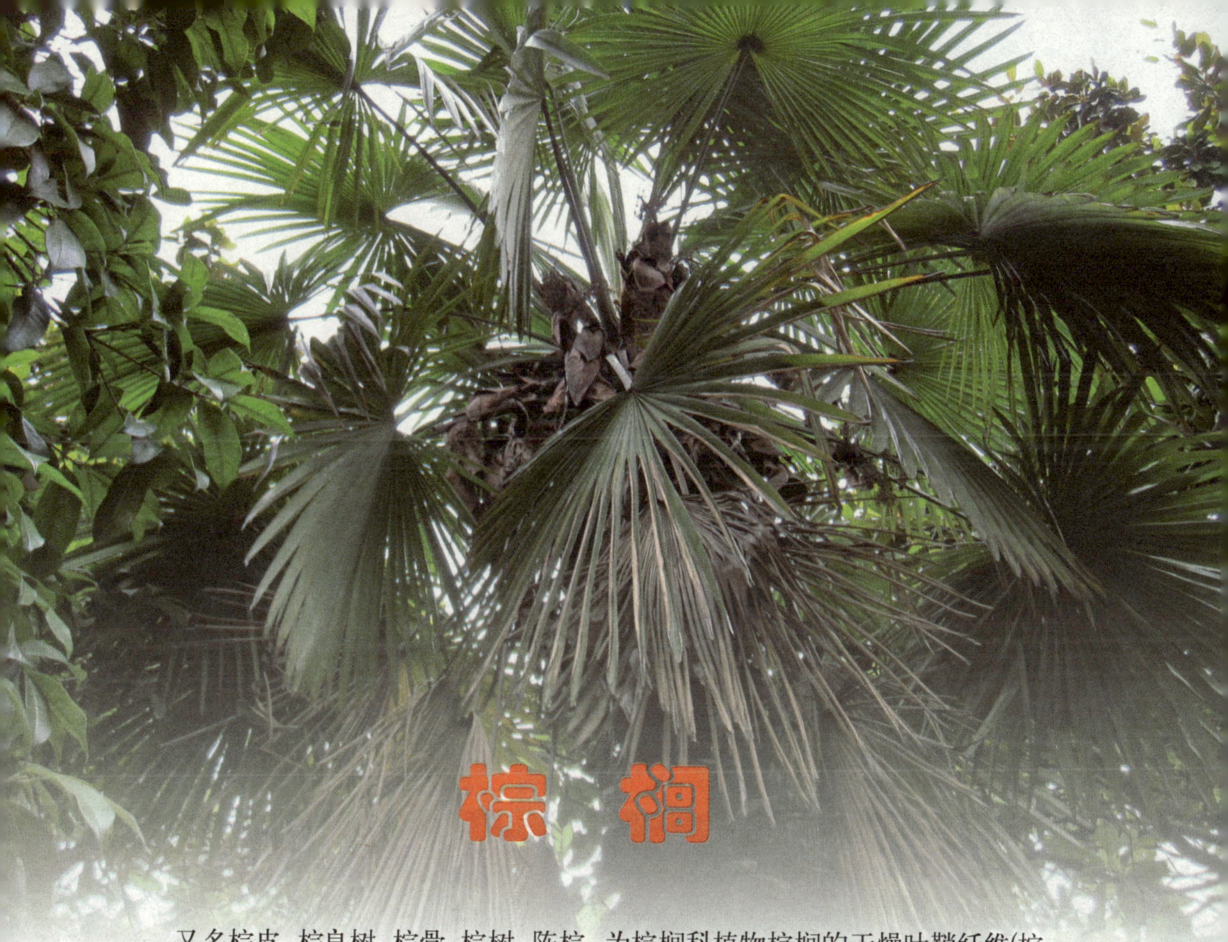

棕榈

又名棕皮、棕良树、棕骨、棕树、陈棕。为棕榈科植物棕榈的干燥叶鞘纤维(棕榈皮)。宗榈皮的陈久者，名“陈棕皮”。商品中有用叶柄部分或废棕绳。将叶柄削去外面纤维，晒干，名为“棕骨”；废棕绳多取自破旧的棕床，名为“陈棕”。陈棕皮：为粗长的纤维，成束状或片状，长20～40厘米，大小不等。棕褐色，质韧，不易撕断。气无，味淡。棕骨(棕板)：呈长条形，长短不一，红棕色，基部较宽而扁平，或略向内弯曲，向上则渐窄而厚，背面中央隆起成三角形，背面两侧平坦，上有厚密的红棕色毛茸，腹面平坦，或略向内凹，有左右交叉的纹理。撕去表皮后，可见坚韧的纤维。陈棕：呈破碎的网状。深棕色，粗糙。长江流域以南各省区均产。味苦、涩，性平。归肺、肝、大肠经。收涩止血。治吐血、衄血、便血、血淋、尿血，崩漏、带下等症。内服：煎汤，3～10克；或入丸、散；研末服，每次1.5～3克。外用：适量，研末吹鼻，或敷创面。

楮实子

又名角树子、楮实米、柘树子、构树子、野杨梅、楮实、谷实。为桑科植物构树的干燥成熟果实。果实呈扁圆形或扁卵圆形，长2~2.5毫米，直径1.5~2毫米，厚至1毫米。表面红棕色或棕色，有网状皱纹或颗粒状突起，一侧有纵棱脊隆起，另侧略平或有凹槽，有的具果梗，偶有未除净的灰白膜质花被。果皮坚脆，易压碎，膜质种皮紧贴于果皮内面；胚乳类白色，富油质；胚弯曲。产于黄河、长江和珠江流域各省区。甘、寒。归肝、肾经。能清热，清肝明目。6~9克。煎服或入丸、散。外用：捣敷。虚寒证患者慎用。

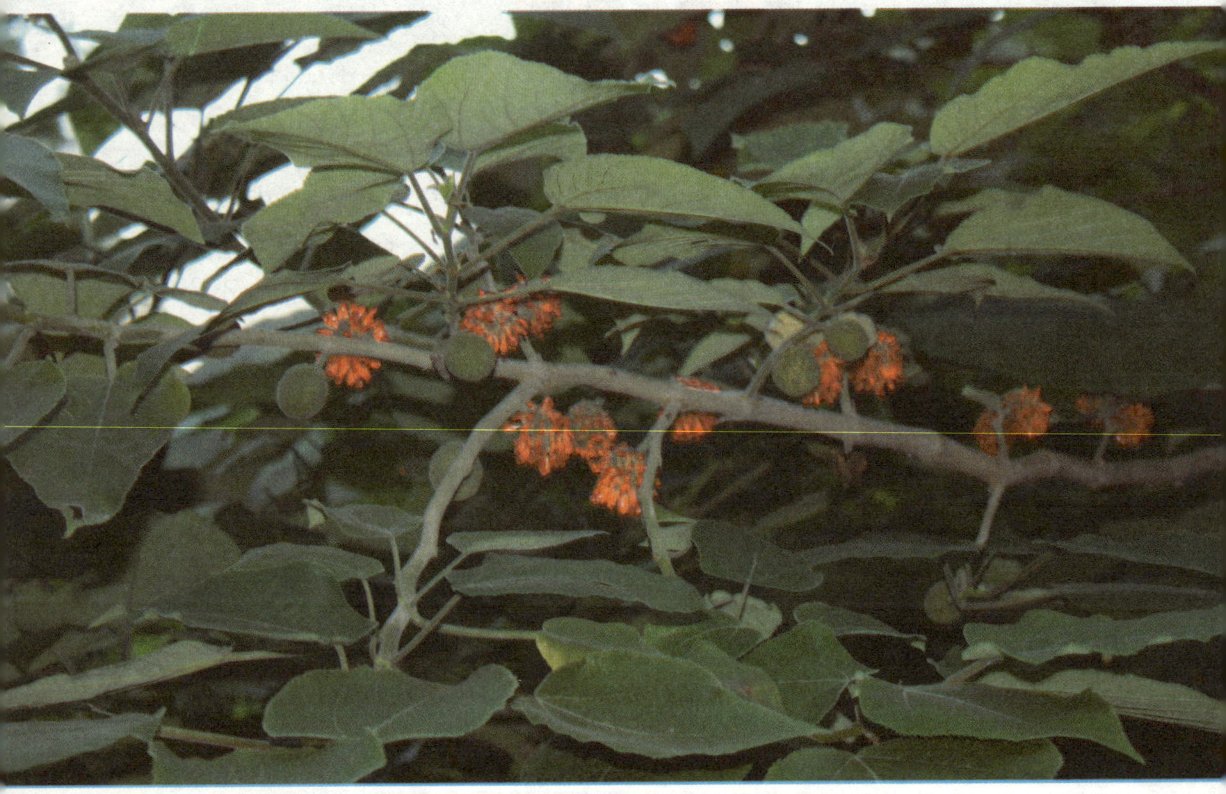

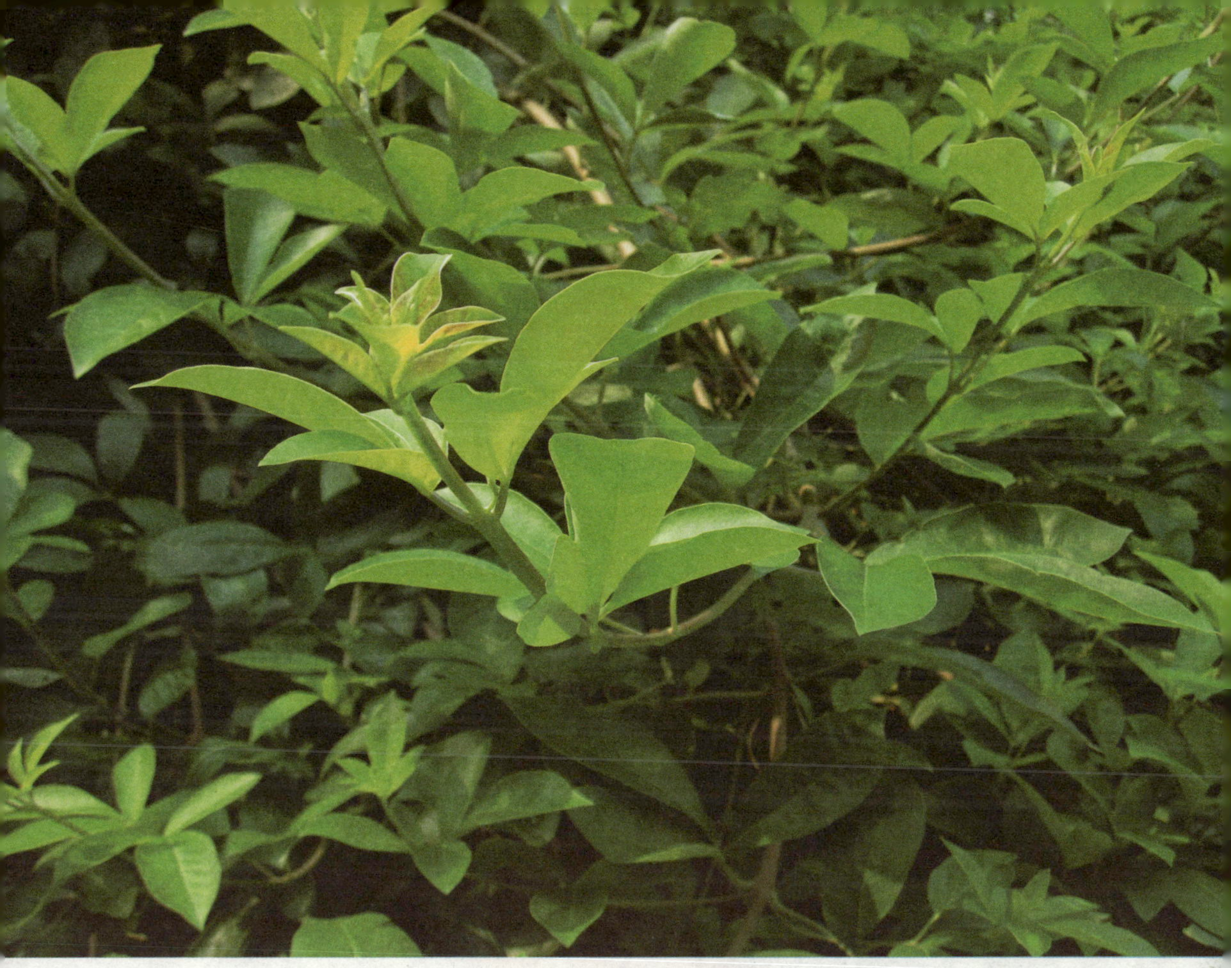

蔓荆子

又名万荆子、蔓荆实、蔓青子、荆子。为马鞭草科牡荆属两种植物的干燥带宿萼的果实。果实圆球形，径4～6毫米。表面灰黑色或棕褐色，被灰白色粉霜，有细纵沟4条。用放大镜观察可见密布淡黄色小点，顶端微凹，有脱落花柱痕，下部有薄膜状宿萼及短果柄，宿萼包被果实的1/3~2/3，先端5齿裂，常在一侧撕裂成两瓣，灰白色，密生细绒毛。体轻，质坚实，不易破碎，横断面果皮为灰黄色，有棕褐色油点排列成环，分为4室，每室有种子1枚或不育。种仁黄白色，有油性。气特异而芳香，味淡，微辛，略苦。主产于山东牟平、文登、蓬莱、荣成、威海，江西都昌、新建、永修，浙江青田、象山，福建莆田、晋江、漳浦、长东，河南南阳、新乡等地，以山东产量最大。辛、苦，微寒。归膀胱、肝、胃经。蔓荆子辛能散风，微寒清热，轻浮上行，主散头面风热而能止痛。4.5~9克。生药入煎时须打碎。内服：煎汤。青光眼患者禁服。

千金子

又名联步、千两金、续随子、菩萨豆、滩板救。为大戟科植物续随子的干燥成熟种子。二年生草木；高达1米，全株表面微被白粉，含白色乳汁；茎直立，粗壮，无毛，多分枝。单叶对生，茎下部叶较密而狭小，线状披针形，无柄；往上逐渐增大，茎上部叶具短柄，叶片广披针形，长5~15厘米，基部略呈心形而多少抱茎，全缘。花单性，成圆球形杯状聚伞花序，再排成聚伞花序；各小聚伞花序有卵状披针形苞片2枚，总苞杯状，4~5裂：裂片三角状披针形，腺体4，黄绿色，肉质，略成新月形；雄花多数，无花被，每花有雄蕊1枚，略长于总苞，药黄白色；雌花1朵，子房三角形，3室，每室具一胚珠，花柱3裂。蒴果近球形。种子呈椭圆形或倒卵形，长5~6毫米，直径约4毫米。表面灰褐色或灰棕色，有不规则网状皱纹及褐色斑点，一侧有纵沟状种脐，上端有圆形突起的合点，基部偏向种脊处有类白色突起的种阜，常已脱落，留下圆形点状疤痕。质坚脆，皮薄，内有白色油质的胚乳及2片子叶。主产于河南、浙江、河北、四川、辽宁、吉林等省亦产。辛、温；有毒。归肝、肾、大肠经。泻下逐水，破血消癥。制霜用。本品不入汤剂。内服：入丸、散；或研末，每次0.3~0.45克。外用：适量，研末涂或捣烂敷。体质虚弱、孕妇及有严重消化性溃疡、心脏病患者均禁服。

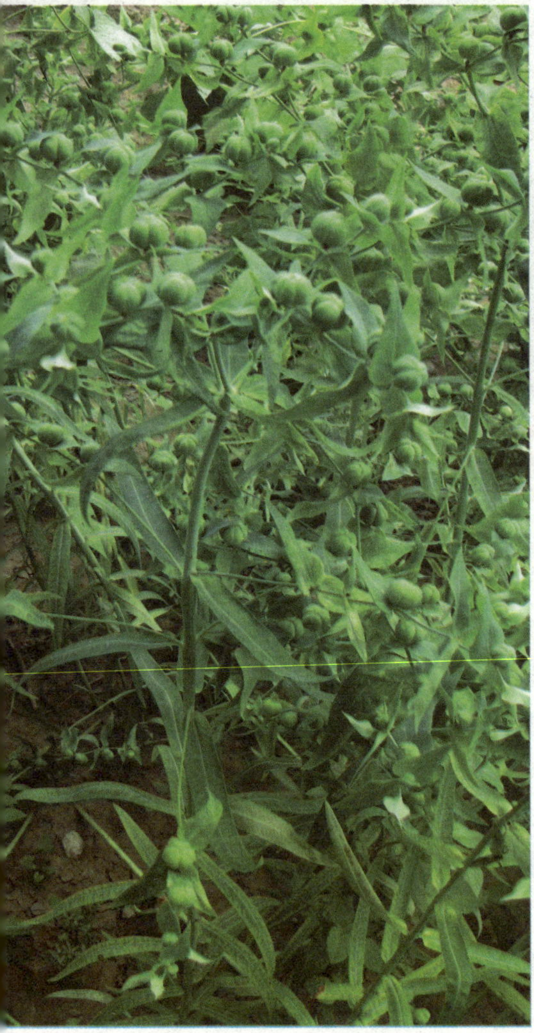

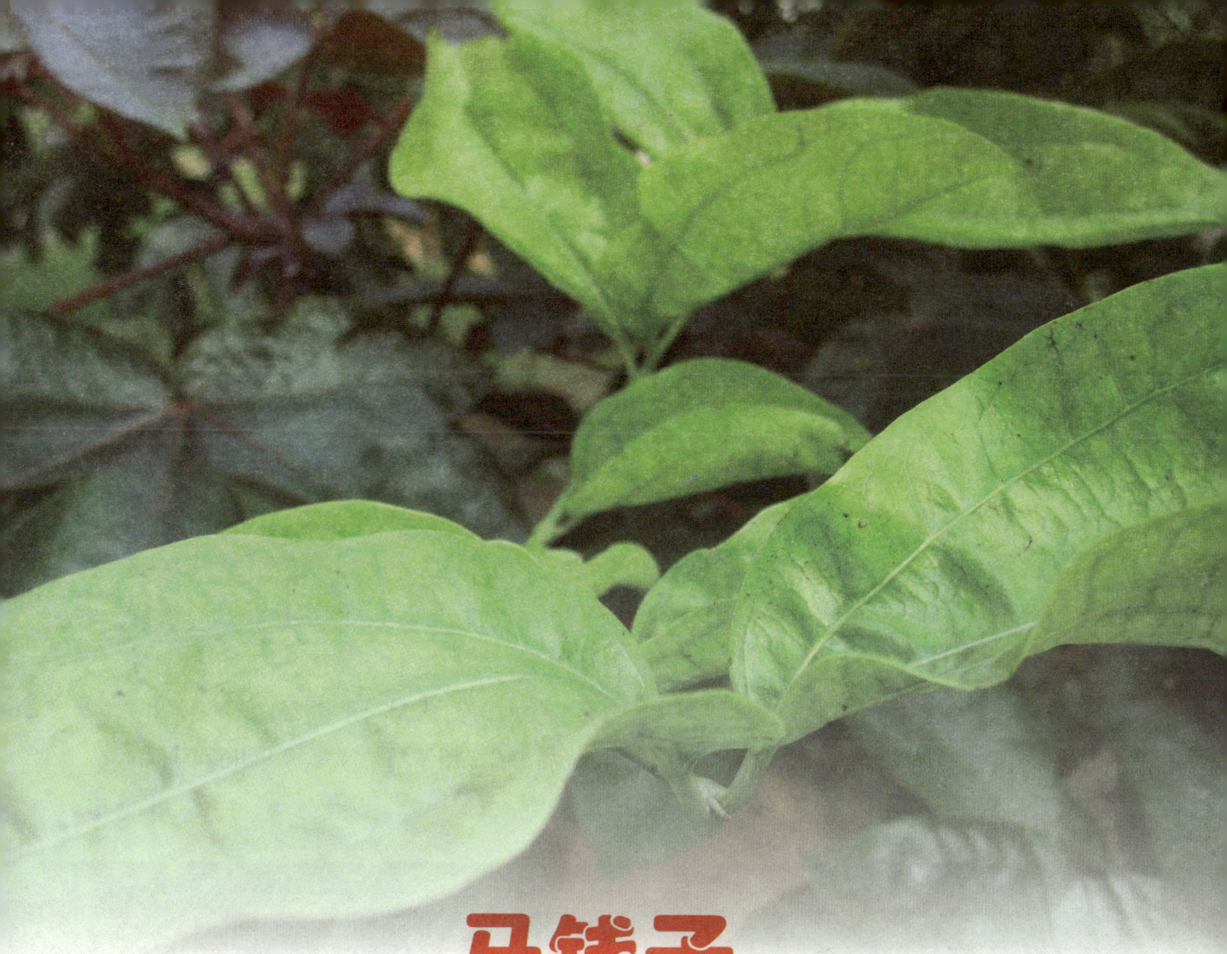

马钱子

又名马前、番木鳖、苦实、苦实把豆儿、牛银、火失刻把都。为马钱科植物马钱的干燥成熟种子。乔木，高10~13米。叶对生，革质，广卵形或近于圆形，长6~15厘米，宽3~8.5厘米，全缘，主脉5条，罕3条，有柄。聚伞花序顶生；总苞片及小苞片均小；花萼先端5裂；花冠筒状，白色、先端5裂；雄蕊5枚，无花丝。浆果球形，成熟时橙色，表面光滑；种子呈圆盘形。种子扁圆纽扣状。通常一面微凹，另一面微隆起，直径1~3厘米，厚3~5毫米，表面灰黄色或灰绿色，密生匍匐的丝状毛，自中央向四周射出。底面中心有圆点状突起的种脐，边缘有微尖凸的珠孔，有时种脐与珠孔间隐约可见一条隆起的线条。质坚硬，难破碎，沿边缘削开，胚乳肥厚，淡黄白色，角质，近珠孔处小凹窝内有细小菲薄子叶两片，有叶脉5~7条，及短小的胚根。主产于印度、越南、缅甸、泰国等地，及我国云南、广东、海南。苦，寒。有毒。归肝、脾经。通络散结，消肿止痛。0.3~1克。外用适量，研末调涂。内服或作丸散服。孕妇忌服。

木蝴蝶

又名云故纸、千张纸、白玉纸、玉蝴蝶。为紫葳科植物木蝴蝶的干燥成熟种子。种子呈蝶形薄片状，种皮三面延长成宽大菲薄的翅。长5～8厘米，宽3.5～4.5厘米。表面浅黄白色，翅半透明，薄膜状有绢丝样光泽，且有放射状纹理，边缘多破裂。体轻，剥去种皮后可见一层薄膜状的胚乳，紧缠裹于胚外。子叶2枚，蝶形，浅黄色或黄绿色，长1～1.5厘米，胚根明显。种柄线形，黑棕色，位于基部。主产于云南、广西、贵州等省，福建、广东、四川也有分布。苦、甘，凉。归肺、肝、胃经。清肺利咽，疏肝和胃。用于肺热咳嗽、喉痹音哑、肝胃气痛等症。用于肺热咳嗽或小儿百日咳，常与桔梗、桑白皮、款冬花等同用，每次1.5～3克。

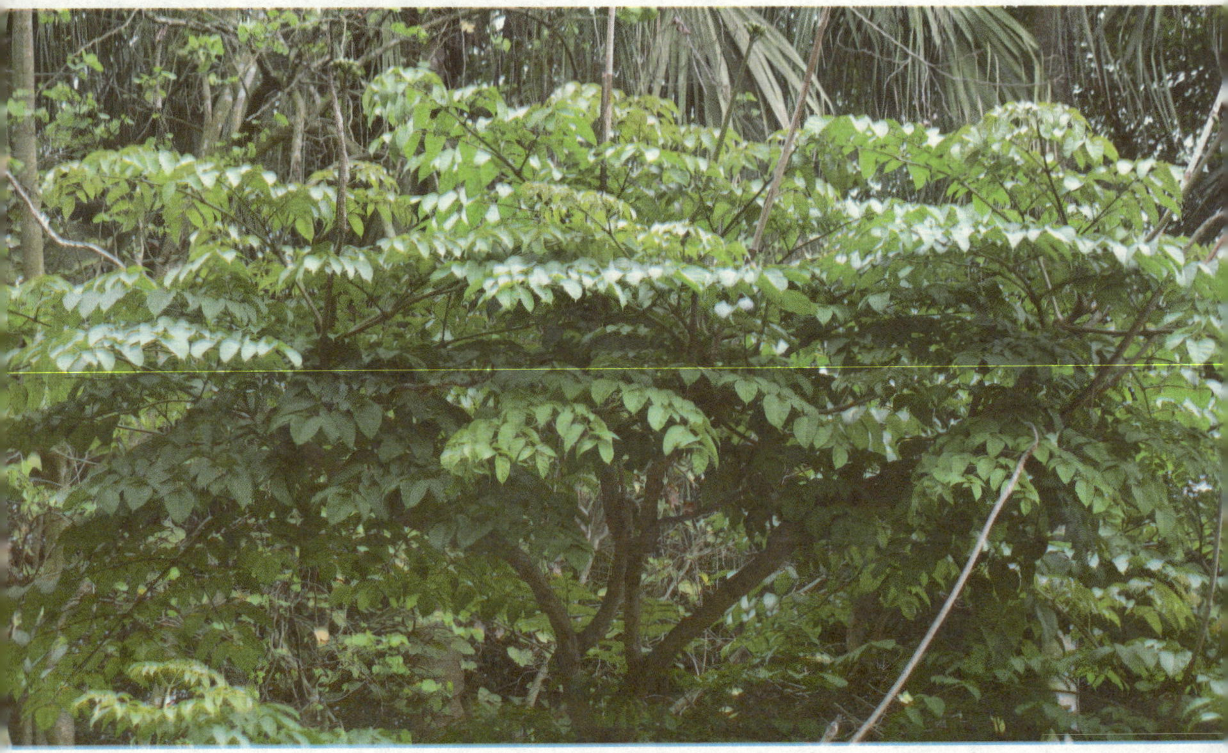

木鳖子

又名鸭屎瓜子、木蟹、藤桐子、土木鳖、地桐子、壳木鳖、木鳖瓜、漏苓子。为葫芦科植物木鳖的种子。种子呈扁平圆形或略三角状，两侧不很对称，边缘有两列不整齐的钝齿状突起，形似鳖，长2～3厘米，宽1.5～3厘米，厚0.4～0.6毫米，中间稍隆起或微下凹。表面灰棕色至棕黑色，较粗糙，有凹陷的网状花纹或仅有细皱纹，在边缘较大的1个齿状突起上有浅色种脐，脐端稍窄缩。外壳(外种皮)质硬而脆，破开后，内种皮薄膜状，灰绿色。剥去薄膜，可见肥大子叶2片，黄白色，富油性。主产于广西南宁、桂平、靖西、博白、凌乐、贵县，四川丹棱、夹江、灌县，湖北恩施、孝感等。苦、微甘，温。有毒。归肝、脾、胃经。消肿散结，攻毒疗疮，生肌。止痛。0.6～1.2克。入丸、散，外用适量，研末用醋、油调敷，或磨汁涂，或煎汤熏洗。孕妇及体虚忌用。

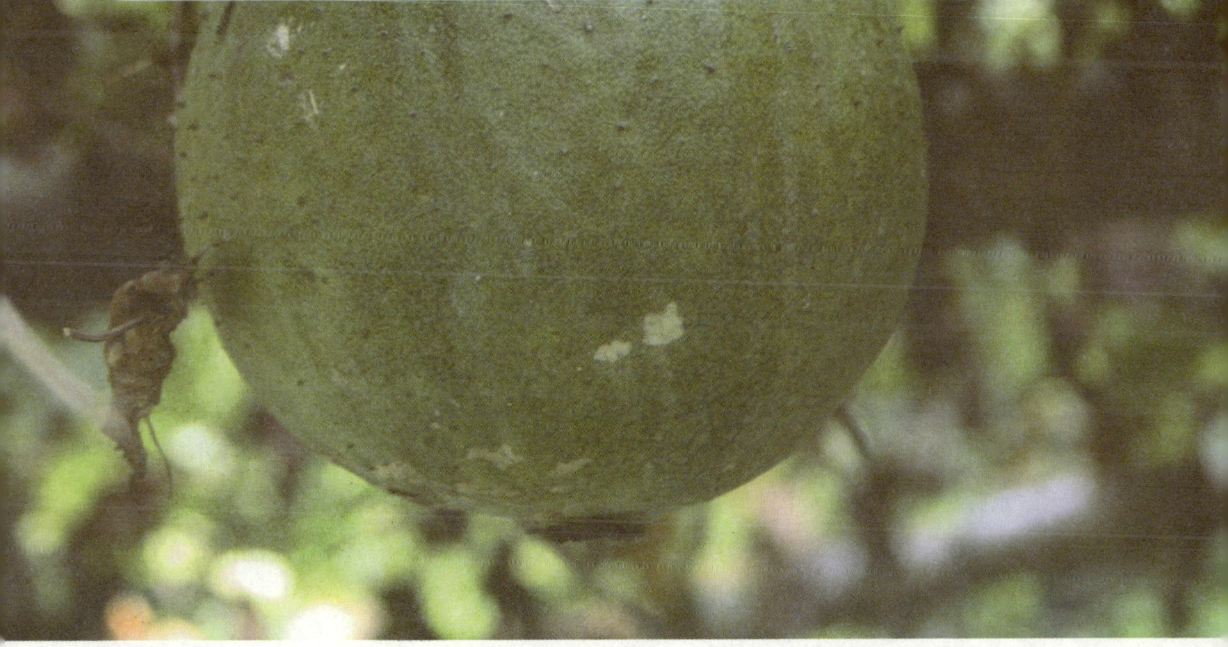

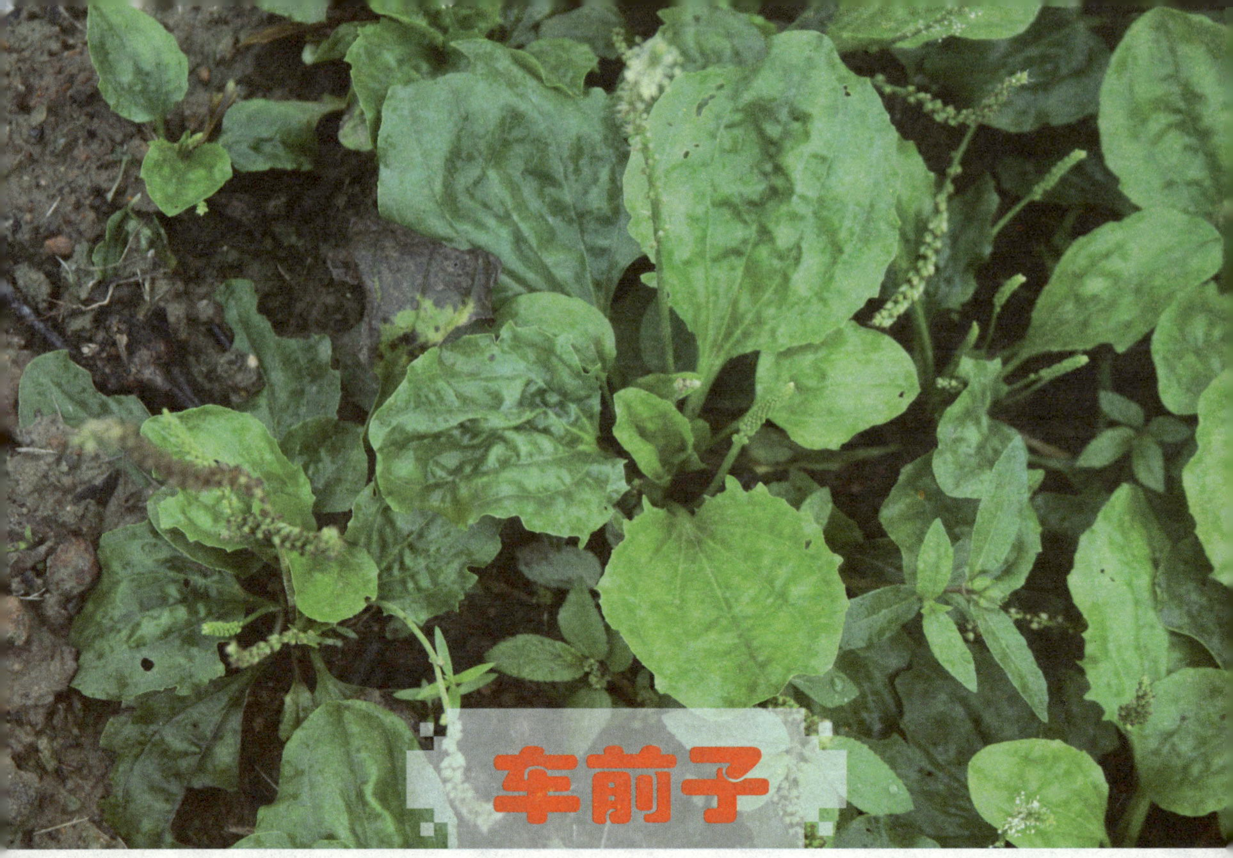

车前子

又名车前头、凤眼前仁、猪耳穗子。为车前草科多年生草本植物车前或平车前子的成熟种子。大粒车前种子呈长圆形稍扁，或类三角形，边缘较薄，长1~2毫米，宽0.65~1.20毫米。表面棕色至棕黑色，略粗糙不平，在放大镜下可见背面微隆起，腹面略平坦，中央或一端有灰白色或黑色凹陷的点状种脐。切面可见乳白色的胚乳及胚。种子放入水中，外皮有黏液释出覆盖种子。气微，嚼之稍有黏性。大叶车前种子呈类三角形或斜方形，少数卵圆形，粒小，长0.88~1.40毫米，宽0.55~0.9毫米。表面棕色或棕褐色，腹面隆起较高，脐点白色，多位于腹面隆起部的中央或一端。平车前种子呈扁的长椭圆形，少数呈类三角形，长0.9~1.6毫米，宽0.6~0.9毫米。表面黑棕色或棕色，背面略隆起，腹面较平坦，中央有明显的白色凹点状种脐。为车前科植物车前或平车前的成熟种子。前一种分布全国各地，后一种分布北方各省。甘，寒。归肾、肝、肺经。利水通淋，利湿止泻，清肝明目，清肺化痰。用于小便不利、水肿、淋证、暑湿泄泻、肝热目赤、肺热咳嗽等症。5~10克。生用，多治水肿、淋病；炒用，多用于渗湿止泻、祛痰止咳；盐水炒，治眼目昏暗、不育。入汤剂宜布包煎。内服：煎汤。肾虚精滑及无湿热之象者慎服。

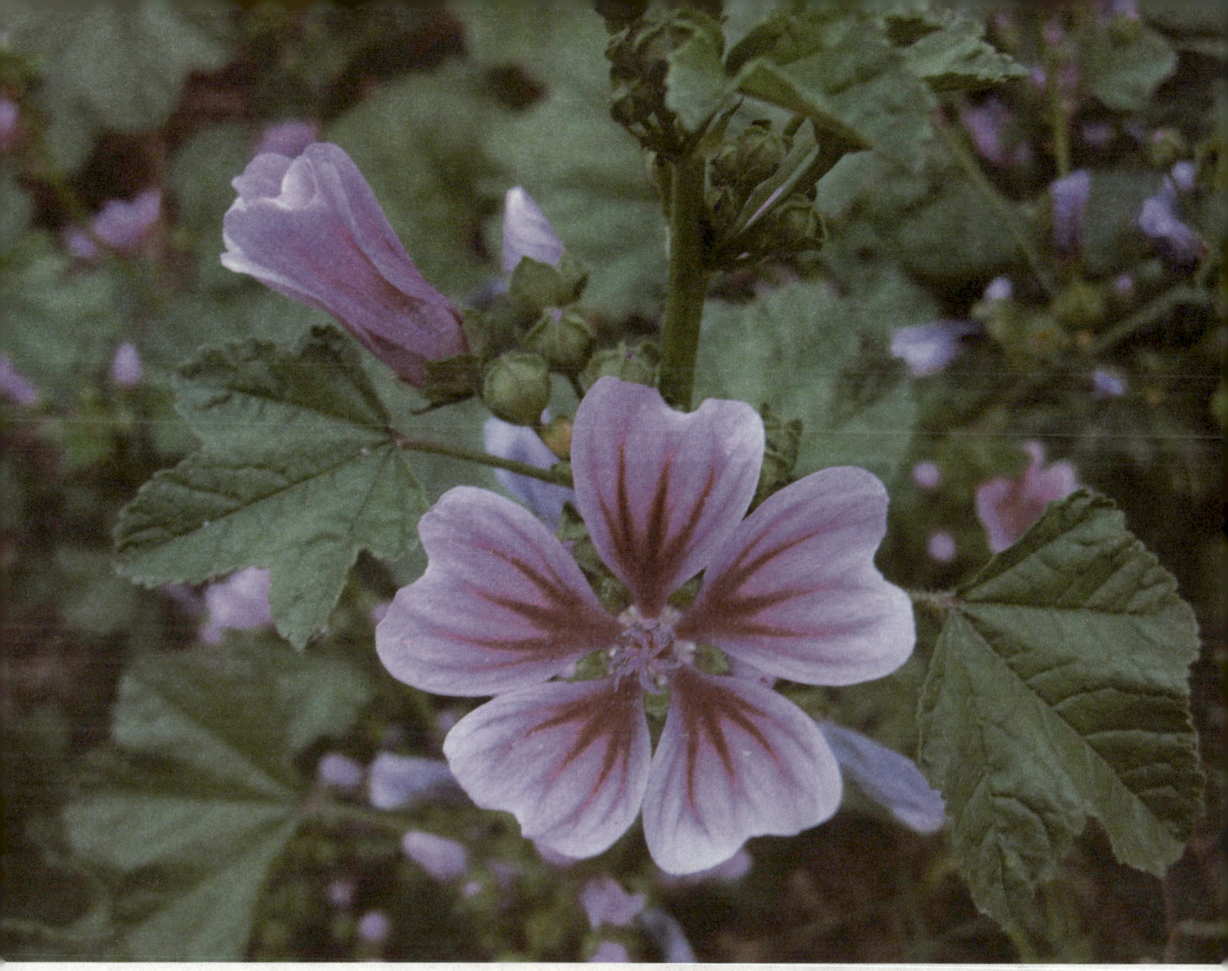

冬葵子

又名葵菜子、葵子。为锦葵科植物冬葵的干燥成熟种子。呈圆形扁平之橘瓣状，或微呈肾形，细小，直径1.5~2毫米，较薄的一边中央凹下，外表为棕黄色的包壳（果皮），具环形细皱纹，搓去皮壳后，种子棕褐色。质坚硬，破碎后微有香味。目前商品除上种外，还有同等植物苘麻的种子。全国各地均产。种子呈三角状或卵状扁肾形，一端尖，长径3.5~6毫米，短径2.5~4毫米，厚约2毫米。表面暗褐色或灰褐色，有稀疏短毛，肾形凹陷处有线形痕(种脐)。种皮坚硬，内有黄色子叶。全国各地均有分布。甘，寒。归大肠、小肠、膀胱经。利水通淋，下乳消胀，润肠通便。用于淋证、水肿、小便不利、乳汁不行、乳房胀痛、肠燥便秘等症。6~15克。生用。内服：煎汤，或入丸、散。本品滑利，脾虚气陷者禁服，孕妇慎服。

白芥子

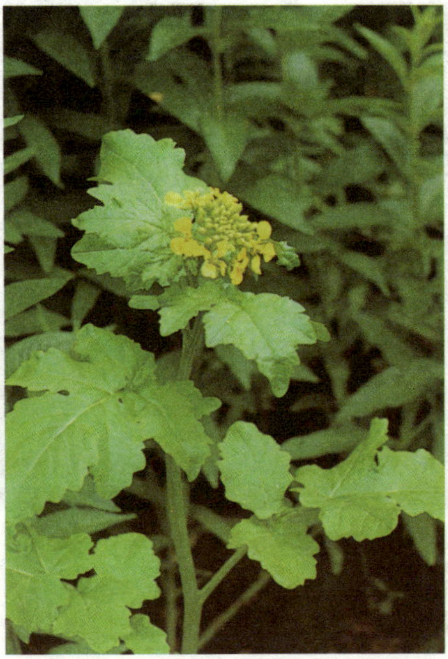

又名芥菜籽、芥子、白芥、黄芥子、苦芥子、辣菜子、白芥末子。为十字花科植物白芥的干燥成熟种子。一年或两年生草本；高达1米，全株被稀疏粗毛。叶互生，茎基部叶具长柄，叶片宽大，倒卵形，琴状深裂或近全裂，裂片5~7，先端大，向下渐小；茎上部的叶具短柄，叶片较小，裂片较细，近花序之叶常少裂。总状花序顶生；萼4，绿色；花冠4，黄色，有爪；雄蕊6；子房长方形，花柱细长，柱头小。长角果，广线形，长2~3厘米，密被粗白毛，先端有长喙。种子圆形，淡黄白色。呈圆形，直径1.5~2.5毫米。外皮灰白色或黄白色。用放大镜观察，表面可见细微的网纹，一端有暗色小点状种脐。主产安徽、河南、四川、山西、山东、浙江等省。辛，温。归肺经。温肺祛痰，利气散结，通络止痛。3~10克。煎服，外用适量，研末调敷。本品辛温走散，耗气伤阴，久咳肺虚及阴虚火旺者忌用；本品对皮肤黏膜有刺激性，易发泡，故有消化道溃疡、出血及皮肤过敏者忌用。此外，用量不宜过大，过量易致腹泻。

沙苑子

又名沙蒺藜、沙苑蒺藜、潼蒺藜、同州白蒺藜、沙苑蒺藜子、沙苑白蒺藜、夏黄草。为豆科植物扁茎黄芪的干燥成熟种子。多年生草本，全体被白色疏柔毛。单数羽状复叶，互生，小叶9~21片，椭圆形，长5~20毫米，宽3~8毫米，总状花序腋生，花3~7朵；有2枚线形小苞片；萼钟状，5齿裂，密被短柔毛；花冠蝶形，浅黄色；子房密被短柔毛，有短子房柄。荚果纺锤形，膨胀，先端有喙，疏被短柔毛。种子多数，扁平，圆肾形。主产陕西，山西、辽宁、内蒙古等地亦产。甘，温。归肝、肾经。补肾固精，养肝明目。用于肾虚腰痛、阳痿遗精、遗尿带下、目暗不明等症。10~20克。煎服。本品温补固涩，阴虚火旺及小便不利者慎用。

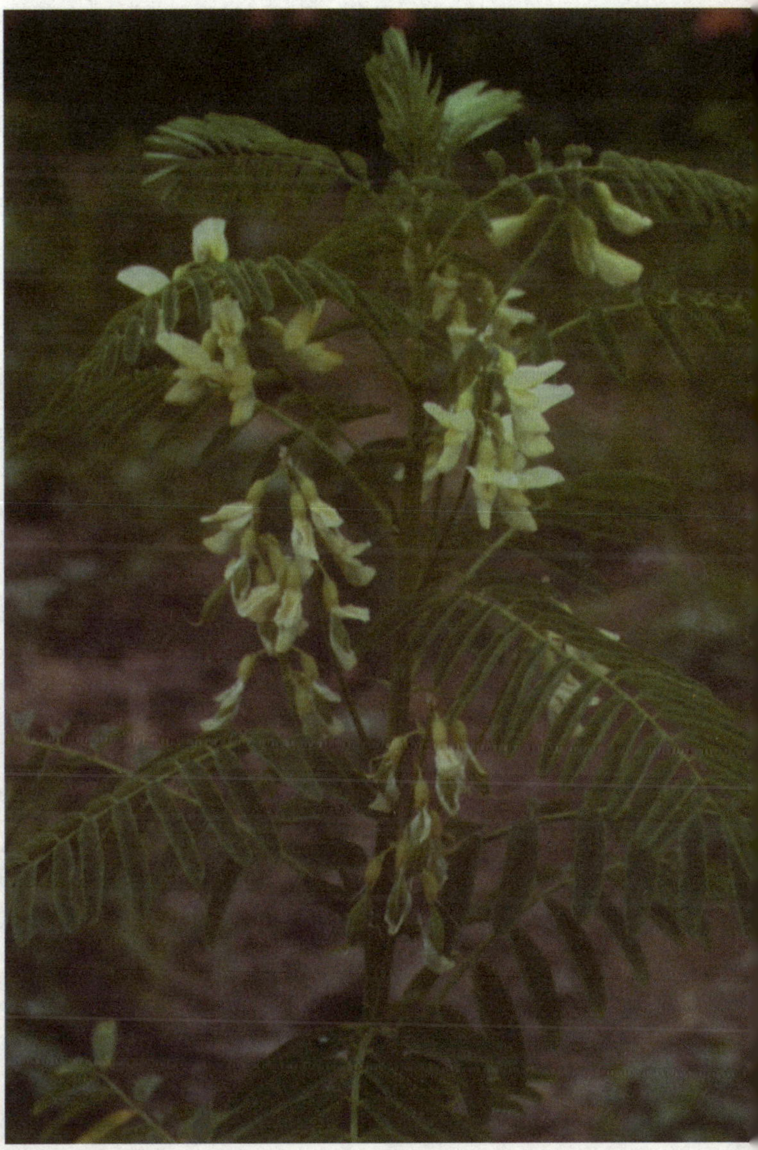

沙棘

又名酸棘、黑棘、醋柳、达晋(藏名)、具察日嗄纳(蒙古名)、吉汗(维吾尔名)。为胡颓子科植物沙棘的干燥成熟果实。新鲜果实圆球形，直径4~6毫米，橙黄色或橘红色；果柄长1~2.5毫米，晒干后的果实卵圆形，直径3~5毫米，橙色或土褐色。种子卵形，有时稍扁，长3~4.2毫米。主产于陕西、四川、甘肃、宁夏、山西、辽宁等省。酸、涩、微甘，温。归肺、脾、胃、大肠、肝经。益气生津，祛痰止咳，消食止泻，活血散瘀。煎服，10~15克。鲜品30~50克，捣汁服。外用适量。痼冷沉寒或内热实火者均忌服。

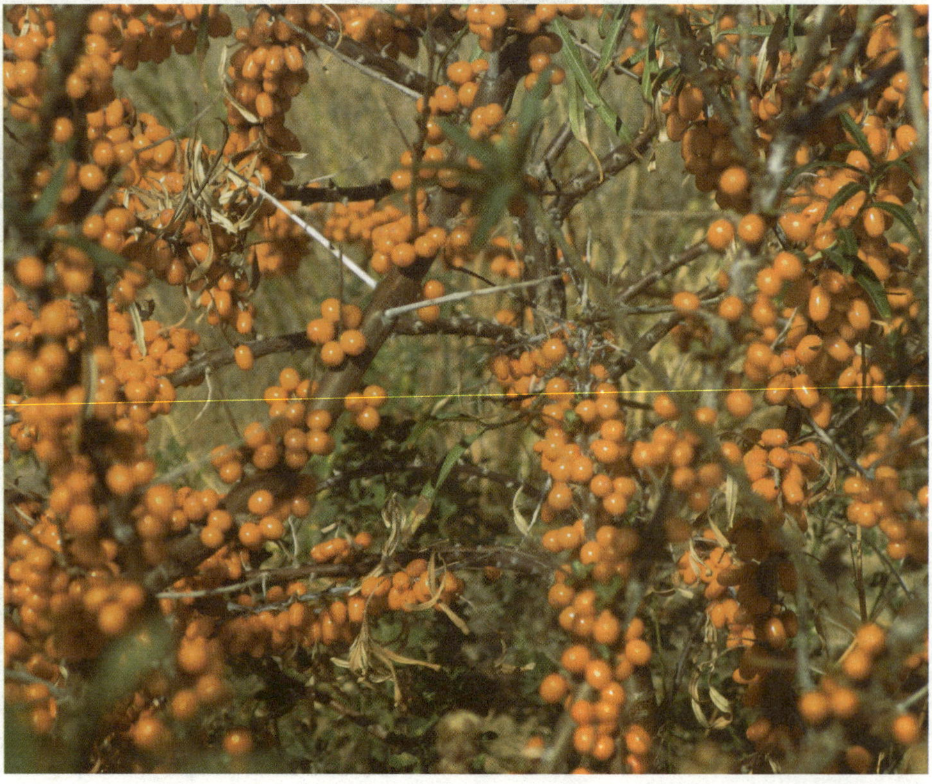

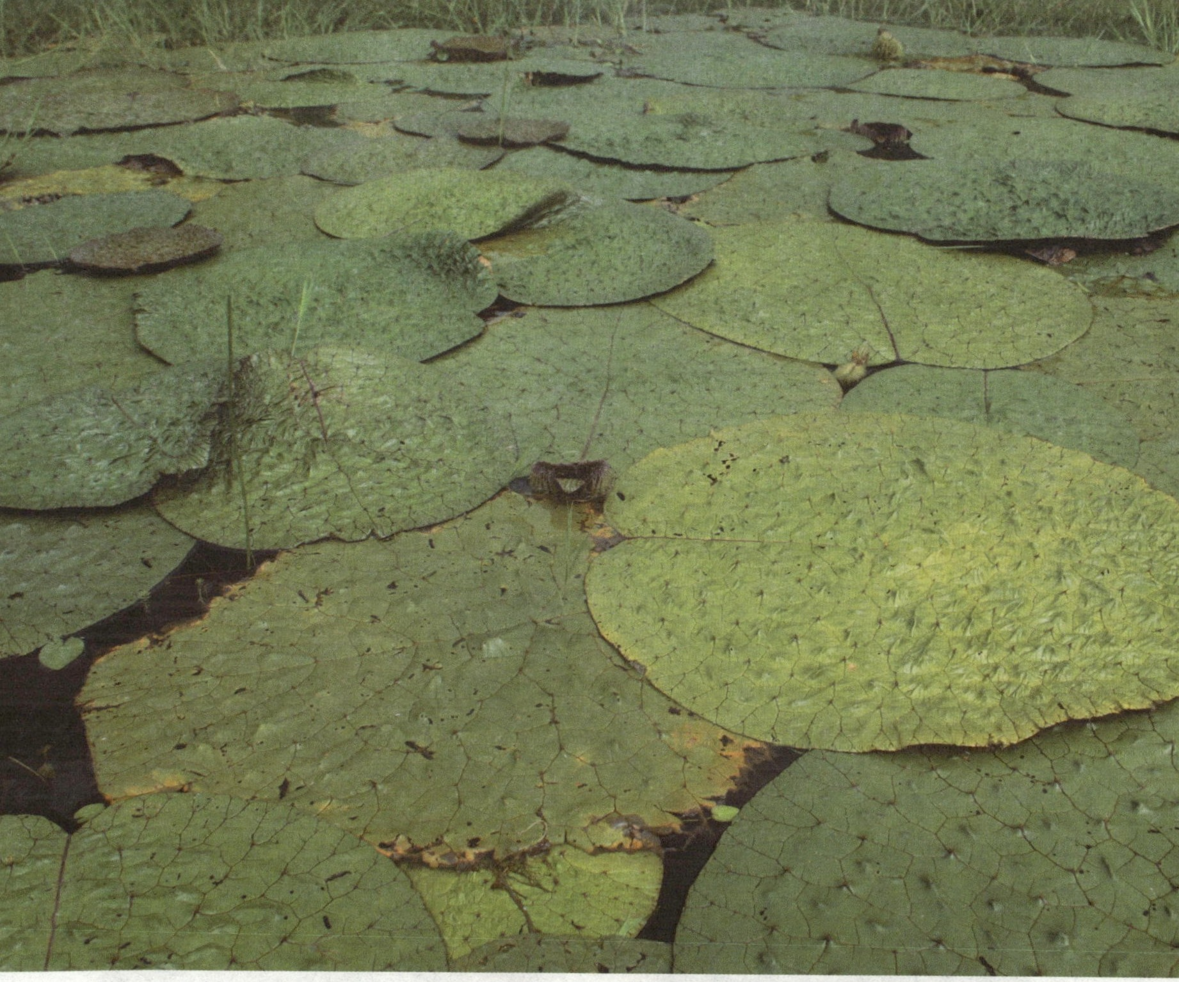

芡实

又名卯菱、水流黄、鸡头实、鸿头、雁喙实、乌头、鸡头、水鸡头、雁头。为睡莲科一年生水生草本植物芡的成熟种仁。种仁类圆球形，直径5～8毫米，有的破碎成小块，完整者表面(内种皮)薄膜状，紧贴于胚乳之外，红棕色或暗紫色，有不规则的脉状网纹，一端淡黄色(约占1/3)，胚小，位于淡黄色一端的圆形凹窝内。断面白色，粉质，质地较硬。主产于江苏、山东、湖南、湖北、安徽等；于河北、河南、江西、浙江、四川、黑龙江、吉林、辽宁；福建、台湾、广东、广西、贵州等也有分布。甘、涩，平。归脾、肾经。补脾止泻，益肾固精，除湿止带。用于脾虚泄泻、肾虚遗精、带下等症。10～15克。内服：煎汤，或入丸、散。小便不利者慎服。

青葙子

又名狗尾巴子、草决明、野鸡冠花子、牛尾花子。为苋科植物青葙的干燥成熟种子，种子呈扁圆形，中心微隆起，直径1~1.8毫米。表面黑色或红黑色，平滑而有光泽。在放大镜下观察可见表面具细网状花纹，侧边微凹处为种脐。有时夹杂黄白色帽状果壳。其顶端有一细丝状花柱，长4~6毫米。种皮薄而脆，除去后可见类白色胚乳，胚弯曲于种皮和胚乳之间。全国大部分地区均有分布。苦，微寒。归肝经。青葙子为清肝明目药。用于肝火目赤肿痛，目生翳膜，常与清肝明目的决明子、菊花配伍。10~15克。生用。内服：煎汤，外用：适量。本品有扩瞳作用，青光眼及瞳孔散大慎服。

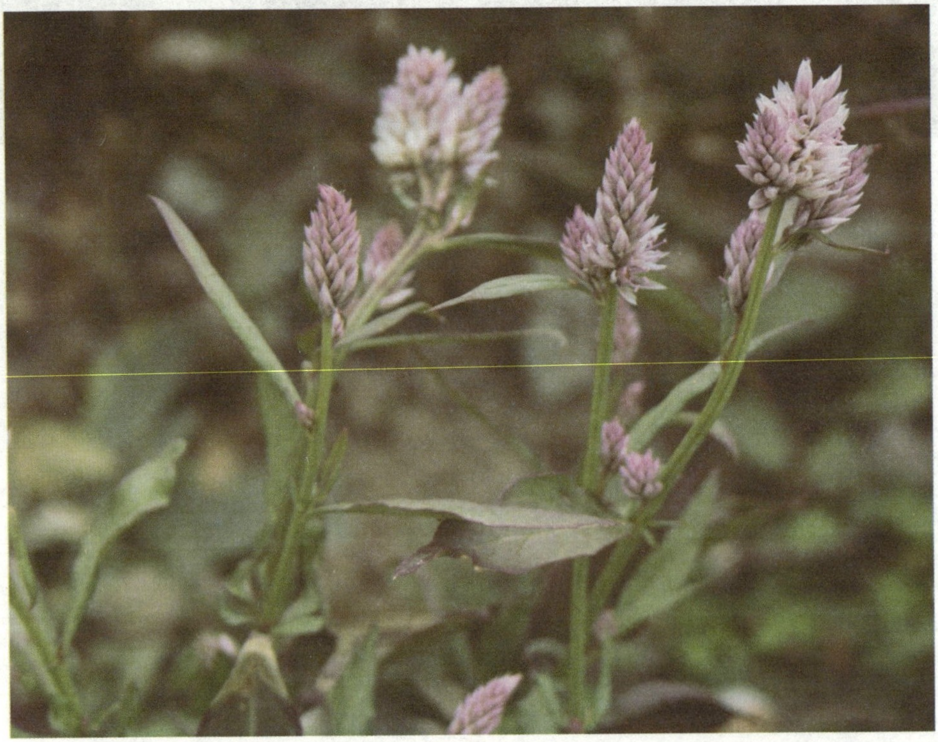